国家卫生健康委员会"十四五"规划教材

全国高等学校教材

供本科护理学类专业用

针灸推拿与护理

（中医特色）

第 3 版

主 编 刘明军

副主编 卢咏梅 朱天民 吴云川

编 委 （按姓氏笔画排序）

王光安 （河南中医药大学针灸推拿学院）　　陈邵涛 （长春中医药大学针灸推拿学院）

卢咏梅 （广州中医药大学护理学院）　　　　范宏元 （贵州中医药大学第一附属医院）

朱天民 （成都中医药大学养生康复学院）　　林 栋 （福建中医药大学针灸学院）

刘明军 （长春中医药大学针灸推拿学院）　　具紫勇 （上海中医药大学针灸推拿学院）

衣华强 （山东中医药大学针灸推拿学院）　　赵 惠 （黑龙江中医药大学附属第二医院）

衣运玲 （大连医科大学护理学院）　　　　　胡婷婷 （辽宁中医药大学经济管理学院）

杨茜芸 （湖南中医药大学针灸推拿学院）　　韩 丽 （北京中医药大学中医学院）

吴云川 （南京中医药大学针灸推拿学院·养生　雷龙鸣 （广西中医药大学第一附属医院）

　　　　康复学院）　　　　　　　　　　　雷丽芳 （广州中医药大学第二附属医院）

陈 可 （湖北中医药大学附属中西医结合医院）　熊 俊 （江西中医药大学附属医院）

人民卫生出版社

·北 京·

图书在版编目（CIP）数据

针灸推拿与护理：中医特色/刘明军主编 . —3 版
. —北京：人民卫生出版社，2022.9（2023.11 重印）
ISBN 978-7-117-33598-0

Ⅰ. ①针⋯　Ⅱ. ①刘⋯　Ⅲ. ①针灸学–医学院校–教
材②推拿–医学院校–教材③中医学–护理学–医学院校
–教材　Ⅳ. ①R24

中国版本图书馆 CIP 数据核字（2022）第 171821 号

人卫智网	www.ipmph.com	医学教育、学术、考试、健康，购书智慧智能综合服务平台
人卫官网	www.pmph.com	人卫官方资讯发布平台

针灸推拿与护理（中医特色）
Zhenjiu Tuina yu Huli（Zhongyi Tese）
第 3 版

主　　编：刘明军
出版发行：人民卫生出版社（中继线 010-59780011）
地　　址：北京市朝阳区潘家园南里 19 号
邮　　编：100021
E - mail：pmph @ pmph.com
购书热线：010-59787592　010-59787584　010-65264830
印　　刷：廊坊一二〇六印刷厂
经　　销：新华书店
开　　本：850×1168　1/16　　印张：17
字　　数：503 千字
版　　次：2012 年 7 月第 1 版　　2022 年 9 月第 3 版
印　　次：2023 年 11 月第 2 次印刷
标准书号：ISBN 978-7-117-33598-0
定　　价：76.00 元

打击盗版举报电话：010-59787491　E-mail：WQ @ pmph.com
质量问题联系电话：010-59787234　E-mail：zhiliang @ pmph.com
数字融合服务电话：4001118166　E-mail：zengzhi @ pmph.com

第七轮修订说明

2020年9月国务院办公厅印发《关于加快医学教育创新发展的指导意见》(国办发〔2020〕34号),提出以新理念谋划医学发展、以新定位推进医学教育发展、以新内涵强化医学生培养、以新医科统领医学教育创新,并明确提出"加强护理专业人才培养,构建理论、实践教学与临床护理实际有效衔接的课程体系,加快建设高水平'双师型'护理教师队伍,提升学生的评判性思维和临床实践能力。"为更好地适应新时期医学教育改革发展要求,培养能够满足人民健康需求的高素质护理人才,在"十四五"期间做好护理学类专业教材的顶层设计和规划出版工作,人民卫生出版社成立了第五届全国高等学校护理学类专业教材评审委员会。人民卫生出版社在国家卫生健康委员会、教育部等的领导下,在教育部高等学校护理学类专业教学指导委员会的指导和参与下,在第六轮规划教材建设的基础上,经过深入调研和充分论证,全面启动第七轮规划教材的修订工作,并明确了在对原有教材品种优化的基础上,新增《护理临床综合思维训练》《护理信息学》《护理学专业创新创业与就业指导》等教材,在新医科背景下,更好地服务于护理教育事业和护理专业人才培养。

根据教育部《关于加快建设高水平本科教育 全面提高人才培养能力的意见》等文件要求以及人民卫生出版社对本轮教材的规划,第五届全国高等学校护理学类专业教材评审委员会确定本轮教材修订的指导思想为:立足立德树人,渗透课程思政理念;紧扣培养目标,建设护理"干细胞"教材;突出新时代护理教育理念,服务护理人才培养;深化融合理念,打造新时代融合教材。

本轮教材的编写原则如下:

1. **坚持"三基五性"** 教材编写坚持"三基五性"的原则。"三基":基本知识、基本理论、基本技能;"五性":思想性、科学性、先进性、启发性、适用性。

2. **体现专业特色** 护理学类专业特色体现在专业思想、专业知识、专业工作方法和技能上。教材编写体现对"人"的整体护理观,体现"以病人为中心"的优质护理指导思想,并在教材中加强对学生人文素质的培养,引领学生将预防疾病、解除病痛和维护群众健康作为自己的职业责任。

3. **把握传承与创新** 修订教材在对原有教材的体系、编写体裁及优点进行继承的同时,结合上一轮教材调研的反馈意见,进一步修订和完善,并紧随学科发展,及时更新已有定论的新知识及实践发展成果,使教材更加贴近实际教学需求。同时,对于新增教材,能体现教育教学改革的先进理念,满足新时代护理人才培养在知识结构更新和综合能力提升等方面的需求。

4. **强调整体优化** 教材的编写在保证单本教材的系统和全面的同时,更强调全套教材的体系性和整体性。各教材之间有序衔接、有机联系,注重多学科内容的融合,避免遗漏和不必要的重复。

5. 结合理论与实践 针对护理学科实践性强的特点,教材在强调理论知识的同时注重对实践应用的思考,通过引入案例与问题的编写形式,强化理论知识与护理实践的联系,利于培养学生应用知识、分析问题、解决问题的综合能力。

6. 推进融合创新 全套教材均为融合教材,通过扫描二维码形式,获取丰富的数字内容,增强教材的纸数融合性,增强线上与线下学习的联动性,增强教材育人育才的效果,打造具有新时代特色的本科护理学类专业融合教材。

全套教材共59种,均为国家卫生健康委员会"十四五"规划教材。

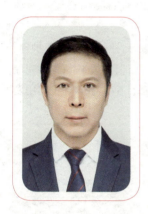

刘明军，教授，博士，博士研究生导师，长春中医药大学针灸推拿学院院长。吉林省突出贡献专家，吉林省教学名师，中国针灸学会常务理事，中国针灸学会针推结合专业委员会主任委员，世界中医药学会联合会中医手法专业委员会会长，教育部高等学校中医学类专业教学指导委员会课程联盟理事长。国家级一流本科专业负责人，国家级特色专业负责人，国家级精品课程负责人。国家科技进步奖、国家自然科学基金评审专家。

主要研究领域为中医手法治疗代谢类疾病的临床与机理研究、高等学校教育教学研究。主编国家级规划教材11部；主编学术著作46部；发表SCI等论文86篇；主持、主研国家科技部973计划项目、国家自然科学基金项目等课题48项；获国家级教学成果奖二等奖1项，省教学成果奖一等奖2项，省科技进步奖二等奖1项，中医药国际贡献奖 - 科技进步奖二等奖1项。

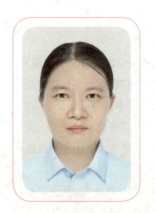

卢咏梅，教授，医学博士，硕士研究生导师，广州中医药大学护理学院护理人文与社区护理教研室主任。全国中医药高等教育学会护理教育研究会理事，首届全国人文护理专业委员会委员。

从事高等护理教育21年，主要研究方向为护理教育、社区护理、中医护理。公开发表学术论文30余篇；担任主编、副主编的教材11部，参编4部；主持完成国家级、省级课题9项，质量工程项目5项，教学改革项目6项，获得新型实用发明专利3项。

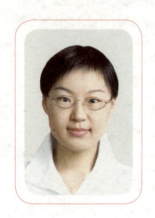

朱天民，教授，医学博士，博士研究生导师，成都中医药大学养生康复学院副院长。四川省学术和技术带头人。

主要从事慢性病的康复治疗研究。作为负责人，先后主持国家自然科学基金、教育部、国家中医药管理局中医药科技专项等多项课题。出版全国中医药院校规划教材、专著、译著多部。在国内外期刊公开发表核心期刊论文、SCI收录论文百余篇。

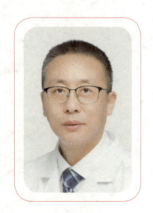

吴云川，教授，医学博士，硕士研究生导师，南京中医药大学针灸推拿学院·养生康复学院副院长。世界中医药学会联合会中医手法专业委员会副会长，中国民族医药学会推拿分会副会长，中国针灸学会针推结合专业委员会常务委员，中国针灸学会小儿推拿专业委员会常务委员，中华中医药学会推拿分会常务委员。

主要研究方向为推拿手法和功法对代谢疾病的临床研究，小儿推拿穴位特异性研究。发表论文108篇，担任主编的著作和教材7部，担任副主编的著作和教材10部。

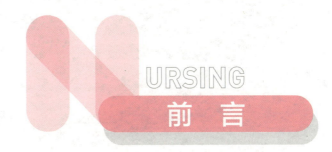

　　国家卫生健康委员会"十四五"规划教材《针灸推拿与护理》(中医特色)(第3版)是在深入贯彻落实新时代全国高等学校本科教育工作会议及《教育部关于一流本科课程建设的实施意见》文件精神,在积极建设一流护理学本科教育、推出一流护理专业课程、培养一流护理本科人才,把握新时代要求,全面振兴本科教育的背景下,在教育部高等学校护理学类专业教学指导委员会的指导下,由全国护理教育学专家在上一轮教材基础上共同修订编写完成。

　　针灸推拿与护理是一门技能性、操作性很强的课程,学习本课程应在系统学习临床主干课程之后,学习重点应放在临床病证的护理方法及针灸推拿操作上,同时注意掌握针灸、推拿在操作时与护理方面的联系。根据课程特点,本教材分为针灸基础篇、推拿基础篇、常见病证护理篇,共十一章内容。针灸基础篇部分主要介绍针灸学发展简史、针灸学学习方法、经络腧穴、刺法灸法等基础知识;推拿基础篇主要介绍成人推拿手法、小儿推拿手法、保健推拿手法;常见病证护理篇主要介绍常见病证的护理。

　　本教材沿用了上一版教材中的主体知识结构。简化了目录层次,力求简单明了;删减了不常用腧穴、刺法灸法等内容;精选了临床常见病证。同时,教材注重补充近年来在临床中总结出的护理经验和实例,增加了案例分析和课程思政元素的内容,进一步丰富完善了教材内容和知识体系。本版教材编写注重数字化内容的建设,录制了针刺、推拿手法教学视频;制作了教学课件,并增加了思考题。教材在科学性、系统性、先进性、实用性方面均有较大的提高。

　　本教材由来自全国近20所高等中医药院校和医院的专家共同编写,在编写过程中得到了参编院校的大力支持,在此一并致谢!

　　本教材在编写修订过程中难免会有不足之处,真诚地希望读者在使用过程中提出宝贵意见,以便进一步修正、完善。

刘明军

2022 年 7 月

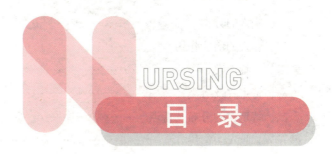

目 录

推拿基础篇

针灸基础篇

URSING

第一章

针灸学概述

01章 数字内容

学习目标

- 知识目标：
  1. 熟悉历代经络腧穴的有关著述和代表性人物。
  2. 了解历代针灸学发展的特点，为获取针灸学理论知识打下基础。
- 能力目标：
  1. 能根据针灸理论体系的形成和学术发展开展课程学习，增强学习效果。
  2. 能借鉴历代针灸主要学术著作指导科研与实践。
- 素质目标：
  1. 提升专业技能，增强自信心。
  2. 具有高尚的职业道德和良好的文化素养。

针灸学是以中医基础理论为指导,研究经络、腧穴、针灸方法和技术,并运用针灸方法和技术防治疾病的一门学科。针灸学是中医学的重要组成部分,其主要内容包括经络腧穴理论、刺法灸法以及在此基础上发展而来的各种腧穴治疗技术和针灸治疗方法等。针灸疗法,属于中医外治法范畴,主要通过针刺和艾灸等方式作用于经络腧穴以防治疾病,具有简、便、廉、验等优点。针灸疗法不仅在我国医疗保健体系中发挥着重要作用,而且为世界卫生组织所推广,在世界上许多国家和地区得到应用。

第一节 针灸学发展简史

针灸是我国古代人民创造的文明之一,其形成经历了一个漫长的历史过程。据史料记载和文物考证,针灸起源于我国原始社会氏族公社时期。最早的针刺工具是砭石,《说文解字》载"以石刺病也"。旧石器时代,古人就已经懂得用石头制成尖状、片状的器具。新石器时代,随着石器制作技术的进步和医疗实践经验的积累,产生了砭石疗法。到青铜时代,随着冶炼术的进步和制作工艺的提高,人们创制出铜针、铁针、金针、银针。金属针的使用,从根本上改善了针刺治疗条件,有力促进了针刺技术的提高。此后,各种金属针具逐渐出现,如毫针、管针、针刀等,并沿用至今,在临床治疗疾病中发挥巨大的作用。灸法起源于人类对火的利用。在原始社会人类生产生活实践中,人们发现用火施灸可以缓解病痛,于是在此基础上形成了灸法。

针法和灸法产生以后,人们在日常生产生活实践中不断积累针法和灸法临床治疗疾病的经验,同时,通过古代哲学思想及其他科学知识的相互渗透,针灸学理论体系逐渐形成,并发展成熟。尤其是中华人民共和国成立以后,随着中医药高等教育的发展,针灸学理论体系日臻完善。

一、针灸学理论体系萌芽

据考证,东汉以前整个中医学体系尚未形成,有关针灸学的相关理论散在地呈现在民间。从1973年湖南长沙马王堆三号墓出土的医学帛书《足臂十一脉灸经》《阴阳十一脉灸经》中,可以看出当时人们已经开始探索针灸学的相关理论,提出了"脉"和"经"的理论,并形成了初步的认识。

二、针灸学理论体系形成

战国至秦汉时期,我国由奴隶社会进入到封建社会。政治、经济、文化、科技得到较快发展,人们的医疗经验也进一步丰富,并开始对医学知识进行系统总结,以《黄帝内经》(简称《内经》)的诞生为标志,中医学理论体系基本形成。至此,针灸学的理论体系也初步形成。成书于战国时代的《黄帝内经》,包括《素问》《灵枢》两部分,以阴阳、五行、脏腑、经络、腧穴、精神、气血、治法、治则等为主要内容,从整体上论述了人体的生理、病理、诊断、治疗,奠定了中医学理论基础。其中《灵枢》主要论述了针灸学理论,故《灵枢》又被称为《针经》。之后,以阐明《黄帝内经》为要旨的《黄帝八十一难经》(简称《难经》),除论述中医理论外,在奇经八脉、五输穴、原穴、八会穴、俞募穴、针刺补泻法方面补充了《黄帝内经》的不足。东汉时期的张仲景主张针药并用,《伤寒杂病论》中与针灸相关的条文有60多条,《伤寒杂病论》原序中所称越人入虢之诊,就是针灸药并用的实例。三国时期的华佗也对针灸学术发展作出了贡献,现代中医临床应用的著名"华佗夹脊穴"就是他根据临床经验首创使用的。

三、针灸学理论体系发展

魏晋时代,著名针灸学家皇甫谧本着"使事类相从,删其浮辞,除其重复,论其精要"的原则,将《素问》《灵枢》《明堂孔穴针灸治要》(后佚)三部著作中有关针灸的内容进行了总结,编撰成《针灸甲乙经》。该书对魏晋以前的针灸学术发展进行了系统的梳理,是现存最早的一部针灸学专著,在针灸发展史上起到了承前启后的作用。《针灸甲乙经》全面论述了脏腑经络学说,记述载录了349个腧穴的名称、定位、归经、主治和刺灸操作要求,介绍了针灸方法宜忌和常见病的针灸治疗。两晋和南北朝时期,针灸学术发展比较活跃,出现了不少论述针灸的著作,如晋代葛洪《肘后备急方》,记载了应用针灸方法治疗内、外、妇、儿、五官科等30多种病证,针灸处方共计109条,其中99条为灸方,尤以急证用灸见长,有力地促进了灸法的发展;其妻鲍姑亦擅长灸法,是我国历史上不可多得的女灸疗家。这一时期还有名医秦承祖、陶弘景等,都对针法、灸法有所研究。

隋唐时期,随着经济文化的繁荣,针灸学也有了很大发展。唐代是我国针灸教育体系形成的开端,成立了专门的学科,设有"针师""灸师"等专业称号。唐代的太医署负责掌管医药教育,内设有针灸医学专业,其中有"针博士一人,针助教一人,针师十人,针工二十人,针生二十人"。隋至初唐的甄权著有《针方》《针经钞》和《明堂人形图》,虽均佚失,但通过考察现存古籍中残存片语,可以看出其针灸学术思想在当时颇有影响。唐代著名医家孙思邈在其著作《备急千金要方》中绘制了最早的彩色经络腧穴图(已佚),首先提出指寸法取穴定位和阿是穴;其中《灸例》篇较详细记述了灸法的具体应用,推动了灸法的发展。与此同时,王焘著《外台秘要》、崔知悌著《骨蒸病灸方》,均记录了大量的灸治经验,进一步促进了灸法的发展。

五代、宋、辽、金、元时期,针灸教学机构和教育体系得到进一步的完善,设立了专门的针科、灸科,并厘定《内经》《难经》《针灸甲乙经》为针灸从业人员必修课。随着社会的发展,这一时期印刷术被广泛应用,促进了针灸文献的积累,加快了针灸学的传播与发展。北宋时期著名针灸学家王惟一在北宋政府的支持下,重新考订明堂经穴,对354个腧穴的位置进行了进一步的确定,增补了腧穴的主治病证,于公元1026年撰成《铜人腧穴针灸图经》,并雕印刻碑供人们参抄拓印。他还设计并主持铸造了2具铜人孔穴针灸模型,内置五脏六腑,体表刻有经络腧穴,可使"观者烂然而有第,疑者涣然而冰释",可以作为针灸教学的直观教具,以及供针灸医生考试之用,促进了经络、腧穴定位向规范化发展,有利于针灸教学。南宋针灸学家王执中在前人著述的基础上,搜集整理了许多民间散在的临床经验,结合自己的心得体会,于公元1220年撰成《针灸资生经》。该书倡导针灸药并用,重视灸术和压痛点在诊治中的作用,因其穷搜博采,简明扼要,故颇为学者所重。金代何若愚著有《流注指微论》和《流注指微针赋》,创立子午流注针法,提倡按时辰变化规律取穴,是"天人相应"思想在针灸治疗中的具体体现。金元时期著名针灸学家窦汉卿著有《针经指南》,载有"针经标幽赋""流注通玄指要赋",用歌赋的形式阐述针灸理论和治疗,便于记忆;注重八脉交会穴的应用,后列"流注八穴"及"手指补泻"等。元代滑伯仁于公元1341年著《十四经发挥》,将十二经脉与任、督二脉合称为十四经,循经列穴,倡十四经穴说,突出了十四经在经络系统中的主体地位,为后世研究经络提供了宝贵的文献资料。这一时期形成的金元四大家等多个学派,对针灸学的认识也各有见地,其各自的学术思想贯穿于针灸治疗之中。

明代是针灸学术发展的又一高峰时期。这一时期名医辈出,流派纷呈,针灸专著刊行增多,针灸学术影响深远。针灸学术研究的问题更加深入和广泛,主要成就为对前代的针灸文献进行广泛的收集整理,出现许多汇编性的著作,如陈会的《神应经》、徐凤的《针灸大全》、高武的《针灸聚英》、吴昆的《针方六集》、汪机的《针灸问对》、张介宾的《类经》、李时珍的《奇经八脉考》等。最具代表性的是著名针灸学家杨继洲的《针灸大成》,杨继洲在家传《卫生针灸玄机秘要》的基础上,汇集了历代诸家学说和实践经验,于公元1601年编撰而成该书,是继《针灸甲乙经》之后针灸学的又一次大的总结。该书博采众长,论述客观,言之有理,持之有故,被后世认可,自问世以来,至今有50余种版本,其翻刻次数之多、流传之广、影响之大,都是罕见的。

四、针灸学理论体系衰退

清代至民国时期,针灸医学由兴盛逐渐走向衰退。借之前针灸学术发展兴盛之势,清代初中期,针灸医学仍有所发展。公元1742年吴谦等撰《医宗金鉴》,其中《刺灸心法要诀》不仅继承了历代前贤针灸要旨,并且加以发扬光大,通篇图文(歌)并茂,自公元1749年以后被确定为清太医院医学生必修内容。清代后期,针灸医学明显衰退。当时医者多重药轻针,以道光皇帝为首的封建统治者以"针

Note:

刺火灸,究非奉君之所宜"的理由,命令将太医院针灸科永远关停,禁止太医院用针灸治病。尽管如此,针灸在民间仍广为流传。公元1822年,针灸名医李学川撰《针灸逢源》,强调辨证取穴,针药并重,还增加中枢、急脉两穴,完整地列出了361个经穴,并沿用至今。

五、针灸学理论体系复兴与繁荣

由于针灸确有疗效、经济方便而深受老百姓喜爱,在民间仍活跃着不少针灸医生。他们成立针灸学社,编印针灸书刊,开展不同形式的针灸教育,培养针灸人才等。近代著名针灸学家承淡安先生为振兴针灸学术作出了毕生贡献。在此时期,中国共产党领导下的革命根据地明确提倡西医学习和应用针灸治病,如在延安的白求恩国际和平医院开设有针灸门诊,保护和发扬了针灸医学,还培养了一批针灸骨干人才。

中华人民共和国成立后,党和政府十分重视继承和发展中医学,制定中医政策,采取有力措施,促进中医药学的发展,使针灸医学得到了前所未有的普及和提高。我国宪法规定,发展现代医药和我国传统医药。我国政府一直采取中西医并重的卫生方针。1951年,卫生部发布《中医师暂行条例》,为中医师的学习、工作提供政策保障。20世纪50年代初期,成立了卫生部直属的针灸疗法实验所,即现今中国中医科学院针灸研究所的前身,开展了现代条件下的针灸研究。全国各地扶持开办中医诊所,建立中医医院,设立针灸科室,推动了针灸事业的发展。鼓励以师带徒方式培养中医针灸人才。自1954年起,全国各地陆续成立中医学院,培养中医本科人才,针灸学作为主干课程为学生们所必修,开创了我国高等中医药教育的新局面。中医院校毕业的中医专门人才充实了中医队伍。整理出版了大批古医书,包括古代针灸专著。1958年,我国针灸工作者在用针刺方法达到麻醉效果并使手术获得成功的基础上,反复实践,深入研究,首次提出了"针刺麻醉"概念,创立了针刺麻醉方法。1971年,我国新闻媒体正式向世界宣布针刺麻醉成功,引起了国际上的高度关注和浓厚兴趣,掀起了国际针灸热潮。20世纪60—70年代,政府大力提倡用中草药和针灸治病,中医药得到了进一步普及,尤其在农村、基层,普遍应用中医针灸治病,积累了宝贵经验。1980年后,全国中医院校相继成立针灸系,制订严格的教学计划,使用全国统编的针灸学系列分化教材,举办针灸本科教育并逐步开展研究生教育,培养了大批针灸专业人才。

1978年,我国实行改革开放,极大地促进了社会进步和经济发展,也给中医药事业发展带来机遇。1982年,卫生部在湖南衡阳召开会议,制定促进中医药发展的政策,解决中医药发展中的问题,有力推动了中医事业的发展。随后,国家中医管理局成立,规划、指导和协调了中医医疗、科研、教学机构的结构布局及其运行机制的改革。成立全国性的针灸学术团体中国针灸学会,开展针灸学术活动。出版了大量的针灸著作,繁荣了针灸学术。国家科技"攀登计划"将针灸经络列为研究重点,促进了针灸基础研究的深化。20世纪90年代,针灸事业持续发展,标准化、规范化研究取得显著成果。《经穴部位》作为国家标准正式颁布。21世纪以来,针灸进入新的发展阶段。国家重大的基础研究计划、应用研究计划、支撑计划等均大力资助针灸研究,一系列针灸标准化研究方案的出台和研究项目的确定,有力推动了针灸现代化。尤其是《中华人民共和国中医药条例》《国家中长期科技发展规划纲要》《中医药创新发展规划纲要(2006—2020年)》《国务院关于扶持和促进中医药事业发展的若干意见》的颁布,从政策和措施上保障了中医针灸事业的发展。改革开放以来,不仅中医药发展的外部环境在不断改善,为中医药包括针灸学术发展提供了外在动力,而且中医药事业自身也在不断提高,逐渐由边缘医学变成21世纪的主流医学。随着现代社会人们对生命质量要求的提高,中医药以其天然绿色和简便廉验的优点越来越被广大老百姓接受。尤其是近些年来,在重大自然灾害和瘟疫发生的时候,中医中药以其独特的疗效赢得了人们的认可。2003年严重急性呼吸综合征(SARS)暴发时,中医在疾病的治疗中发挥了重要作用,针灸疗法也随着中医药的广泛传播而越来越被人们所选择。

近60多年来,针灸医学工作者在文献研究方面做了大量工作,整理刊行了大批古代针灸书,编撰

Note:

出版了现代针灸著作,并编写了针灸学分化教材,在针灸基础研究尤其是在对针灸作用的机制、针刺镇痛原理、针刺麻醉原理的研究方面取得了举世公认的成果。针灸技术不断创新,借助现代科技研制出众多针灸诊疗仪器、设备,电针、激光针等被广泛应用于针灸临床。针具消毒的严格执行和一次性针灸针的使用大大降低了针灸感染率,使针灸治疗更为安全。针灸治疗病种不断扩大,临床实践表明,针灸对内、外、妇、儿、五官、骨伤等各科 300 多种病证有一定治疗效果,对其中 100 种左右病证有较好或很好的疗效。

六、针灸学的国际交流

我国是世界文明古国,传统文化繁荣,古代科技发达。针灸发源于我国。随着我国古代文化、科技的对外传播,针灸也被传到国外,首先传到我国周边邻国。大约在公元 6 世纪,针灸学被传到朝鲜、日本。朝鲜的新罗王朝在公元 693 年就设有针博士,教授针灸生。我国以《针经》赠日本钦明天皇;公元 562 年,吴人知聪携《明堂图》《针灸甲乙经》等医书东渡日本。公元 702 年,日本颁布大宝律令,仿唐朝的医学教育制度,开始设置针灸专业。我国针灸传到朝鲜和日本以后,作为当地传统医学的重要组成部分而一直流传至今。针灸也传到东南亚和印度大陆。公元 6 世纪,敦煌人宋云曾将华佗治病方术介绍给印度北部的乌场国。针灸传入欧洲是从公元 17 世纪开始的。法国成为欧洲传播针灸学术的主要国家。1671 年,法国人哈尔文翻译的《中医秘典》在法国出版,之后针灸开始在法国用于临床;19 世纪初,法国人就开始使用电针;1950 年,里昂医学院外科医生诺吉尔开始实践耳针,并制定出耳针治疗点图。1825 年,针灸被首次介绍到美国。1828 年,俄国的医学刊物《俄国医学杂志》第 1 期介绍针灸疗法。20 世纪 70 年代以来,针灸在世界范围传播速度加快,越来越多的国家和地区接受针灸,认可针灸的合法地位。数十年来,我国政府坚持向非洲国家和地区派出援外医疗队,均有针灸医师参与,为当地培养了大批针灸医生。目前已有 140 多个国家和地区的医务人员用针灸防治疾病。

针灸在世界范围逐步普及,也促进了国际间针灸学术的交流,带动了世界针灸事业的发展。世界卫生组织(WHO)提倡应用针灸治病,重视针灸的推广和交流。受 WHO 委托,我国于 1975 年在北京、南京、上海三地建立了国际针灸培训中心,每年开办国际针灸班,吸引了大批国外针灸学员。1980 年,WHO 出版物《世界卫生》杂志出版一期针灸专刊,宣传、提倡学习和应用针灸,并提出了适用针灸治疗的 43 种疾病,向世界推广。WHO 在《世界卫生组织纪事》中发表社论,题为"针灸在现代保健中的应用",建议各国积极开展针灸活动,推进针灸事业的发展。在 WHO 的大力支持下,1987 年 11 月,举行世界针灸学会联合会成立大会暨第一届世界针灸学术大会,世界针灸学会联合会在北京宣告成立。第一届会员大会共接纳团体会员 57 个(包括 5 个国际性团体),分布于近百个国家和地区。世界针灸学会联合会积极参与了世界卫生组织的国际《针灸术语标准化》《经穴部位国际标准》等文件的起草、制定及有关针灸标准地区性协议的推广工作,1997 年在世界范围内开展国际针灸资格(水平)考试。2010 年 11 月 16 日,联合国教科文组织将"中医针灸"正式列入"人类非物质文化遗产代表作名录",这表明针灸治疗疾病的疗效得到更广泛的认同和尊重,为传统针灸提供了更加良好的发展环境。很多国家开办了针灸教育,美国、日本、英国、法国等国还开办了中医学院、针灸学术和应用研究机构。不少国家的医学研究机构也从事针灸研究。国际间针灸学术交流日益频繁,促进了针灸学术发展。截至目前,WHO 提出的适用针灸治疗的疾病已达到 64 种。近年来,针灸科研在文献、临床、效应机制等方面都开展了深层次的研究。针灸学科医、教、研协同发展,对传承、发扬针灸学具有深远影响。

第二节 针灸学学习方法

针灸治疗技术是操作性很强的技能,不仅需要扎实掌握基本知识,还要不断加强针灸技能锻炼。针灸技术主要包括针法和灸法。在临床实践中,相对而言,针法使用更多,并且针刺方法也是衡量针灸是否有效的关键。初学者练习针刺方法,指力是关键环节。指力就是持针之手的力量,指力的产生是手部小肌肉群的力量和协调能力结合的结果,因此,只有经过长期不懈的训练才能达到要求,这是操作针具、施行手法的基本功。当有一定的指力后,才能练习各种针刺手法,针刺手法与疗效密切相关,更要认真训练,要善于在自己身上体会和练习。如毫针补泻法、三棱针法、皮肤针法等,只有通过严格的训练才能掌握。

目前,针灸治疗技术的训练主要包括两部分:模型训练法和人体训练法。对于初学者而言,针法先要在模型上进行训练,当指力训练成熟后,方可进行人体训练。结合针法和灸法两者特点,在日常针灸学的实训教学中,针法训练必须先采用模型训练法,之后才能采用人体训练法;灸法训练由于其施治工作的特殊性,一般直接采用人体训练法。

一、模型训练法

模型训练法,主要是针刺技术训练时需要,是初学者为了提高自身针刺手法,在一定的模型工具上进行针刺练习。初学者要仔细体会训练时的针刺手感,练习快速进针和指力。

(一) 模型的种类

针刺训练的模型要求要松软适度,最好为接近皮肤松软度的物质,以便初学者能在练习中准确体会浅层破皮进针的感觉以及扎入深层后得气的感觉。目前市场上有多种模型,如塑胶球、仿真皮垫、纸垫、棉球团。为了初学者学习方便,在针灸教学中一般选用的模型工具有纸垫和棉球团,这两种模型学生自己可以制作。

(二) 模型的制作

1. 纸垫的制作 用松软的细草纸或毛边纸,折叠成厚约 2cm、长 8cm、宽 5cm 的纸垫,外用棉线呈"井"字形扎紧。在此纸垫上可练习进针指力和捻转动作。

2. 棉球团的制作 取一团棉絮,用棉线缠绕,外紧内松,做成直径为 6~7cm 的圆球,外包一层白布,缝制后即可练针。因棉球松软,可以练习提插、捻转、进针、出针等各种毫针操作手法的模拟动作。

(三) 模型训练的具体操作

毫针的针身细软,如果没有一定的指力,就很难顺利进针和随意进行捻转、提插等各种手法。所以说,良好的指力是掌握针刺手法的基础,而指力应反复进行锻炼。在锻炼指力的同时,还要练习手法。熟练的手法是针刺的必备条件,要反复练习毫针的左右捻转和上下提插等,积少成多,天长日久,手指的力量和灵活度就会明显提高,手法就能运用自如。练针要求环境安静,动作规范,凝神聚意,以加强治神,体验针感。

1. 纸垫练针法 练习时,一手拿住纸垫,另一手如执笔式持针,使针身垂直于纸垫上,当针尖抵于纸垫后,拇、食、中三指捻转针柄,将针刺入纸垫内,同时手指向下渐加一定压力,待针透纸垫背后面,再捻转退针,另换一处如前再刺。如此反复练习至针身可以垂直刺入纸垫,并能保持针身不弯、不摇摆、进退深浅自如时,说明指力已达到基本要求。练针时必须循序渐进,先用短针,后用长针。

做捻转练习时,可将针刺入纸垫后,在原处不停地来回做拇指与食、中二指的前后交替捻转针柄的动作。要求捻转的角度均匀,运用灵活,快慢自如,一般每分钟应捻转 150 次左右。

纸垫练针初时可用 1.0~1.5 寸长的短毫针,待有了一定的指力和手法基本功后,再用 2.0~3.0 寸长的毫针练习。同时还应进行双手行针的练习,以适应临床持续运针的需要。

2. 棉球练针法 做提插练习时,以执笔式持针,将针刺入棉球,在原处做上提下插的动作,要求深浅适宜,幅度均匀,针身垂直。在此基础上,可将提插与捻转动作配合练习,要求提插幅度上下一致,捻转角度来回一致,操作频率快慢一致,达到动作协调、得心应手、运用自如、手法熟练的程度。

二、人体训练法

人体训练法包括针法、灸法以及在此基础上发展起来的其他针灸技术的训练。在进行针刺技术训练时,需要先熟练模型训练以后,再进行人体训练;而在练习灸法等其他针灸技术时,则可以直接进行这一训练。本节主要讲述针刺训练的人体训练法。

人体训练法分为两个阶段:第一阶段为自身练针法,第二阶段为互相练针法。自身练针法是指在通过纸垫或棉球等物体练针、具有一定的指力基础后,可以在自己身上进行试练针,以亲身体会指力的强弱、针刺的感觉、行针的手法等。自身练针要求能逐渐做到进针无痛或微痛,针身挺直不弯,刺入顺利,提插、捻转行针自如,用力均匀,手法熟练;同时,要仔细体会指力与进针、手法与得气的关系,以及持针手指的感觉和受刺激部位的感觉。互相练针法是在自身练习比较成熟的基础上,模拟临床实际,两人互相进行试针练习。要求从实际出发,按照规范操作方法,相互交替对练,练习内容与自身练针法相同。通过相互试练习,达到进入临床实际操作时心中有数、不断提高毫针刺法的基本技能的目的。

(一) 训练前的准备

1. 体位选择 进行自身训练时尽量选择依靠坐位或者仰卧位,避免晕针等现象;此外,训练时要选择四肢部位和/或腹部穴位进行训练,尽量避免选择一些自身难以取穴的部位进行训练。进行互相训练时要选择舒适的体位,这对于取穴的准确、针刺操作的效果及防止发生针刺意外等均有重要意义。体位的选择应尽量使受试者可以保持稳定、舒适、全身肌肉完全放松的状态,尤其是穴位处的肌肉必须完全松弛;对于有些需要屈肘、屈膝等特殊姿势才能正确取穴的体位,更要使受试者体位稳定、固定、舒适。如果体位选择不当,在受试者移动体位时,可能会导致弯针、折针或滞针等,给受试者增加痛苦。在针灸实验教学中常用的体位有6种:①仰卧位,主要适用于针刺身体前面的腧穴;②俯卧位,主要适用于针刺身体后部的腧穴;③侧卧位,主要适用于针刺侧身部穴位;④仰靠坐位,主要适用于针刺前头、头顶、颜面、颈前、上胸及上肢、肩前部等穴位;⑤俯伏坐位,主要适用于针刺后头、头顶、颈背、后肩部等穴位;⑥侧伏坐位,主要适用于针刺侧头、面颊、耳部、颈侧等穴位。

2. 揣定穴位 针刺前必须将施术的腧穴位置定准。施针者以手指在腧穴处进行揣摸、按压,以取定腧穴。主要方法有指切揣穴法、按压揣穴法、分拨揣穴法3种。

3. 针具检查 毫针在使用前后要严格检查,如发现有损坏或不合格者,应予剔除;如仅有针尖钩曲或针身轻微弯曲者,稍经修整后仍可使用。

4. 消毒 针刺训练时要有严格的无菌观念,切实做好消毒工作。除使用一次性无菌针外,消毒是必不可少的重要工作,需要引起足够的重视。如果消毒不严格,一方面容易引起感染,另一方面也可能导致乙型肝炎病毒、人类免疫缺陷病毒等病原体通过针刺传染。消毒范围应包括针具、器械、施术者手指、受试者腧穴部位皮肤等。

(二) 分部训练

人体各部腧穴针刺的方法和要求不尽相同,腧穴的具体针刺操作方法一般取决于其所在部位。就部位而言,针刺训练的操作方法和要求主要与该部位的解剖特点有关,一般部位邻近的腧穴,其针刺训练方法相似。腧穴邻近重要的内脏、器官,或分布于大的血管、神经附近,或位于关节等有特殊解剖结构之处,若针刺不当极容易发生意外,必须严格按照训练要求进行针刺。

1. 头面部腧穴 一般头面部腧穴针刺深度较浅,0.5~0.8寸。头部腧穴一般选用横刺法;面部腧穴选用直刺或横刺法;眼部腧穴需采用压入式进针,避免损伤眼球。

2. 颈项部腧穴 项部腧穴一般向下方斜刺0.5~0.8寸。针刺颈部穴位时应该避开颈总动脉,缓慢刺入0.3~0.8寸。

3. **胸腹部腧穴**　胸部腧穴一般斜刺或平刺 0.5~0.8 寸。胁肋部有肝、脾等脏器,故章门、京门等穴不宜深刺、直刺,应向下斜刺 0.5~0.8 寸。腹部腧穴大多可直刺 0.5~1.5 寸。

4. **背腰部腧穴**　背部督脉上的穴位应向上斜刺 0.5~1.0 寸,其他部位的穴位一般向内斜刺或平刺 0.5~0.8 寸。腰部腧穴一般直刺 0.5~1.5 寸。

5. **四肢部腧穴**　肩腋部腧穴可以针刺 1.0~1.5 寸;上臂部腧穴可以直刺 0.8~1.5 寸;前臂部腧穴除列缺、偏历、养老穴外,均可直刺 0.5~1.2 寸;手部腧穴深度一般不超过 1.0 寸。

6. **下肢部腧穴**　大腿部腧穴可以直刺 1.0~3.0 寸,小腿部腧穴可以直刺 0.5~2.0 寸,足部腧穴一般针刺深度不超过 1.0 寸。

学 习 小 结

1. 学习内容

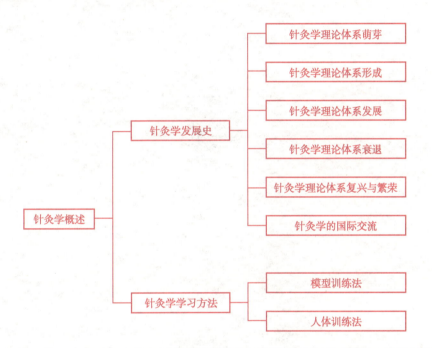

2. 学习方法　学习本章时,可通过查阅不同时代的经络腧穴的相关著作来了解经络腧穴理论的形成和学术发展基本概况。在掌握基本知识的基础上,注重操作练习,结合模型训练法和人体训练法,培养熟练的针灸操作技能,为临床工作打下扎实的基础。

（刘明军）

思 考 题

1.《针灸甲乙经》对针灸学的贡献是什么?
2. 北宋著名针灸学家王惟一对针灸学的主要贡献是什么?
3. 人体各部位腧穴针刺操作时的注意事项有哪些?

Note：

第二章

NURSING

经络腧穴总论

02章 数字内容

学 习 目 标

知识目标:

1. 熟悉人体经络系统的循行分布、生理功能、病理变化及其与脏腑的相互关系。

2. 掌握腧穴的分类、治疗作用、定位方法,特定穴的组成及特点。

能力目标:

1. 能根据实践与概念相结合的原则进行学习,增强学习效果。

2. 为以后学习相关学科奠定坚实的针灸理论基础。

素质目标:

1. 具有创新思维、创新意识和良好的人文学科、自然科学素养。

2. 具有为中华民族伟大复兴而奋斗的志向与责任感。

经络理论是阐述人体经络系统的循行分布、生理功能、病理变化及其与脏腑相互关系的一种理论体系，是中医学理论的重要组成部分，对于指导中医各科特别是针灸临床实践具有十分重要的意义。

经络系统是由经脉与络脉相互联系、彼此衔接而构成的体系，是人体内运行气血的通道。经脉是粗大的直行主干，络脉是经脉的细小分支。经脉和络脉纵横交错、互相衔接，像网络一样遍布全身。《灵枢·海论》记载："夫十二经脉者，内属于腑脏，外络于肢节。"经脉将人体的脏腑器官与四肢百骸联系为一个有机的整体，运行气血、协调阴阳，使机体的功能活动保持协调和相对平衡。

腧穴是人体脏腑经络之气输注于体表的特殊部位。腧穴与脏腑、经络有密切关系，腧穴归属于经脉，经脉属于脏腑，所以腧穴、经脉、脏腑内外相通，具有密不可分的联系。腧穴既是疾病在体表的反应处，也是针灸的施术部位。针灸腧穴，可以疏通经脉、调理气血，达到治疗疾病的目的。

第一节　经络系统的组成

经络系统由经脉和络脉组成，其中经脉包括十二经脉、奇经八脉，以及附属于十二经脉的十二经别、十二经筋和十二皮部；络脉包括十五络脉和难以计数的孙络、浮络等（图 2-1-1）。

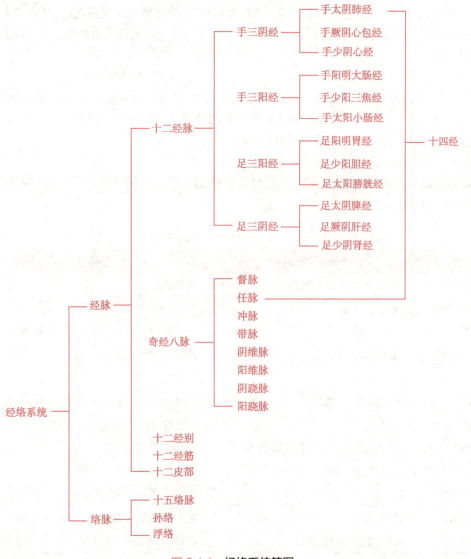

图 2-1-1　经络系统简图

一、十二经脉

十二经脉又称为"十二正经",在体内属络于脏腑,在体表左右对称地分布于头面、躯干和四肢,纵贯全身,是经络系统的主体。

(一) 十二经脉的名称

十二经脉的名称由手足、阴阳和脏腑三部分组成。手足,表示经脉的外行路线分布于手或足,如手太阴经表示该经脉分布于手。脏腑,表示经脉的内行路线属于哪一个脏腑,如肺经表示该经脉属肺脏。阴阳,表示经脉的阴阳属性及阴阳消长变化,一阴一阳衍化为三阴三阳:阴气最盛为太阴,其次为少阴,再次为厥阴;阳气最盛为阳明,其次为太阳,再次为少阳。十二经脉的名称分别为手太阴肺经、手阳明大肠经、足阳明胃经、足太阴脾经、手少阴心经、手太阳小肠经、足太阳膀胱经、足少阴肾经、手厥阴心包经、手少阳三焦经、足少阳胆经和足厥阴肝经。

(二) 十二经脉的体表分布规律

十二经脉在体表左右对称地分布于头面、躯干和四肢。阴经分布于四肢内侧和胸腹,上肢内侧为手三阴经,下肢内侧为足三阴经;阳经分布于四肢外侧和头面、躯干,上肢外侧为手三阳经,下肢外侧为足三阳经。

按立正姿势,大指在前、小指在后的体位,将四肢的内、外侧分成前、中、后3条区线,十二经脉在四肢的排列是:手足阳经为阳明在前、少阳在中、太阳在后,手足阴经为太阴在前、厥阴在中、少阴在后。其中足三阴经在足内踝上8寸以下为厥阴在前、太阴在中、少阴在后,至内踝上8寸以上,太阴交出于厥阴之前。

(三) 十二经脉属络表里关系

十二经脉在体内属络于脏腑,其中阴经属脏络腑为里,阳经属腑络脏为表,互为表里的阴经与阳经在体内互相属络。如手太阴肺经属肺络大肠为里,手阳明大肠经属大肠络肺为表。互为表里的经脉在生理上密切联系,病变时相互影响,治疗上相互为用。

(四) 十二经脉与脏腑器官的联络

十二经脉除了与属络的脏腑有特定的配属关系外,还与其经脉循行分布部位的组织器官有着密切的联络(表2-1-1)。

表2-1-1 十二经脉与脏腑器官联络表

经脉	联络的脏腑	联络的器官
手太阴肺经	属肺,络大肠,还循胃口	从肺系
手阳明大肠经	属大肠,络肺	入下齿中,挟口,上挟鼻孔
足阳明胃经	属胃,络脾	起于鼻,入上齿,挟口,环唇,循喉咙,下乳内廉
足太阴脾经	属脾,络胃,注心中	挟咽,连舌本,散舌下
手少阴心经	属心,络小肠,上肺	挟咽,系目系
手太阳小肠经	属小肠,络心,抵胃	循咽,至目内、外眦,入耳中,抵鼻
足太阳膀胱经	属膀胱,络肾	起于目内眦,至耳上角,入络脑
足少阴肾经	属肾,络膀胱,上贯肝,入肺中,络心	循喉咙,挟舌本
手厥阴心包经	属心包,络三焦	—
手少阳三焦经	属三焦,络心包	系耳后,出耳上角,入耳中,至目外眦
足少阳胆经	属胆,络肝	起于目外眦,下耳后,入耳中,出耳前
足厥阴肝经	属肝,络胆,挟胃,注肺	循喉咙,入颃颡,过阴器,连目系,环唇内

（五）十二经脉的循行走向与交接规律及气血循环流注次序

1. 十二经脉的循行走向规律　手三阴经从胸走手,手三阳经从手走头,足三阳经从头走足,足三阴经从足走腹胸。

2. 十二经脉的交接规律　相为表里的阴经与阳经在手足末端交接,如手太阴肺经与手阳明大肠经交接于食指端;同名的阳经与阳经在头面部交接;如手阳明大肠经和足阳明胃经交接于鼻旁;相互衔接的阴经与阴经在胸中交接,如足太阴脾经与手少阴心经交接于心中(图2-1-2)。

3. 十二经脉的气血循环流注次序　十二经脉的气血运行始于手太阴肺经,逐经流注到足厥阴肝经,自肝经再上注肺经,重新开始循环。十二经脉之间由此连贯起来,构成"如环无端"的气血循环流注系统(图2-1-2)。

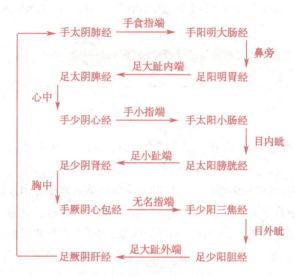

图 2-1-2　十二经脉的衔接及气血流注

二、奇经八脉

奇经八脉既不属络脏腑,也无表里配合关系,无对称性分布,是别道奇行分布的8条经脉,包括督脉、任脉、冲脉、带脉、阴维脉、阳维脉、阴跷脉、阳跷脉。奇经八脉中的督脉、任脉、冲脉皆起于胞中,同出于会阴,而分别循行于人体的前后正中线和腹部两侧,称为"一源三歧"。督脉调节全身阳经经气,又称"阳脉之海";任脉调节全身阴经经气,又称"阴脉之海";冲脉涵蓄十二经脉气血,又称"十二经脉之海""血海"。

奇经八脉纵横交错地循行分布于十二经脉之间,沟通了十二经脉之间的联系,起到统摄有关经脉气血、协调阴阳的作用,对十二经脉气血有着蓄积和渗灌的调节作用。当十二经脉和脏腑之气旺盛时,奇经则加以储蓄;当十二经脉生理功能需要时,则奇经又能渗灌和供应(表2-1-2)。

任、督脉各有本经所属穴位,故与十二经相提并论,合称为"十四经"。十四经均有一定的循行路线和所属穴位,是经络系统中的主要部分。

表 2-1-2　奇经八脉循行分布和功能

奇经八脉	循行分布概况	功能
任脉	腹、胸、颏下正中	总任六阴经,调节全身阴经经气,故称"阴脉之海"
督脉	腰、背、头面正中	总督六阳经,调节全身阳经经气,故称"阳脉之海"

Note:

续表

奇经八脉	循行分布概况	功能
带脉	起于胁下,环腰一周,状如束带	约束纵行躯干的诸条经脉
冲脉	与足少阴经相并上行,环绕口唇,且与任脉、督脉、足阳明胃经等有联系	涵蓄十二经气血,故称"十二经之海""血海"
阴维脉	小腿内侧,并足太阴脾经、足厥阴肝经上行,至咽喉合于任脉	维系、联络全身阴经
阳维脉	足跗外侧,并足少阳胆经上行,至颈后会合于督脉	维系、联络全身阳经
阴跷脉	足跟内侧,伴足少阴肾经等经上行,至目内眦与阳跷脉会合	调节肢体运动,司眼睑开合
阳跷脉	足跟外侧,伴足太阳膀胱经等经上行,至目内眦与阴跷脉会合	

三、十五络脉

十二经脉和任、督二脉各自别出一络,加上脾之大络,总计15条,称十五络脉,分别以其发出之处的腧穴命名。十二经脉的络脉分别在本经四肢肘膝关节以下的络穴分出,均走向其相表里的经脉,即阴经的络脉络于阳经,阳经的络脉络于阴经。任脉的络脉从络穴鸠尾分出以后散布于腹部;督脉的络脉从络穴长强分出以后散布于头;脾之大络从络穴大包分出以后散布于胸胁。

十二经脉的络脉加强了十二经脉中表里两经的联系,沟通了表里两经的经气。躯干部的任脉络、督脉络和脾之大络,分别沟通了腹、背和胸胁经气。此外,从络脉分出的浮行于浅表部位的细小络脉称"浮络"和"孙络",它们遍布全身,难以计数,输布气血以濡养全身组织。

四、十二经别

十二经别是十二正经离、入、出、合的别行部分,是正经别行深入体腔的支脉。十二经别多从四肢肘膝关节以上的正经别出(离),经过躯干深入体腔与相关的脏腑联系(入),再浅出于体表上行头项部(出),在头项部,阳经经别合于本经的经脉,阴经的经别合于其相表里的阳经经脉(合)。十二经别按阴阳表里关系汇合成6组,称为"六合"。

十二经别离、入、出、合于表里之间的循行分布特点,加强了十二经脉的内外联系,更加强了经脉所属络的脏腑在体腔深部的联系。阴经经别合于阳经后都上达头面部,因此也加强了阴经经脉同头面部的联系。

五、十二经筋

十二经筋是十二经脉之气濡养筋肉骨节的体系,是附属于十二经脉的筋肉系统。其循行分布均起始于四肢末端,结聚于关节骨骼部,而走向躯干头面,行于体表,不入内脏。十二经筋有刚(阳)筋、柔(阴)筋之分,刚筋分布于项背和四肢外侧,以手足阳经经筋为主;柔筋分布于胸腹和四肢内侧,以手足阴经经筋为主。

经筋具有约束骨骼、屈伸关节、维持人体正常运动功能的作用。经筋发生病变,就会出现筋肉方面的疾病和运动功能的异常。

六、十二皮部

十二皮部是十二经脉功能活动反映于体表的部位,也是络脉之气散布之所在。十二皮部的分布区域是以十二经脉在体表的分布范围,即以十二经脉在皮肤上的分属部分为依据进行划分。

十二皮部居于人体最外层,与络脉气血相通,是机体的卫外屏障,具有抗御外邪、保卫机体和反映病候、协助诊断的作用。通过观察皮部的病变征象,如皮肤上的丘疹,切诊皮肤的寒热、皮肤的感觉差异等,可协助诊断。皮部也是针灸临床上重要的治疗部位,如皮肤针、刮痧法、敷贴等都是皮部理论的具体运用。

第二节　经络的生理功能和临床应用

一、经络的生理功能

(一) 联系脏腑,沟通内外

经络系统中的经脉、经别、经筋、皮部、奇经八脉与十五络脉、浮络、孙络等,纵横交错,通上达下,入里出表,联系了人体各脏腑器官和筋肉皮肤,沟通了人体的五脏六腑、四肢百骸、五官九窍、皮肉筋骨等,使人体构成一个有机的整体,保持协调统一。

(二) 运行气血,营养全身

经络是人体气血运行的通路,气血是人体生命活动的物质基础。全身各组织器官只有得到气血的濡润才能完成正常的生理功能。经络将气血运行输布到全身各组织脏器,和调于五脏,洒陈于六腑,从而濡养周身。

(三) 抗御病邪,保卫机体

人体的营气行于脉中,卫气行于脉外,充实于络脉。经络系统中的浮络、孙络分布广而浅表,散布于全身、密布于皮部,是机体的卫外屏障。当外邪侵犯机体时,卫气首当其冲,发挥其抗御外邪、保卫机体的屏障作用。

二、经络的临床应用

(一) 说明病理变化

经络是人体内外通达的一个通道,也是病邪由表及里的传注途径,具有反映病候的特点。在某些疾病的病程中,常常在经络循行通路上出现明显的压痛或结节等反应物,以及相应的部位出现皮肤色泽、形态、温度、电阻等的变化。通过望色、循经触摸反应物和按压等,可推断疾病的病理变化。

(二) 指导辨证归经

经络有一定的循行分布路线及所属络的脏腑,经脉、络脉、经筋、皮部因为循行分布路线及所属络的脏腑各不相同,主病也各有特点。临床上可根据患者的病位,结合经络循行部位及所联系的脏腑,确定病变所在的经络,即为辨证归经。如头痛一证,痛在前额者多与阳明经有关,痛在两侧者多与少阳经有关,痛在后项者多与太阳经有关,痛在巅顶者多与督脉、足厥阴经有关。

(三) 指导针灸治疗

针灸治病是通过针刺和艾灸等刺激体表腧穴,以疏通经气,调节人体脏腑气血功能,从而达到治疗疾病的目的。通常根据经脉循行和主治特点进行循经取穴,如《四总穴歌》记载"肚腹三里留,腰背委中求,头项寻列缺,面口合谷收",就是循经取穴的体现。由于皮部与经络、脏腑有着密切的联系,所以在临床上也常用皮肤针叩刺皮肤,或将皮内针埋藏于皮内来治疗脏腑、经脉的病证。

Note:

第三节　腧穴的命名、分类与治疗作用

一、腧穴的命名

腧穴的名称均有一定的含意,它是历代医家以其所居部位和作用为基础,结合自然界现象和医学理论等,采用取类比象的方法而定的。了解腧穴命名的含义,有助于熟悉、记忆腧穴的部位和治疗作用。兹将穴位命名方法择要分类说明如下。

(一) 根据所在部位命名

根据腧穴所在的人体解剖部位而命名,如腕旁的腕骨、乳下的乳根、面部颧骨下的颧髎、第 7 颈椎棘突下的大椎等。

(二) 根据治疗作用命名

根据腧穴对某种病证的特殊治疗作用命名,如治目疾的睛明、光明,治水肿的水分、水道,治面瘫的牵正等。

(三) 利用天体地貌命名

根据自然界的天体名称(如日、月、星辰等)和地貌名称(如山、陵、丘、墟、溪、谷、沟、泽、池、泉、海、渎等),结合腧穴所在部位的形态或气血流注的情况而命名,如日月、上星、太乙、承山、大陵、商丘、丘墟、太溪、合谷、水沟、曲泽、曲池、涌泉、小海、四渎等。

(四) 参照动植物命名

根据动植物的名称,以形容腧穴的局部形象而命名,如伏兔、鱼际、犊鼻、鹤顶、攒竹等。

(五) 借助建筑物命名

根据建筑物来形容某些腧穴所在部位的形态或作用特点而命名,如天井、印堂、巨阙、脑户、屋翳、膺窗、库房、地仓、气户、梁门等。

(六) 结合中医学理论命名

根据腧穴部位或治疗作用,结合阴阳、脏腑、经络、气血等中医学理论命名,如阴陵泉、阳陵泉、心俞、肝俞、三阴交、三阳络、百会、气海、血海、神堂、魄户等。

二、腧穴的分类

人体的腧穴大体上可归纳为十四经穴、奇穴、阿是穴 3 类。

(一) 十四经穴

十四经穴简称"经穴",是指归属于十二经脉和任脉、督脉循行线上的腧穴,有固定的名称、位置和归经,且有主治本经病证的共同作用,是腧穴的主要部分。

(二) 奇穴

奇穴又称"经外奇穴",是指既有一定的名称,又有明确的位置,但尚未列入或不便归入十四经穴系统的腧穴。这类腧穴的主治范围比较单纯,多数对某些病证有特殊疗效,如定喘治哮喘等。有的奇穴并不是指一个穴位,而是多个穴位的组合,如四缝、十宣、八邪、八风、华佗夹脊等。

(三) 阿是穴

阿是穴又称"天应穴""不定穴""压痛点"等,指既无固定名称,亦无固定位置,而是以压痛点或其他反应点作为针灸施术部位的一类腧穴。

三、腧穴的治疗作用

腧穴是脏腑经络之气输注于体表的特殊部位,当人体生理功能失调时,腧穴是疾病的反应点,在防治疾病时腧穴又是针灸的刺激点。针灸临床通过针刺、艾灸等对腧穴的刺激以通其经脉、调其气血,

使阴阳平衡、脏腑和调,从而达到扶正祛邪的目的。

(一)腧穴的主治特点

腧穴的主治特点主要表现在近治作用、远治作用和特殊作用3个方面。

1. 近治作用 所有腧穴均能治疗其所在部位局部与邻近组织、脏器的病证,这是腧穴主治作用所具有的共同特点。如耳区的听宫、听会、翳风诸穴,均能治耳病;眼区及其周围的睛明、承泣、攒竹、瞳子髎等穴位均能治疗眼疾;膝关节及其周围的鹤顶、膝眼、梁丘、阳陵泉等穴位均能治疗膝关节疼痛等。

2. 远治作用 腧穴具有治疗本经循行所过之处经脉的病证及远隔部位的组织、脏器病证的作用,这是十四经穴主治作用的基本特点。十四经所属腧穴尤其是十二经脉在四肢肘膝关节以下的腧穴,不仅能治疗局部病证,而且还能治疗本经循行所过之处的远隔部位的脏腑、组织器官病证。如合谷穴不仅能治疗手部的局部病证,还能治疗本经经脉所过之处的颈部和头面部病证。

3. 特殊作用 某些腧穴具有双向性的良性调整作用和相对特异性的治疗作用。腧穴的双向性的良性调整作用是指机体在不同的病理状态下,同一腧穴体现出两种相反的治疗作用。如腹泻时针灸天枢可止泻,便秘时针灸天枢可以通便;心动过速时针刺内关能减慢心率,心动过缓时针刺内关则可加快心率。某些腧穴的治疗作用还具有相对的特异性,如针刺大椎退热、灸至阴矫正胎位等。

(二)腧穴的主治规律

每个腧穴都有广泛的主治范围,这与其所属经络和所在部位的不同有直接关系。无论腧穴的远部治疗作用还是近部治疗作用,都以经络理论为依据。腧穴的主治规律主要有分经主治、分部主治两方面,四肢部经穴以分经主治为主,头身部经穴以分部主治为主。

1. 分经主治规律 某一经脉所属的经穴均可治疗该经脉循行部位及其相应脏腑的病证。十四经穴的主治作用归纳起来是:本经腧穴能治疗本经病,表里经穴能治疗互为表里的经脉、脏腑病。根据腧穴的分经主治规律,后世在针灸治疗上发展为"宁失其穴,勿失其经"。

各经腧穴的主治既有其特殊性,又有共同性。如手三阴经穴各有其特殊作用,即手太阴肺经穴治肺、喉病及上肢内侧前缘痹痛;手厥阴心包经穴治心、胃病及上肢内侧中间痹痛;手少阴心经穴治心痛及上肢内侧后缘痹痛。但它们又有共同主治特点,即均能治胸部病。

2. 分部主治规律 位于身体某一部位的腧穴均可治疗该部位及某类病证,即腧穴的分部主治与腧穴的位置特点相关。如位于头面、颈项部的腧穴,以治疗头面五官及颈项部病证为主,后头区及项区的腧穴又可治疗神志病;胸腹与背腰部前后对应,"脏腑腹背,气相通应",这是分部主治的规律,体现经脉在纵行分经的基础上又有横行分部的关系。

第四节 特 定 穴

一、特定穴及分类

特定穴是十四经穴中具有特殊的应用方法、特殊的治疗作用,并以特定称号归类概括的一部分腧穴。

特定穴分为五输穴、原穴、络穴、俞穴、募穴、下合穴、郄穴、八会穴、八脉交会穴和交会穴,共计十大类。

二、特定穴的分布及特点

(一)五输穴

五输穴是十二经脉分布在肘膝关节以下的5个特定穴,称为井、荥、输、经、合。十二经脉中,每一条经脉的五输穴均按照井、荥、输、经、合的顺序从四肢指趾末端向肘膝方向排列,井穴分布在指、趾末端,荥穴分布于掌指或跖趾关节之前,输穴分布于掌指或跖趾关节之后,经穴多位于前臂、胫部,合穴多位于肘膝关节附近。

(二) 原穴、络穴

原穴是脏腑原气输注、经过和留止于十二经脉四肢部的腧穴,又称"十二原"。阴经之原穴与五输穴中的输穴同为一穴,又称"以输代原";阳经于输穴之后另置一原穴,多分布于腕踝关节附近。

络穴是络脉由经脉别出的分支点。十二经脉的络穴位于四肢肘膝关节以下,任脉络穴鸠尾位于上腹,督脉络穴长强位于尾骶,脾之大络大包位于胸胁,合称"十五络穴"。

(三) 俞穴、募穴

俞穴又称"背俞穴",是脏腑之气输注于背腰部的腧穴。六脏六腑各有 1 个俞穴,分别冠以脏腑之名,位于背腰部足太阳膀胱经第 1 侧线上,其位置大体与相关脏腑所在部位的上下排列相接近。

募穴又称"腹募穴",是脏腑之气汇聚于胸腹部的腧穴。六脏六腑各有 1 个募穴,位于胸腹部,其位置都接近其相应的脏腑。

(四) 郄穴、下合穴

郄穴是十二经脉和奇经八脉中的阴跷脉、阳跷脉、阴维脉、阳维脉各经经气深聚的部位,共 16 个,多分布于四肢肘膝关节以下。

下合穴又称六腑下合穴,是六腑之气下合于足三阳经的 6 个腧穴。胃、胆、膀胱三腑的下合穴即本经五输穴中的合穴足三里、阳陵泉、委中;而大肠、小肠下合于足阳明胃经的上巨虚、下巨虚,三焦下合于足太阳膀胱经的委阳。

(五) 八会穴、八脉交会穴

八会穴是脏、腑、气、血、筋、脉、骨、髓之气所聚会的 8 个腧穴。脏、腑、气、血、骨之会穴位于躯干部,筋、脉、髓之会穴位于四肢部。

八脉交会穴又称"交经八穴""流注八穴"和"八脉八穴",是十二经脉通于奇经八脉的 8 个穴位。八脉交会穴均分布于肘膝关节以下。

(六) 交会穴

交会穴是两经或数经相交会合处的腧穴,多分布于头面、躯干部。其中腧穴所归属的一经称为本经,相交会的经称为他经。

第五节　腧穴的定位方法

针灸临床中,强调取穴准确,因为治疗效果与取穴是否准确有着密切的联系。《灵枢·邪气脏腑病形》记载:"刺此者,必中气穴,无中肉节。"《备急千金要方·灸例》记载:"灸时孔穴不正,无益于事,徒破好肉耳。"取穴准确的前提是必须掌握好腧穴的定位方法。腧穴的定位方法有体表解剖标志定位法、骨度分寸定位法、手指同身寸定位法、简便定位法 4 种。

一、体表解剖标志定位法

体表解剖标志定位法是以人体解剖学的各种体表标志为依据来确定穴位位置的方法,又称自然标志定位法。体表标志,主要指分布于全身体表的骨性标志和肌性标志,又可分固定标志和活动标志两类。

(一) 固定标志

固定标志定位,指利用骨节凹凸、肌肉隆起及五官、毛发、爪甲、乳头、肚脐等固定标志来取穴的方法。比较明显的标志如两眉中间取印堂、两乳中间取膻中、腓骨小头前下缘取阳陵泉等。此外,肩胛冈平第3胸椎棘突,肩胛骨下角平第7胸椎棘突,髂嵴平第4腰椎棘突,这些可作为背腰部穴的取穴标志。

(二)活动标志

活动标志定位,是指利用关节、肌肉、皮肤随活动而出现的孔隙、凹陷、皱纹等活动标志来取穴的方法。如张口取听宫,闭口取下关,外展上臂时肩峰前下方的凹陷中取肩髃,正坐屈肘、掌心向胸、当尺骨小头桡侧骨缝中取养老。

二、骨度分寸定位法

骨度分寸定位法古称"骨度法",即以骨节为标志,以患者本人的身材为依据,不论男女老幼、肥瘦高矮,将两骨节之间的长度折量为一定的等分,每一等分为一寸,分部折寸,测量身体各部的长度,并依其尺寸作为定穴的标准。常用骨度分寸见表2-5-1、图2-5-1。

表2-5-1　常用骨度分寸表

部位	起止点	折量寸	度量法	说明
头部	前发际正中至后发际正中	12寸	直寸	如前发际不明,从眉心至大椎穴作18寸,眉心至前发际3寸,大椎穴至后发际3寸
	两额角发际(头维)之间	9寸	横寸	用于确定头前部腧穴的横向距离
	耳后两乳突(完骨)之间	9寸	横寸	用于确定头后部腧穴的横向距离
胸腹部	胸骨上窝(天突)至歧骨(胸剑联合)	9寸	直寸	用于确定胸部任脉经穴的纵向距离
	歧骨至脐中	8寸	直寸	用于确定上腹部腧穴的纵向距离
	脐中至横骨上廉(耻骨联合上缘)	5寸	直寸	用于确定下腹部腧穴的纵向距离
	两乳头之间	8寸	横寸	胸腹部取穴横寸,可根据两乳头间的距离折量,女性可用锁骨中线代替
	腋窝顶点至第11肋游离端(章门)	12寸	直寸	用于确定胁肋部腧穴的纵向距离
背腰部	大椎以下至尾骶	21椎	直寸	背腰部腧穴以脊椎棘突作为定位标志
	肩胛骨内缘(近脊柱侧点)至后正中线	3寸	横寸	用于确定背腰部腧穴的横向距离
	肩峰缘至后正中线	8寸	横寸	用于确定肩背部腧穴的横向距离
上肢部	腋前纹头至肘横纹(平尺骨鹰嘴)	9寸	直寸	用于确定手三阴经穴在上臂部的纵向距离
	腋后纹头至尺骨鹰嘴(平肘横纹)	9寸	直寸	用于确定手三阳经穴在上臂部的纵向距离
	肘横纹(平肘尖)至腕掌(背)侧远端横纹	12寸	直寸	用于确定手三阴、手三阳经穴在前臂部的纵向距离
下肢部	耻骨联合上缘至股骨内上髁上缘	18寸	直寸	用于确定大腿内侧足三阴经穴的纵向距离
	胫骨内侧髁下方至内踝尖	13寸	直寸	用于确定小腿内侧足三阴经穴的纵向距离
	股骨大转子至腘横纹	19寸	直寸	用于确定大腿外侧足三阳经穴的纵向距离
	臀沟至腘横纹	14寸	直寸	用于确定大腿后侧足三阴经穴的纵向距离
	腘横纹至外踝尖	16寸	直寸	用于确定小腿外侧足三阳经穴的纵向距离

Note:

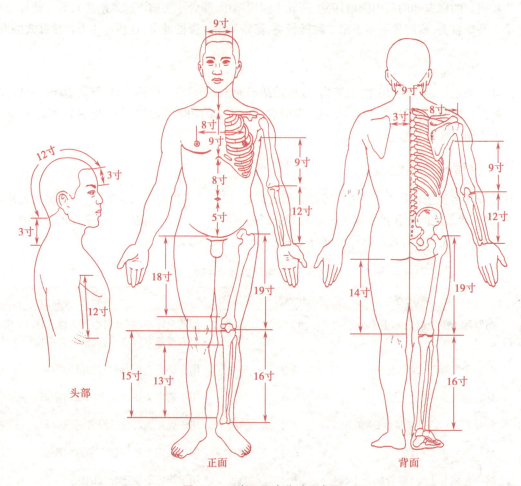

图 2-5-1　常用骨度分寸示意图

三、手指同身寸定位法

手指同身寸定位法是以患者本人的手指为尺寸折量标准来量取穴位的定位方法，又称"指寸法"。常用的有中指同身寸、拇指同身寸和横指同身寸三种。

1. **中指同身寸**　此法以患者中指屈曲时中节桡侧两端纹头之间的距离为 1 寸（图 2-5-2）。

2. **拇指同身寸**　此法以患者的拇指指间关节之宽度为 1 寸（图 2-5-2）。

3. **横指同身寸**　此法又称"一夫法"。当患者食指、中指、无名指和小指并拢时，以中指近侧指间关节横纹水平为标准，四指宽度为 3 寸（图 2-5-2）。

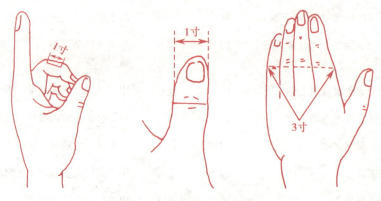

图 2-5-2　手指同身寸定位法

四、简便定位法

简便定位法是一种简便易行的腧穴定位方法。常用的简便定位方法如：两手虎口交叉，一手食指端压在另一手腕后高骨处取列缺；半握拳，当中指端所指处取劳宫；立正姿势，两手自然下垂，于中指端触及下肢处取风市；两耳尖直上连线中点取百会等。

此法是一种辅助取穴方法，为了定穴准确，最好结合体表解剖标志或"骨度"分寸定位等方法取穴。

学 习 小 结

1. 学习内容

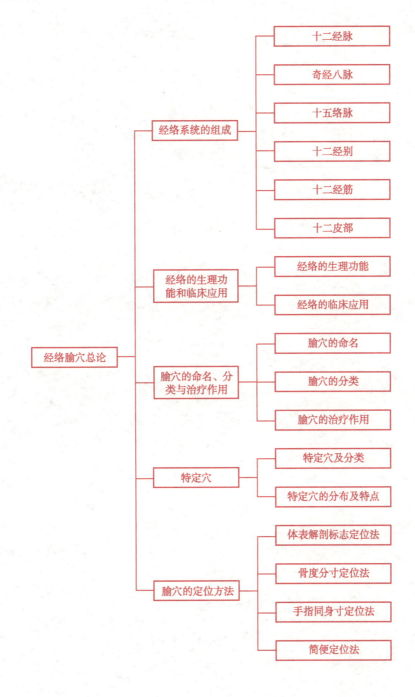

2. 学习方法　通过对本章的学习,掌握十二经脉的分布、循行规律,腧穴的分类及定位方法,并结合图谱、表格加以总结,可以更加形象地掌握经络系统的各个组成部分。结合人体训练法,掌握腧穴定位的四种方法,在实践中反复练习。

（朱天民）

思　考　题

1. 简述十二经脉的循行走向与交接规律。
2. 经络有哪些生理功能?
3. 简述腧穴的分类及治疗作用。
4. 简述腧穴的定位方法。

N URSING

第三章

经络腧穴学各论

03章 数字内容

- **知识目标：**
  1. 掌握十四经脉各经腧穴的主治概要及常用腧穴的定位、主治及操作。
  2. 熟悉十四经脉的循行及其与脏腑、组织器官的联系等。
- **能力目标：**
  1. 能系统掌握经脉理论知识和专业实践技能，以指导实践和科研。
  2. 能较熟练和准确地运用中医针灸技术对常见病进行治疗。
- **素质目标：**
  1. 巩固专业思想，热爱中医事业。
  2. 具有严谨求实的工作态度。

第一节　十二经脉和常用经穴

一、手太阴肺经

(一) 经脉循行

手太阴肺经,起于中焦,向下联络大肠,回过来沿着胃上口,通过横膈,属于肺脏,从肺系(肺与喉咙连系的部位)横行出来(中府),下循上臂内侧,行于手少阴经和手厥阴经之前,下行到肘窝中,沿着前臂内侧桡侧前缘,进入寸口,经过鱼际,沿其边缘,出大指末端(少商)。其支脉从腕后走向食指内侧端(商阳),接手阳明大肠经(图 3-1-1)。

(二) 主病

咳嗽,气喘,少气不足以息,心烦,胸部胀满,缺盆部和手臂内侧前缘疼痛,厥冷,手足心热。

(三) 常用穴位

本经首穴为中府,末穴为少商,左右各 11 穴(图 3-1-2)。[* 代表重点掌握穴位,非重点掌握穴位见其他穴位一览表(表 3-1-1)]。

1. 中府 *(zhōngfǔ,LU1)　肺募穴;手、足太阴经交会穴。

【定位】胸部,横平第 1 肋间隙,锁骨下窝外侧,前正中线旁开 6 寸(图 3-1-3)。

【主治】①咳嗽,气喘,胸闷;②肩背痛。

【操作】向外斜刺或平刺 0.5~0.8 寸。针尖不可向内深刺,以免伤及肺脏、导致气胸。

2. 尺泽 *(chǐzé,LU5)　合穴。

【定位】肘横纹中,肱二头肌腱桡侧凹陷处(图 3-1-4)。

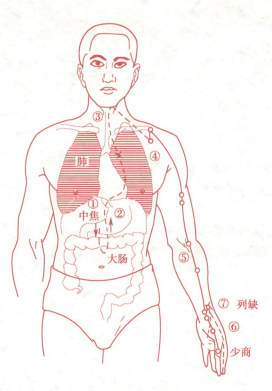

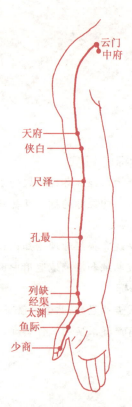

图 3-1-1　手太阴肺经经脉循行示意图　　　　　图 3-1-2　手太阴肺经腧穴总图

表 3-1-1　手太阴肺经脉其他穴位一览表

穴位名称	定位	主治	操作
云门（LU2）	胸部,肩胛骨喙突内缘,锁骨下窝凹陷中,前正中线旁开 6 寸	①咳嗽,气喘;②肩背痛	向外斜刺 0.5~0.8 寸
天府（LU3）	臂前区,腋前纹头下 3 寸,肱二头肌桡侧缘	①咳嗽,气喘;②上臂痛	直刺 0.3~0.5 寸
侠白（LU4）	臂前区,腋前纹头下 4 寸,肱二头肌桡侧缘	①咳嗽,气喘;②上臂痛	直刺 0.5~1.0 寸
经渠（LU8）	桡骨茎突与桡动脉之间凹陷处,腕横纹上 1 寸	①咳嗽,气喘;②咽喉肿痛	直刺 0.2~0.3 寸

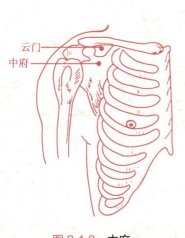

图 3-1-3　中府

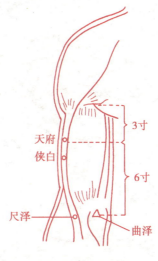

图 3-1-4　尺泽

【主治】①咳嗽,气喘;②咽喉肿痛,发热。

【操作】直刺 0.5~0.8 寸,或点刺出血。

3. 孔最 *(kǒngzuì,LU6)　郄穴。

【定位】前臂掌面桡侧,当尺泽与太渊连线上,腕横纹上 7 寸(图 3-1-5)。

【主治】①咯血,咳嗽;②鼻衄,咽喉肿痛。

【操作】直刺 0.5~1.0 寸。

4. 列缺 *(lièquē,LU7)　络穴;八脉交会穴(通任脉)。

【定位】桡骨茎突上方,腕横纹上 1.5 寸,当拇短伸肌腱与拇长伸肌腱之间(图 3-1-5)。

【主治】①咳嗽,气喘;②头痛,项强。

【操作】针尖向肘部斜刺 0.2~0.3 寸。

5. 太渊 *(tàiyuān,LU9)　输穴;原穴;八会穴(脉会)。

【定位】腕掌侧横纹桡侧,桡动脉搏动处(图 3-1-5)。

【主治】①咳嗽,气喘;②咽喉肿痛。

【操作】避开桡动脉,直刺 0.2~0.3 寸。

Note：

6. 鱼际 *(yújì,LU10)　荥穴。

【定位】第 1 掌骨桡侧中点,赤白肉际处(图 3-1-5)。

【主治】①咳嗽,气喘;②咽喉肿痛。

【操作】直刺 0.5~1.0 寸。

7. 少商 *(shàoshāng,LU11)　井穴。

【定位】拇指末节桡侧,距指甲角 0.1 寸(图 3-1-5)。

【主治】①咽喉肿痛,鼻衄;②高热。

【操作】浅刺 0.1 寸,或点刺出血。

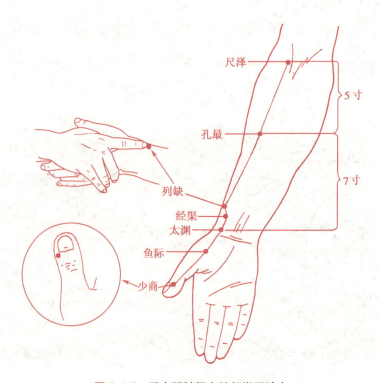

图 3-1-5　手太阴肺经上肢部常用腧穴

二、手阳明大肠经

(一) 经脉循行

手阳明大肠经,起于食指末端,沿食指桡侧缘(商阳),经第 1、2 掌骨间,进入两筋之间(阳溪),沿前臂桡侧,上肘外侧,经上臂外侧前缘,上肩,出肩峰部前边(肩髃),上行颈部交会督脉,下入缺盆部,络于肺,通过横膈,入属大肠。颈部支脉,从锁骨上窝分出,上面颊,进入下齿,出来夹口旁,交会于人中部,左脉交叉到右,右脉交叉到左,上夹鼻翼旁(迎香),接足阳明胃经(图 3-1-6)。

(二) 主病

眼睛昏黄,口干,鼻流清涕,出血,咽喉肿痛,肩前、上臂疼痛,食指疼痛、活动不利。

(三) 常用穴位

本经首穴为商阳,末穴为迎香,左右各 20 穴(图 3-1-7)。[*代表重点掌握穴位,非重点掌握穴位见其他穴位一览表(表 3-1-2)]。

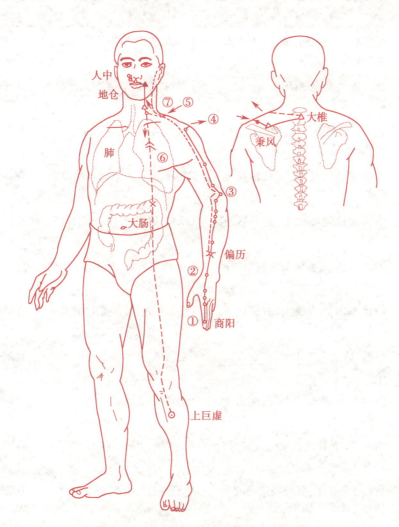

图 3-1-6　手阳明大肠经经脉循行示意图

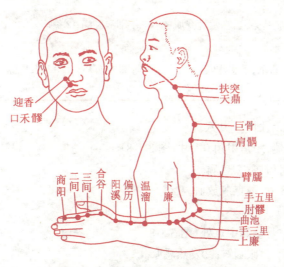

图 3-1-7　手阳明大肠经腧穴总图

表 3-1-2　手阳明大肠经脉其他穴位一览表

穴位名称	定位	主治	操作
二间(LI2)	微握拳,食指桡侧,第2掌指关节前凹陷处	①鼻衄,齿痛,咽喉肿痛;②热病	直刺0.2~0.3寸
三间(LI3)	微握拳,食指桡侧,第2掌指关节后凹陷处	①鼻衄,齿痛,咽喉肿痛;②身热	直刺0.3~0.5寸
阳溪(LI5)	腕背横纹桡侧,拇短伸肌腱与拇长伸肌腱之间的凹陷中	①头痛,咽喉肿痛;②热病	直刺0.3~0.5寸
温溜(LI7)	阳溪与曲池连线上,腕横纹上5寸	①头痛,咽喉肿痛;②肠鸣腹痛	直刺0.5~1.0寸
下廉(LI8)	阳溪与曲池连线上,肘横纹下4寸	①头痛,腹胀,腹痛;②肘臂痛	直刺0.5~1.0寸
上廉(LI9)	阳溪与曲池连线上,肘横纹下3寸	①上肢酸痛麻木、不遂;②腹痛,肠鸣	直刺0.5~1.0寸
手三里(LI10)	阳溪与曲池连线上,肘横纹下2寸	①上肢不遂,肘臂痛;②腹痛	直刺0.5~0.8寸
肘髎(LI12)	屈肘,曲池上方1寸,当肱骨边缘处	肩肘臂痛、麻木	直刺0.5~1.0寸
手五里(LI13)	曲池与肩髃连线上,曲池穴上3寸	①肘臂痛;②瘰疬	直刺0.5~1.0寸
臂臑(LI14)	曲池与肩髃连线上,曲池上7寸,三角肌止点处	①肩臂痛,上肢不遂;②瘰疬	直刺0.5~1.0寸
肩髃(LI15)	肩部三角肌下,臂外展或向前平伸时肩峰前下方凹陷中	①肩臂痛,上肢不遂;②瘰疬	直刺或向下斜刺0.5~0.8寸
巨骨(LI16)	肩上部,锁骨肩峰端与肩胛冈之间凹陷处	①肩背痛;②瘰疬,瘿气	直刺0.5~0.8寸,不可向下深刺
天鼎(LI17)	颈外侧,胸锁乳突肌后缘,扶突与缺盆连线中点	①咽喉肿痛;②瘰疬	直刺0.3~0.5寸
扶突(LI18)	颈外侧,喉结旁,当胸锁乳突肌的前、后缘之间	①咽喉肿痛;②瘰疬	直刺0.5~0.8寸
口禾髎(LI19)	鼻孔外缘直下,平水沟穴	①鼽衄,鼻塞;②口㖞,口噤	直刺或斜刺0.3~0.5寸

1. 商阳(shāngyáng,LI1) 井穴。

【定位】食指末节桡侧,距指甲角0.1寸(图3-1-8)。

【主治】①咽喉肿痛,齿痛;②热病。

【操作】浅刺0.1~0.3寸,或点刺放血。

2. 合谷(hégǔ,LI4) 原穴。

【定位】手背,第2掌骨桡侧中点处(图3-1-8)。

【主治】①头痛,齿痛,口眼㖞斜;②发热恶寒。

【操作】直刺0.5~1.0寸。孕妇禁针。

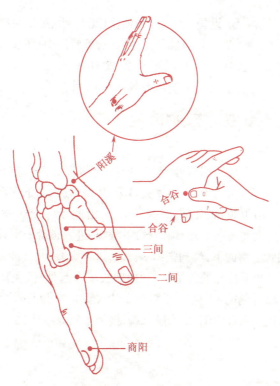

图 3-1-8　商阳、合谷

3. **偏历**（piānlì，LI6）　络穴。

【定位】屈肘，在阳溪与曲池连线上，腕横纹上 3 寸（图 3-1-9）。

【主治】①鼻衄，咽痛；②手臂酸痛。

【操作】直刺或斜刺 0.5~0.8 寸。

4. **曲池**（qūchí，LI11）　合穴。

【定位】屈肘，肘横纹外侧端，当尺泽与肱骨外上髁连线中点（图 3-1-9）。

【主治】①咽喉肿痛，目赤痛；②热病。

【操作】直刺 1.0~1.5 寸。

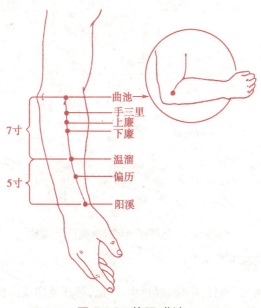

图 3-1-9　偏历、曲池

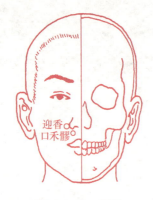

图 3-1-10　迎香

5. 迎香(yíngxiāng,LI20)　手、足阳明经交会穴。

【定位】鼻翼外缘中点旁,鼻唇沟中(图 3-1-10)。

【主治】①鼻衄,鼻塞;②口喎。

【操作】斜刺或平刺 0.3~0.5 寸。

三、足阳明胃经

(一)经脉循行

足阳明胃经,起于鼻旁,至鼻根处,与足太阳经交会,向下沿鼻外侧(承泣),入上齿,出来夹口旁,环绕口唇,向下交会于颏唇沟(承浆);再向后沿下颌角、耳前,经颧弓上部,沿发际(头维),至额前中部。颈部支脉,从大迎前向下,经颈动脉,沿喉咙,进入锁骨上窝(缺盆),通过膈肌,属于胃,络于脾。胸腹部主脉从锁骨上窝向下,经胸腹第 2 侧线,进入腹股沟(气冲);腹内支脉从胃口向下,沿腹里向下到气冲汇合;再由此下行经髋关节前,到股四头肌隆起处(伏兔),下入膝关节中,沿胫骨外侧,下行足背,进入足第 2 趾外侧端(厉兑)。小腿部支脉从膝下 3 寸处分出,向下进入中趾外侧末端。足部支脉,从足背部分出,进入大趾内侧,出大趾末端,接足太阴脾经(图 3-1-11)。

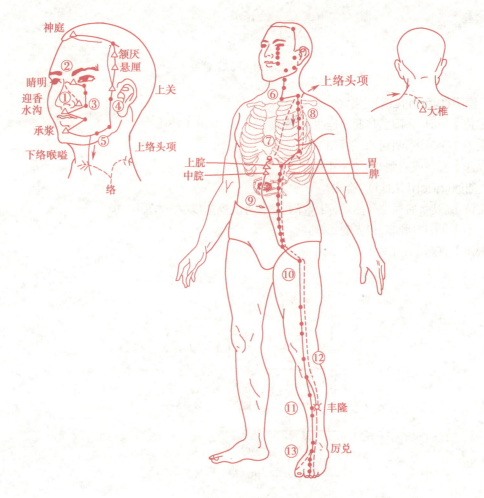

图 3-1-11　足阳明胃经经脉循行示意图

(二)主病

颤抖发冷,喜欢伸腰、呵欠、躁狂,疟疾,温热病,汗出,鼻塞流涕或出血,口喎,唇生疮疹,颈肿,咽痛,水肿,胸、乳、腹股沟部、大腿前、膝关节、小腿外侧及足背疼痛等。

（三）常用穴位

本经首穴为承泣，末穴为厉兑，左右各 45 穴（图 3-1-12）。[* 代表重点掌握穴位，非重点掌握穴位见其他穴位一览表（表 3-1-3）]。

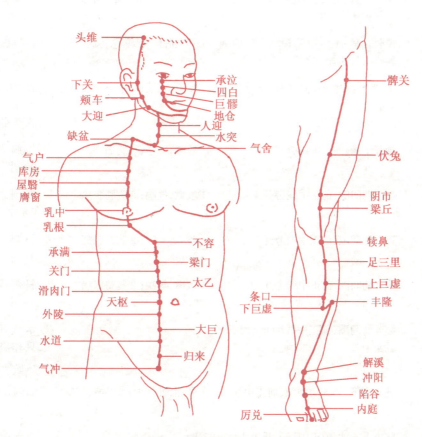

图 3-1-12　足阳明胃经腧穴总图

表 3-1-3　足阳明胃经脉其他穴位一览表

穴位名称	定位	主治	操作
巨髎（ST3）	目正视，瞳孔直下，平鼻翼下缘处	口眼㖞斜，眼睑瞤动	直刺 0.3~0.5 寸
地仓（ST4）	目正视，瞳孔直下，平口角处	口眼㖞斜，流涎，齿痛	直刺 0.2 寸，斜刺或平刺 0.5~1.5 寸
大迎（ST5）	下颌角前方，咬肌附着部的前缘凹陷中，面动脉搏动处	齿痛，口眼㖞斜，颊肿	避开动脉直刺 0.3~0.5 寸
颊车（ST6）	下颌角前上方约一横指，当咀嚼时咬肌隆起高点处	口眼㖞斜，齿痛，面痛	直刺 0.3~0.5 寸，或平刺 0.5~0.8 寸
下关（ST7）	面部，耳前方，颧弓与下颌切迹所形成的凹陷中	①下颌疼痛，口眼㖞斜，齿痛；②耳聋，耳鸣	直刺 0.3~0.5 寸
头维（ST8）	额角发际上 0.5 寸，头正中线旁开 4.5 寸	①头痛，眩晕；②目痛	平刺 0.5~0.8 寸
人迎（ST9）	颈部，喉结旁，当胸锁乳突肌前缘，颈总动脉搏动处	①咽喉肿痛；②瘰疬，瘿气；③高血压	避开颈总动脉，直刺 0.3~0.5 寸

续表

穴位名称	定位	主治	操作
水突(ST10)	颈部,胸锁乳突肌的前缘,当人迎与气舍连线的中点	①咽喉肿痛;②咳嗽,喘息	直刺0.3~0.5寸
气舍(ST11)	锁骨内侧端上缘,胸锁乳突肌的胸骨头与锁骨头之间	①咽喉肿痛;②喘息,呃逆	直刺0.3~0.5寸
缺盆(ST12)	锁骨上窝中央,前正中线旁开4寸	①咳嗽,气喘;②咽喉肿痛	直刺0.3~0.5寸。不可深刺,以防刺伤胸膜引起气胸
气户(ST13)	锁骨下缘,前正中线旁开4寸	①咳喘,呃逆;②胸痛	斜刺或平刺0.2~0.4寸
库房(ST14)	第1肋间隙,前正中线旁开4寸	①咳嗽,气喘;②胸胁胀痛	斜刺或平刺0.5~0.8寸
屋翳(ST15)	第2肋间隙,前正中线旁开4寸	①咳嗽,气喘;②胸胁胀痛	斜刺或平刺0.5~0.8寸
膺窗(ST16)	第3肋间隙,前正中线旁开4寸	①咳嗽,气喘;②胸胁胀痛	斜刺或平刺0.5~0.8寸
乳中(ST17)	第4肋间隙,前正中线旁开4寸,乳头中央		本穴不针不灸。只作胸腹部腧穴定位标志
乳根(ST18)	乳头直下,第5肋间隙,前正中线旁开4寸	①乳痈,乳汁少;②咳嗽,气喘	斜刺0.5~0.8寸
不容(ST19)	脐中上6寸,前正中线旁开2寸	呕吐,胃痛,腹胀	直刺0.5~1.0寸
承满(ST20)	脐中上5寸,前正中线旁开2寸	胃痛,腹胀,肠鸣,食欲不振	直刺0.5~1.0寸
梁门(ST21)	脐中上4寸,前正中线旁开2寸	胃痛,呕吐,食欲不振	直刺0.5~1.0寸
关门(ST22)	脐中上3寸,前正中线旁开2寸	腹痛,腹胀,肠鸣,泄泻	直刺0.5~1.0寸
太乙(ST23)	脐中上2寸,前正中线旁开2寸	①腹痛,腹胀;②心烦,癫狂	直刺0.8~1.2寸
滑肉门(ST24)	脐中上1寸,前正中线旁开2寸	①胃痛,呕吐;②癫狂,吐舌	直刺0.8~1.2寸
外陵(ST26)	脐中下1寸,前正中线旁开2寸	①腹痛,痛经;②疝气	直刺1.0~1.5寸
大巨(ST27)	脐中下2寸,前正中线旁开2寸	①小腹胀痛,小便不利;②遗精,早泄	直刺1.0~1.5寸
水道(ST28)	脐中下3寸,前正中线旁开2寸	①腹胀,小便不利;②不孕,痛经	直刺1.0~1.5寸
归来(ST29)	脐中下4寸,前正中线旁开2寸	①经闭,痛经,带下;②小腹痛	直刺1.0~1.5寸
气冲(ST30)	耻骨联合上缘,前正中线旁开2寸,动脉搏动处	①腹痛;②月经不调	直刺0.5~1.0寸
髀关(ST31)	髂前上棘与髌骨底外侧端的连线上,屈股时平会阴,缝匠肌外侧凹陷处	腰腿疼痛,下肢痿痹	直刺1.0~2.0寸

续表

穴位名称	定位	主治	操作
伏兔(ST32)	髂前上棘与髌骨底外侧端的连线上,髌骨底上6寸	腰膝冷痛,下肢痿痹	直刺1.0~2.0寸
阴市(ST33)	髂前上棘与髌骨底外侧端的连线上,髌骨底上3寸	膝痛,下肢痿痹	直刺1.0~1.5寸
犊鼻(ST35)	屈膝,在膝部髌骨与髌韧带外侧凹陷中	膝肿痛、脚气	向后内斜刺0.8~1.5寸
条口(ST38)	犊鼻穴下8寸,犊鼻与解溪连线上	①下肢痿痹;②腹痛	直刺1.0~1.5寸
解溪(ST41)	足背踝关节横纹的中央,踇长伸肌腱与趾长伸肌腱之间	①下肢痿痹,足踝痛;②腹胀,便秘	直刺0.5~0.8寸
冲阳(ST42)	足背最高处,踇长伸肌腱与趾长伸肌腱之间,足背动脉搏动处	①胃痛,腹胀;②口㖞,齿痛	避开动脉,直刺0.3~0.5寸
陷谷(ST43)	足背,第2、3跖骨结合部前方凹陷处	①面目浮肿,水肿;②足背肿痛	直刺0.3~0.5寸

1. **承泣** *(chéngqì,ST1)　阳跷脉、任脉、足阳明经交会穴。

【定位】目正视,瞳孔直下,眼球与眶下缘之间(图3-1-13)。

【主治】①目赤肿痛,视物不明;②眼睑𥆧动,口眼㖞斜。

【操作】患者闭目,医者以左手拇指向上轻推眼球,紧靠眶下缘缓慢直刺0.3~0.7寸,不宜提插;出针时按压针孔,以防出血。

2. **四白** *(sìbái,ST2)

【定位】目正视,瞳孔直下,当眶下孔凹陷中(图3-1-13)。

【主治】①目赤肿痛,视物不明;②口眼㖞斜,眼睑𥆧动,面痛。

【操作】直刺或斜刺0.3~0.5寸。

3. **天枢** *(tiānshū,ST25)　大肠募穴。

【定位】在腹部平脐中,前正中线旁开2寸(图3-1-14)。

【主治】①腹痛,腹胀,泄泻,便秘;②月经不调,痛经。

【操作】直刺0.8~1.2寸。

4. **梁丘** *(liángqiū,ST34)　郄穴。

【定位】在髂前上棘与髌骨底外侧端的连线上,髌骨底上2寸(图3-1-15)。

【主治】①胃痛;②膝痛,下肢痿痹。

【操作】直刺0.5~0.8寸。

5. **足三里** *(zúsānlǐ,ST36)　合穴;胃下合穴。

【定位】犊鼻穴下3寸,犊鼻与解溪连线上(图3-1-16)。

【主治】①胃痛,呕吐,腹痛;②虚劳羸瘦;③下肢痿痹。

【操作】直刺1.0~1.5寸。

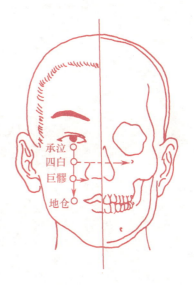

图3-1-13　承泣、四白

Note:

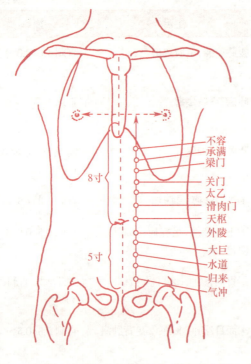

图 3-1-14　天枢

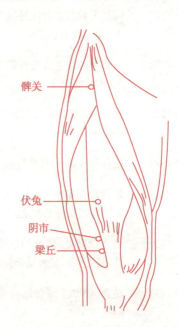

图 3-1-15　梁丘

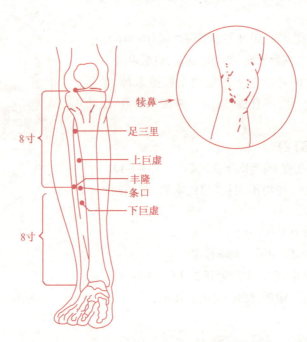

图 3-1-16　足阳明胃经下肢部常用腧穴

6. 上巨虚（shàngjùxū,ST37）　大肠下合穴。

【定位】犊鼻穴下 6 寸,犊鼻与解溪连线上（图 3-1-16）。

【主治】①腹痛,泄泻,便秘;②下肢痿痹。

【操作】直刺 1.0~1.5 寸。

7. 下巨虚（xiàjùxū,ST39）　小肠下合穴。

【定位】犊鼻穴下 9 寸,犊鼻与解溪连线上（图 3-1-16）。

【主治】①腹痛,肠鸣,泄泻;②下肢痿痹。

【操作】直刺 1.0~1.5 寸。

8. 丰隆 *(fēnglóng,ST40) 络穴。

【定位】外踝尖上 8 寸,胫骨前肌外缘(图 3-1-16)。

【主治】①咳嗽痰多;②头痛,眩晕;③下肢痿痹。

【操作】直刺 1.0~1.5 寸。

9. 内庭 *(nèitíng,ST44) 荥穴。

【定位】足背第 2、3 趾间,趾蹼缘后方赤白肉际处(图 3-1-17)。

【主治】①鼻衄,咽喉肿痛,口㖞;②热病。

【操作】直刺或斜刺 0.3~0.5 寸。

10. 厉兑 *(lìduì,ST45) 井穴。

【定位】足第 2 趾外侧,距趾甲角 0.1 寸(图 3-1-17)。

【主治】①齿痛,鼻衄,咽喉肿痛;②热病。

【操作】浅刺 0.1 寸。

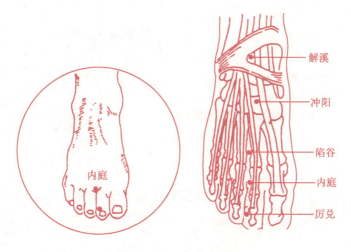

图 3-1-17　内庭、厉兑

四、足太阴脾经

(一) 经脉循行

足太阴脾经,起于足大趾末端(隐白),沿内侧赤白肉际(大都),经核骨后(太白),上内踝前缘(商丘),上小腿内侧,沿胫骨后,在内踝上 8 寸处交出足厥阴肝经之前,上膝股内侧前边,进入腹部,属脾,络胃;穿过膈肌,夹食管旁,连舌根,散布舌下。其支脉,从胃部分出,上经膈肌,流注心中,接手少阴心经。脾之大络,穴名大包,位在渊腋穴下三寸,分布于胸胁(图 3-1-18)。

(二) 主病

舌根强,食后呕吐,胃痛,腹胀,嗳气,大便或矢气后轻松,全身沉重无力,不能活动,食不下,烦心,胸痛,大便溏,腹有痞块,泄泻,或小便不通,黄疸,不能入睡,想打呵欠而气不畅,下肢内侧、足大趾痿厥。

(三) 常用穴位

本经首穴为隐白,末穴为大包,左右各 21 穴(图 3-1-19)。[* 代表重点掌握穴位,非重点掌握穴位见其他穴位一览表(表 3-1-4)]。

Note:

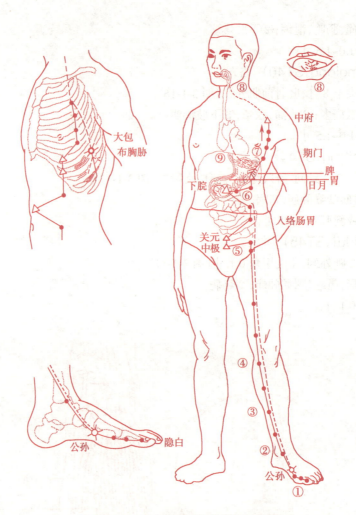

图 3-1-18　足太阴脾经经脉循行示意图

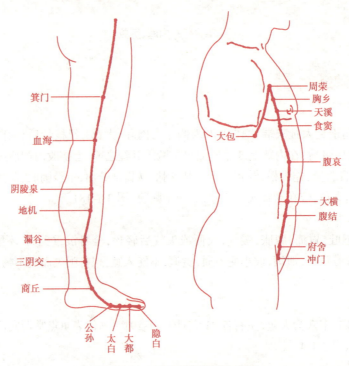

图 3-1-19　足太阴脾经腧穴总图

表 3-1-4 足太阴脾经脉其他穴位一览表

穴位名称	定位	主治	操作
大都(SP2)	足大趾内侧第 1 跖趾关节前下方,赤白肉际处	①胃痛,腹胀;②热病无汗	直刺 0.3~0.5 寸
太白(SP3)	足内侧,第 1 跖趾关节后下方,赤白肉际处	①胃痛,呕吐,腹胀;②身体沉重,关节痛	直刺 0.3~0.5 寸
商丘(SP5)	内踝前下方凹陷中,当舟骨结节与内踝尖连线的中点处	①腹胀,泄泻,便秘;②足踝痛	直刺 0.5~0.8 寸
漏谷(SP7)	内踝尖与阴陵泉的连线上,内踝尖上 6 寸	①腹胀,肠鸣;②下肢痿痹	直刺 1.0~1.5 寸
血海(SP10)	屈膝,髌底内侧端上 2 寸,股四头肌内侧头的隆起处	①月经不调,经闭,崩漏;②湿疹	直刺 1.0~1.5 寸
箕门(SP11)	血海与冲门的连线上,血海上 6 寸	①小便不通,遗尿;②腹股沟肿痛	避开动脉,直刺 0.3~0.5 寸
冲门(SP12)	腹股沟外侧,耻骨联合上缘中点旁开 3.5 寸,髂外动脉搏动处的外侧	①腹痛,疝气;②崩漏,带下	避开动脉,直刺 0.5~1.0 寸
府舍(SP13)	脐中下 4.3 寸,前正中线旁开 4 寸	腹痛,疝气	直刺 1.0~1.5 寸
腹结(SP14)	脐中下 1.3 寸,前正中线旁开 4 寸	腹痛,腹泻,便秘	直刺 1.0~1.5 寸
大横(SP15)	脐中旁开 4 寸	腹痛,泄泻,便秘	直刺 1.0~1.5 寸
腹哀(SP16)	脐中上 3 寸,前正中线旁开 4 寸	腹痛,泄泻,便秘	直刺 1.0~1.5 寸
食窦(SP17)	第 5 肋间隙,前正中线旁开 6 寸	①嗳气,腹胀;②胸胁胀痛	斜刺或平刺 0.5~0.8 寸
天溪(SP18)	第 4 肋间隙,前正中线旁开 6 寸	①胸痛,咳嗽;②乳痈,乳汁少	斜刺或平刺 0.5~0.8 寸
胸乡(SP19)	第 3 肋间隙,前正中线旁开 6 寸	胸胁胀痛	斜刺或平刺 0.5~0.8 寸
周荣(SP20)	第 2 肋间隙,前正中线旁开 6 寸	①胸胁胀满;②咳嗽,气喘	斜刺或平刺 0.5~0.8 寸

1. **隐白** *(yǐnbái,SP1) 井穴。

【定位】足大趾内侧,距趾甲角 0.1 寸(图 3-1-20)。

【主治】①崩漏,月经过多;②腹胀,腹痛。

【操作】浅刺 0.1 寸;或三棱针点刺出血。

2. **公孙** *(gōngsūn,SP4) 络穴;八脉交会穴(通冲脉)。

【定位】第 1 跖骨基底前下缘,赤白肉际处(图 3-1-20)。

【主治】①胃痛,呕吐,腹胀;②胸闷、胸痛。

【操作】直刺 0.5~1.0 寸。

3. **三阴交** *(sānyīnjiāo,SP6) 足太阴、足厥阴、足少阴经交会穴。

【定位】内踝尖上 3 寸,胫骨内侧缘后际(图 3-1-21)。

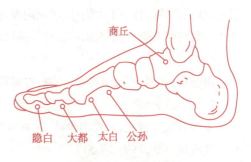

图 3-1-20 隐白、公孙

【主治】①腹痛,肠鸣;②月经不调,经闭,痛经;③小便不利,水肿。

【操作】直刺 1.0~1.5 寸;孕妇禁针。

4. 地机 *(dìjī,SP8) 郄穴。

【定位】内踝尖与阴陵泉的连线上,阴陵泉下 3 寸(图 3-1-21)。

【主治】①腹痛,泄泻;②月经不调,痛经,崩漏。

【操作】直刺 1.0~1.5 寸。

5. 阴陵泉 *(yīnlíngquán,SP9) 合穴。

【定位】胫骨内侧髁后下方凹陷中(图 3-1-21)。

【主治】①腹胀,泄泻;②小便不利,水肿。

【操作】直刺 1.0~2.0 寸。

6. 大包 *(dàbāo,SP21) 脾之大络。

【定位】在腋中线上,当第 6 肋间隙处(图 3-1-22)。

【主治】①全身疼痛,四肢无力;②咳喘,胸胁痛。

【操作】斜刺或平刺 0.5~0.8 寸。

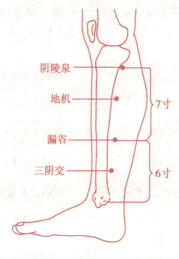

图 3-1-21　三阴交、地机、阴陵泉

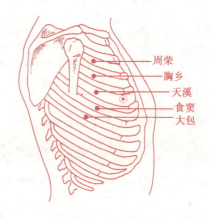

图 3-1-22　大包

五、手少阴心经

(一)经脉循行

手少阴心经,起于心中,出属心系(心与其他脏腑相连的组织),通过横膈,联络小肠。心系上行支脉,夹着食管上行,连于目系(眼球连接于脑的组织)。心系直行支脉,上行至肺部,再向下出于腋下,沿上臂内侧后缘,行于手太阴经、手厥阴经之后,下肘窝,沿前臂内侧后缘,至掌后豌豆骨部进入掌内,止于小指桡侧末端,与手太阳小肠经相接(图 3-1-23)。

(二)主病

眼睛昏黄,咽干,胁肋疼痛,心痛,口渴欲饮水,前臂部厥冷、麻木、疼痛,掌心热。

(三)常用穴位

本经首穴为极泉,末穴为少冲,左右各 9 穴(图 3-1-24)。[*代表重点掌握穴位,非重点掌握穴位见其他穴位一览表(表 3-1-5)]。

Note:

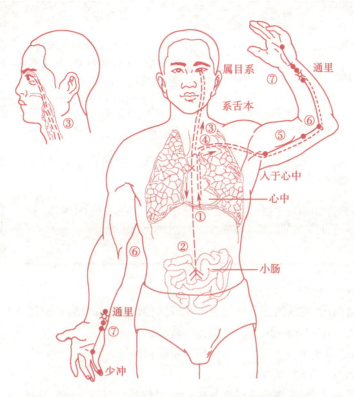

图 3-1-23 手少阴心经经脉循行示意图

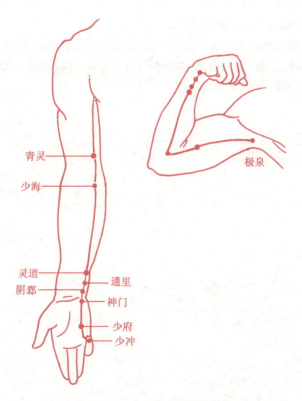

图 3-1-24 手少阴心经腧穴总图

表3-1-5　手少阴心经脉其他穴位一览表

穴位名称	定位	主治	操作
极泉（HT1）	在腋窝中央，腋动脉搏动处	①心痛，心悸；②胸闷气短，胁肋疼痛；③肩臂疼痛，上肢不遂；④瘰疬	上臂外展，避开腋动脉，直刺0.5~0.8寸
青灵（HT2）	在上臂前区，肘横纹上3寸，肱二头肌的内侧沟中	①头痛，目视不明；②胁痛；肩臂疼痛	直刺0.3~0.5寸
少海（HT3）	在肘前区，横平肘横纹，肱骨内上髁前缘	①心痛；②腋胁痛，肘臂麻痛；③瘰疬	直刺0.5~1寸
灵道（HT4）	在前臂前区，腕掌侧远端横纹上1.5寸，尺侧腕屈肌腱的桡侧缘	①心痛，心悸；②肘臂挛痛，手指麻木；③暴喑	直刺0.3~0.5寸；不宜深刺，以免伤及血管和神经

1. **通里** *(tōnglǐ，HT5)　络穴。

【定位】在前臂前区，腕掌侧远端横纹上1寸，尺侧腕屈肌腱的桡侧缘（图3-1-25）。

【主治】①暴喑，舌强不语；②心悸，心痛；③腕臂痛。

【操作】直刺0.3~0.5寸；不宜深刺，以免伤及血管和神经。

2. **阴郄** *(yīnxì，HT6)　郄穴。

【定位】在前臂前区，腕掌侧远端横纹上0.5寸，尺侧腕屈肌腱的桡侧缘（图3-1-25）。

【主治】①心痛，惊悸；②吐血，衄血；③骨蒸盗汗；④腕臂痛。

【操作】避开尺动、静脉，直刺0.3~0.5寸。

3. **神门** *(shénmén，HT7)　输穴；原穴。

【定位】在腕前区，腕掌侧远端横纹尺侧端，尺侧腕屈肌腱的桡侧缘（图3-1-25）。

【主治】①心痛，心悸，心烦；②失眠，健忘，痴呆，癫、狂、痫；③腕臂痛。

【操作】避开尺动、静脉，直刺0.3~0.5寸。

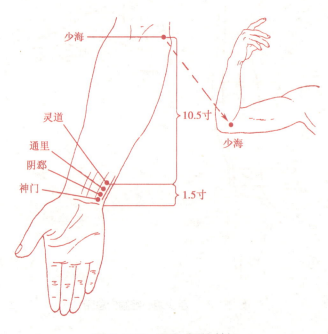

图3-1-25　通里、阴郄、神门

4. 少府 *(shàofǔ,HT8)　荥穴。

【定位】在手掌,横平第5掌指关节近端,第4、5掌骨之间。握拳时小指尖所指处(图 3-1-26)。

【主治】①心悸,胸痛;②阴痒,阴痛;③小指挛痛,掌中热。

【操作】直刺 0.3~0.5 寸。

5. 少冲 *(shàochōng,HT9)　井穴。

【定位】在手小指的末节桡侧,指甲根角侧上方 0.1 寸(图 3-1-26)。

【主治】①心痛,心悸;②癫狂,昏迷;③热病。

【操作】浅刺 0.1~0.2 寸;或点刺出血。

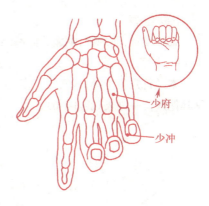

图 3-1-26　少府、少冲

六、手太阳小肠经

(一) 经脉循行

手太阳小肠经,起于小指外侧末端(少泽),沿手掌尺侧至腕部(腕骨),出尺骨小头部(养老),直上沿前臂外侧后缘,经肱骨内上髁和尺骨鹰嘴之间(小海),向上沿臂外后侧,出肩关节部,绕肩胛,交会于肩上,向下进入缺盆,联络于心,沿着食管,通过膈肌,到胃,属于小肠。颈部支脉,从缺盆上行,沿着颈旁,上向面颊至外眼角,弯曲向后进入耳中(听宫)。面颊部支脉,从面颊部分出,上行颧骨抵鼻旁,到内眼角,与足太阳膀胱经相接(图 3-1-27)。

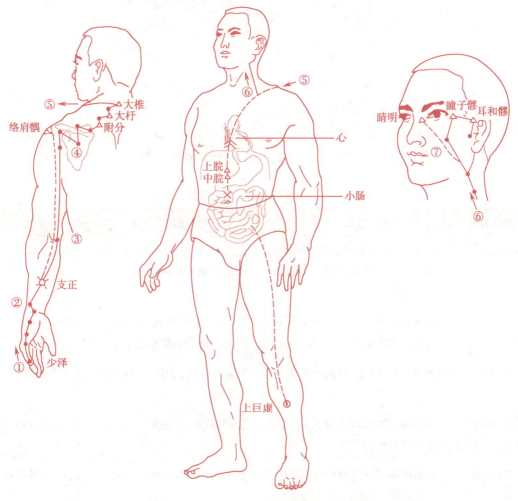

图 3-1-27　手太阳小肠经经脉循行示意图

（二）主病

眼睛发黄，面颊肿，咽痛，耳聋，颈部、颔下、肩胛、上臂、前臂的外侧后缘疼痛。

（三）常用穴位

本经首穴为少泽，末穴为听宫，左右各19穴（图3-1-28）。[*代表重点掌握穴位，非重点掌握穴位见其他穴位一览表（表3-1-6）]。

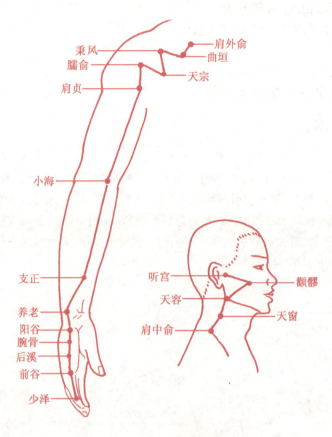

图3-1-28　手太阳小肠经腧穴总图

表3-1-6　手太阳小肠经脉其他穴位一览表

穴位名称	定位	主治	操作
前谷（SI2）	在手尺侧，微握拳，当小指本节（第5掌指关节）前的掌指横纹头赤白肉际	①头痛，目痛，咽喉肿痛，耳鸣；②热病；③乳少	直刺0.2~0.3寸
阳谷（SI5）	在手腕尺侧，当尺骨茎突与三角骨之间的凹陷处	①目眩，耳鸣，耳聋；②热病，癫、狂、痫；③手腕痛	直刺0.3~0.5寸
肩贞（SI9）	在肩关节后下方，臂内收时，腋后纹头上1寸	①肩臂麻痛；②耳鸣，耳聋；③瘰疬	直刺1.0~1.5寸
臑俞（SI10）	在肩部，当腋后纹头直上，肩胛冈下缘凹陷中	①肩臂疼痛；②瘰疬	直刺或斜刺0.5~1.2寸
天宗（SI11）	在肩胛部，当冈下窝中央凹陷处，与第4胸椎相平	①肩胛疼痛；②气喘；③乳痈	直刺或斜刺0.5~1.0寸

Note：

续表

穴位名称	定位	主治	操作
秉风(SI12)	在肩胛部,冈上窝中央,天宗直上,举臂有凹陷处	肩胛疼痛,手臂酸麻	直刺或斜刺0.3寸
曲垣(SI13)	在肩胛部,冈上窝内侧端,当臑俞与第2胸椎棘突连线的中点处	肩胛背项疼痛	直刺或向外斜刺0.5~0.8寸
肩外俞(SI14)	在背部,当第1胸椎棘突下,旁开3寸	肩背疼痛,颈项强急	斜刺0.5~0.8寸
肩中俞(SI15)	在背部,当第7颈椎棘突下,旁开2寸	①咳嗽,气喘;②肩背疼痛	斜刺0.5~0.8寸
天窗(SI16)	在颈外侧部,胸锁乳突肌的后缘,扶突后,与喉结平	①咽喉肿痛,耳鸣,耳聋,暴喑;②颈项强痛	直刺0.5~0.8寸
天容(SI17)	在颈外侧部,当下颌骨的后方,胸锁乳突肌的前缘凹陷中	①咽喉肿痛,耳鸣,耳聋;②颈项肿痛	直刺0.5~0.8寸

1. 少泽 *(shàozé,SI1) 井穴。

【定位】在手小指末节尺侧,距指甲角0.1寸(图3-1-29)。

【主治】①头痛,目翳,咽喉肿痛,耳聋,耳鸣;②乳痈,乳汁少;③昏迷,热病。

【操作】浅刺0.1~0.2寸,或点刺出血。

2. 后溪 *(hòuxī,SI3) 输穴;八脉交会穴(通督脉)。

【定位】在手掌尺侧,微握拳,当小指本节(第5掌指关节)后的远侧掌横纹头赤白肉际(图3-1-29)。

【主治】①头项强痛,腰背痛;②目赤,耳聋,咽喉肿痛;③盗汗,疟疾;④癫、狂、痫;⑤手指及肘臂挛急。

【操作】直刺0.5~0.8寸,或向合谷方向透刺。

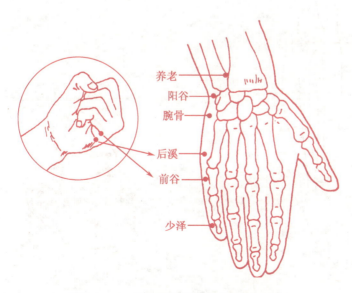

图3-1-29 手太阳小肠经手腕部常用腧穴

3. **腕骨** *(wàngǔ,SI4) 原穴。

【定位】在手掌尺侧,当第 5 掌骨基底与钩骨之间的凹陷处,赤白肉际(图 3-1-29)。

【主治】①头项强痛,耳鸣,目翳;②黄疸,消渴,热病,疟疾;③指挛,腕痛。

【操作】直刺 0.3~0.5 寸。

4. **养老** *(yǎnglǎo,SI6) 郄穴。

【定位】在前臂背面尺侧,当尺骨小头近端桡侧凹陷中(图 3-1-29)。

【主治】①目视不明;②项强,急性腰痛,肩背肘臂痛麻。

【操作】掌心向胸,向肘方向斜刺 0.5~0.8 寸。

5. **支正** *(zhīzhèng,SI7) 络穴。

【定位】在前臂背面尺侧,当阳谷与小海的连线上,腕背横纹上 5 寸(图 3-1-30)。

【主治】①头痛,项强,目眩;②热病,癫狂;③肘臂酸痛。

【操作】直刺或斜刺 0.5~0.8 寸。

6. **小海** *(xiǎohǎi,SI8) 合穴。

【定位】微屈肘,在尺骨鹰嘴与肱骨内上髁之间凹陷处(图 3-1-30)。

【主治】①肘臂疼痛;②癫痫。

【操作】直刺 0.3~0.5 寸。

7. **颧髎** *(quánliáo,SI18) 手少阳、太阳经交会穴。

【定位】在面部当目外眦直下,颧骨下缘凹陷处(图 3-1-31)。

【主治】口眼㖞斜,眼睑瞤动,面痛,齿痛,颊肿。

【操作】直刺 0.3~0.5 寸,或斜刺 0.5~1.0 寸。

8. **听宫** *(tīnggōng,SI19) 手少阳、足少阳、手太阳经交会穴。

【定位】在面部,耳屏前,下颌骨髁突的后方,张口时呈凹陷处(图 3-1-31)。

【主治】①耳鸣,耳聋,齿痛;②癫、狂、痫。

【操作】微张口,直刺 0.5~1.0 寸。

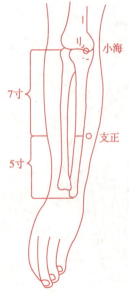

图 3-1-30 支正、小海

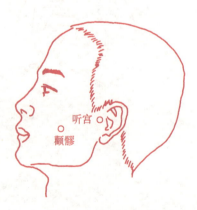

图 3-1-31 颧髎、听宫

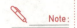

七、足太阳膀胱经

（一）经脉循行

足太阳膀胱经，起于目内眦，上行额部，交会于头顶。其支脉，从头顶分出至耳上角。其直行主干，从头顶入络于脑，回出分别下行到项部，一支沿肩胛内侧，夹脊旁，到达腰中，进入脊旁筋肉，络于肾，属于膀胱。一支从腰中分出下行，夹脊旁，通过臀部，进入腘窝中。背部另一支脉，从肩胛内侧下行，通过肩胛，经过髋关节部，沿大腿后外侧下行，与腰中分出支脉会合于腘窝中，然后向下通过腓肠肌，出外踝后方，沿足背外侧缘至足小趾外侧端，与足太阴肾经相接（图3-1-32）。

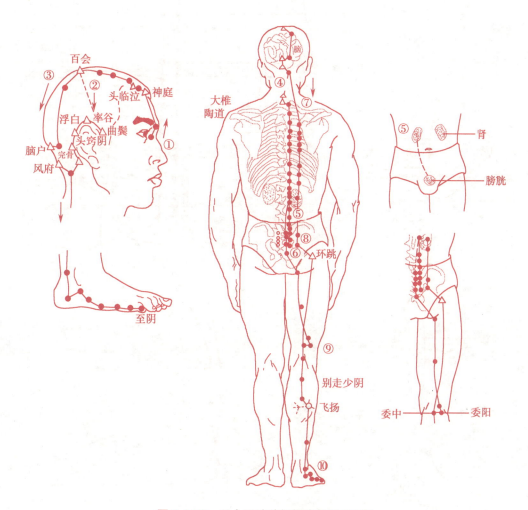

图 3-1-32　足太阳膀胱经经脉循行示意图

（二）主病

本经腧穴主治头、目、项、腰、下肢部病证以及神志病，背部第1侧线的背俞穴及第2侧线与背俞穴相平的腧穴主治与其相关脏腑及组织器官有关的病证。

（三）常用穴位

本经首穴为睛明，末穴为至阴，左右各67穴（图3-1-33）。［＊代表重点掌握穴位，非重点掌握穴位见其他穴位一览表（表3-1-7）］。

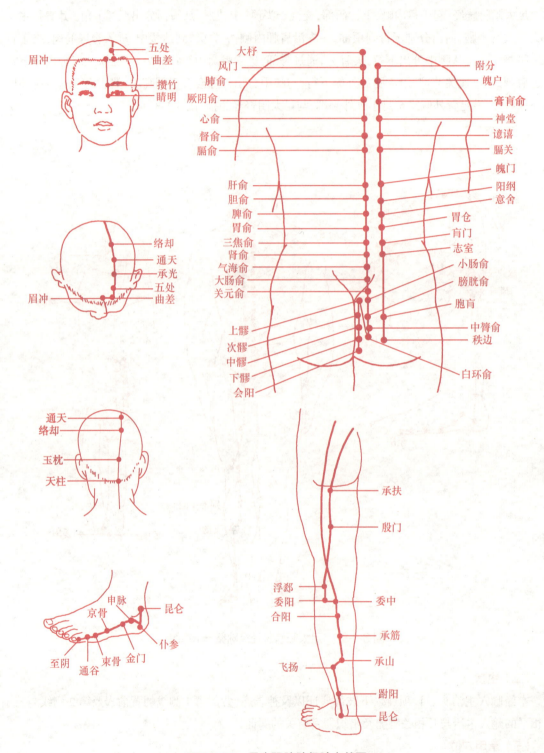

图 3-1-33　足太阳膀胱经腧穴总图

表 3-1-7　足太阳膀胱经脉其他穴位一览表

穴位名称	定位	主治	操作
眉冲（BL3）	在头部，攒竹直上入发际 0.5 寸	①头痛，眩晕；②鼻塞，鼻衄	平刺 0.3~0.5 寸
曲差（BL4）	在头部，发际正中直上 0.5 寸，旁开 1.5 寸，即神庭与头维连线的内 1/3 与中 1/3 交点上	①头痛；②目视不明，鼻塞，鼻衄	平刺 0.5~0.8 寸
五处（BL5）	在头部，前发际正中直上 1 寸，旁开 1.5 寸	①头痛，目眩，目视不明；②癫痫	平刺 0.3~0.5 寸
承光（BL6）	在头部，前发际正中直上 2.5 寸，旁开 1.5 寸	①头痛，眩晕，癫痫；②目视不明，鼻塞	平刺 0.3~0.5 寸
通天（BL7）	在头部，前发际正中直上 4 寸，旁开 1.5 寸	①鼻塞，鼻渊，鼻衄；②头痛，眩晕	平刺 0.3~0.5 寸
络却（BL8）	在头部，前发际正中直上 5.5 寸，旁开 1.5 寸	①头晕，癫痫；②目视不明，鼻塞，耳鸣	平刺 0.3~0.5 寸
玉枕（BL9）	在后头部，后发际正中直上 2.5 寸，旁开 1.3 寸，平枕外隆凸上缘的凹陷处	①头项痛，目痛；②鼻塞，目视不明	平刺 0.3~0.5 寸
大杼（BL11）	在背部，第 1 胸椎棘突下，旁开 1.5 寸	①发热，咳嗽；②项强，肩背痛	斜刺 0.5~0.8 寸
厥阴俞（BL14）	在背部，第 4 胸椎棘突下，旁开 1.5 寸	①心痛，心悸；②胸闷，咳嗽；③呕吐	斜刺 0.5~0.8 寸
督俞（BL16）	在背部，第 6 胸椎棘突下，旁开 1.5 寸	①心痛，气喘，胸闷；②胃痛，腹痛，腹胀，呃逆	斜刺 0.5~0.8 寸；可灸
三焦俞（BL22）	在腰部，第 1 腰椎棘突下，旁开 1.5 寸	①腹胀，呕吐，肠鸣，泄泻，痢疾；②水肿，小便不利；③腰背强痛	直刺 0.5~1.0 寸
气海俞（BL24）	在腰部，第 3 腰椎棘突下，旁开 1.5 寸	①腰痛，痛经；②腹胀，肠鸣，痔疾	直刺 0.5~1.2 寸
关元俞（BL26）	在腰部，第 5 腰椎棘突下，旁开 1.5 寸	①腹胀，腹泻，小便频数或不利，遗尿；②腰骶痛	直刺 0.5~1.2 寸
小肠俞（BL27）	在骶部，平第 1 骶后孔，旁开 1.5 寸	①遗精，遗尿，尿血，带下，疝气；②腹痛，腹泻，痢疾；③腰骶痛	直刺 0.8~1.2 寸
中膂俞（BL29）	在骶部，约平第 3 骶后孔，旁开 1.5 寸	①腹泻，疝气；②腰骶痛	直刺 0.8~1.2 寸
白环俞（BL30）	在骶部，约平第 4 骶后孔，旁开 1.5 寸	①遗精，遗尿，月经不调，带下，疝气；②腰骶痛	直刺 0.8~1.2 寸
上髎（BL31）	在骶部，第 1 骶后孔中，髂后上棘与后正中线之间	①大小便不利，月经不调，带下，阴挺，遗精，阳痿；②腰骶痛	直刺 1.0~1.5 寸
次髎（BL32）	在骶部，第 2 骶后孔中，髂后上棘与后正中线之间	①小便不利，月经不调，痛经，带下，遗精，疝气；②腰骶痛，下肢痿痹	直刺 1.0~1.5 寸

续表

穴位名称	定位	主治	操作
中髎(BL33)	在骶部,第3骶后孔中,次髎穴下内方,中膂俞与后正中线之间	①腹泻,便秘,小便不利;②月经不调,带下;③腰骶痛	直刺1.0~1.5寸
下髎(BL34)	在骶部,第4骶后孔中,中髎穴下内方,白环俞与后正中线之间	①腹痛,便秘;②小便不利,带下;③腰骶痛	直刺1.0~1.5寸
会阳(BL35)	在骶部,尾骨旁开0.5寸	①阳痿,带下;②腹泻,痢疾,痔疾	直刺1.0~1.5寸
承扶(BL36)	在大腿后面,臀下横纹的中点	①腰腿痛,下肢痿痹;②痔疾	直刺1.0~2.0寸
殷门(BL37)	在大腿后面,承扶与委中的连线上,承扶下6寸	腰腿痛,下肢痿痹	直刺1.0~2.0寸
浮郄(BL38)	在腘横纹外侧端,委阳上1寸,股二头肌腱的内侧	①膝腘部疼痛、麻木;②便秘	直刺1.0~1.5寸
附分(BL41)	在背部,第2胸椎棘突下,旁开3寸	项背强痛,肩背拘急,肘臂麻木	斜刺0.5~0.8寸
魄户(BL42)	在背部,第3胸椎棘突下,旁开3寸	①咳嗽,气喘,肺痨,咳血;②肩背痛,项强	斜刺0.5~0.8寸
神堂(BL44)	在背部,第5胸椎棘突下,旁开3寸	①心痛、心悸;②咳嗽,气喘,胸闷;③背痛	斜刺0.5~0.8寸
谚谑(BL45)	在背部,第6胸椎棘突下,旁开3寸	①咳嗽,气喘;②热病,疟疾;③肩背痛	斜刺0.5~0.8寸
膈关(BL46)	在背部,第7胸椎棘突下,旁开3寸	①呕吐,呃逆,嗳气,食不下;②胸闷,脊背强痛	斜刺0.5~0.8寸
魂门(BL47)	在背部,第9胸椎棘突下,旁开3寸	①胸胁痛,呕吐,泄泻;②背痛	斜刺0.5~0.8寸
阳纲(BL48)	在背部,第10胸椎刺突下,旁开3寸	①腹痛,肠鸣,泄泻;②黄疸,消渴	斜刺0.5~0.8寸
意舍(BL49)	在背部,第11胸椎棘突下,旁开3寸	腹胀,肠鸣,呕吐,泄泻	斜刺0.5~0.8寸
胃仓(BL50)	在背部,第12胸椎棘突下,旁开3寸	①胃脘痛,腹胀,小儿食积;②水肿	斜刺0.5~0.8寸
肓门(BL51)	在腰部,第1腰椎棘突下,旁开3寸	①腹痛,痞块,便秘;②乳疾	斜刺0.5~0.8
胞肓(BL53)	在臀部,平第2骶后孔,旁开3寸	①肠鸣,腹胀,便秘;②小便不利,阴肿;③腰脊痛	直刺0.8~1.2寸
秩边(BL54)	在臀部,平第4骶后孔,旁开3寸	①腰腿痛,下肢痿痹;②便秘,痔疾,小便不利	直刺1.5~2.0寸
合阳(BL55)	俯卧,在小腿后面,当委中与承山的连线上,委中下2寸	①腰脊强痛,下肢痿痹;②疝气,崩漏	直刺1.0~2.0寸

续表

穴位名称	定位	主治	操作
承筋(BL56)	在小腿后面,委中与承山连线上,腓肠肌肌腹中央,委中下5寸	①腰腿拘急疼痛;②痔疾	直刺 1.0~1.5 寸
跗阳(BL59)	在小腿后面,外踝后,昆仑穴直上 3 寸	①头重,头痛;②腰腿痛,下肢痿痹,外踝肿痛	直刺 0.8~1.2 寸
仆参(BL61)	在足外侧部,外踝后下方,昆仑穴直下,跟骨外侧,赤白肉际处	①下肢痿痹,足跟痛;②癫痫	直刺 0.3~0.5 寸
金门(BL63)	在足外侧,当外踝前缘直下,骰骨下缘处	①头痛,癫痫,小儿惊风;②腰痛,下肢痹痛,外踝肿痛	直刺 0.3~0.5 寸
束骨(BL65)	在足外侧,足小趾本节(第 5 跖趾关节)的后方,赤白肉际处	①头痛,项强,目眩;②癫狂;③腰腿痛	直刺 0.3~0.5 寸
足通谷(BL66)	在足外侧部,足小趾本节(第 5 跖趾关节)的前方,赤白肉际处	①头痛,项强,目眩,鼻衄;②癫狂	直刺 0.2~0.3 寸

1. 睛明 *(jīngmíng,BL1)　手太阳经、足太阳经、足阳明经、阴跷脉、阳跷脉交会穴。

【定位】在面部,目内眦稍上方凹陷处(图 3-1-34)。

【主治】①目赤肿痛,近视,视物不明,迎风流泪,夜盲,色盲;②急性腰痛。

【操作】嘱患者闭目,医者押手将眼球轻推向外侧固定,刺手持针沿眼眶边缘缓缓刺入 0.3~0.5 寸。不宜做大幅度提插、捻转;禁灸。

2. 攒竹 *(cuánzhú,BL2)

【定位】在面部,眉头陷中,眶上切迹处(图 3-1-34)。

【主治】①头痛,眉棱骨痛;②目视不明,目赤肿痛,眼睑瞤动,眼睑下垂,口眼㖞斜,迎风流泪;③呃逆。

【操作】平刺或斜刺 0.5~0.8 寸。

3. 天柱 *(tiānzhù,BL10)

【定位】在颈部,斜方肌外缘凹陷中,后发际正中直上 0.5 寸,旁开 1.3 寸(图 3-1-35)。

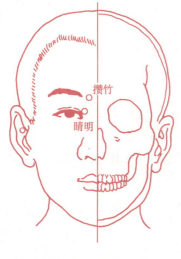

图 3-1-34　**睛明、攒竹**

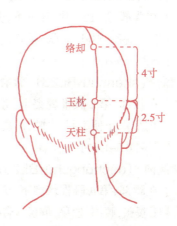

图 3-1-35　**天柱**

Note:

【主治】①头痛,眩晕,项强,肩背痛;②目赤肿痛,鼻塞;③癫、狂、痫。

【操作】直刺或斜刺 0.5~0.8 寸。不可向内上方深刺。

4. 风门 *(fēngmén,BL12) 足太阳经、督脉交会穴。

【定位】在背部,第 2 胸椎棘突下,旁开 1.5 寸(图 3-1-36)。

【主治】①伤风,鼻塞流涕,咳嗽,发热头痛;②项强,胸背痛。

【操作】斜刺 0.5~0.8 寸。

5. 肺俞 *(fèishū,BL13) 背俞穴。

【定位】在背部,第 3 胸椎棘突下,旁开 1.5 寸(图 3-1-36)。

【主治】①咳嗽,气喘,鼻塞,咯血;②骨蒸潮热,盗汗;③皮肤瘙痒,瘾疹。

【操作】斜刺 0.5~0.8 寸。

6. 心俞 *(xīnshū,BL15) 背俞穴。

【定位】在背部,第 5 胸椎棘突下,旁开 1.5 寸(图 3-1-36)。

【主治】①心痛,心烦,惊悸,失眠,健忘,梦遗,癫、狂、痫;②咳嗽,吐血;③盗汗,遗精。

【操作】斜刺 0.5~0.8 寸。

7. 膈俞 *(géshū,BL17) 八会穴(血会)。

【定位】在背部,第 7 胸椎棘突下,旁开 1.5 寸(图 3-1-36)。

【主治】①呕吐,气喘,呃逆,吐血;②潮热,盗汗;③瘾疹,皮肤瘙痒。

【操作】斜刺 0.5~0.8 寸。

8. 肝俞 *(gānshū,BL18) 背俞穴。

【定位】在背部,第 9 胸椎棘突下,旁开 1.5 寸(图 3-1-36)。

【主治】①黄疸,胁痛,脊背痛;②目赤,目视不明,夜盲、迎风流泪;③癫、狂、痫,眩晕。

【操作】斜刺 0.5~0.8 寸。

9. 胆俞 *(dǎnshū,BL19) 背俞穴。

【定位】在背部,第 10 胸椎棘突下,旁开 1.5 寸(图 3-1-36)。

【主治】①黄疸,口苦,呕吐,胁痛;②肺痨,潮热。

【操作】斜刺 0.5~0.8 寸。

10. 脾俞 *(pǐshū,BL20) 背俞穴。

【定位】在背部,第 11 胸椎棘突下,旁开 1.5 寸(图 3-1-36)。

【主治】①腹胀,呕吐,纳呆,泄泻,痢疾,便血;②水肿;③背痛。

【操作】斜刺 0.5~1.0 寸。

11. 胃俞 *(wèishū,BL21) 背俞穴。

【定位】在背部,第 12 胸椎棘突下,旁开 1.5 寸(图 3-1-36)。

【主治】①胃脘痛,呕吐,腹胀,肠鸣;②胸胁痛。

【操作】直刺 0.5~1.0 寸。

12. 肾俞 *(shènshū,BL23) 背俞穴。

【定位】在腰部,第 2 腰椎棘突下,旁开 1.5 寸(图 3-1-36)。

【主治】①遗尿,小便不利,水肿,阳痿,遗精,月经不调,带下;②耳鸣,耳聋;③腰痛。

【操作】直刺 0.5~1.0 寸。

13. 大肠俞 *(dàchángshū,BL25) 背俞穴。

【定位】在腰部,第 4 腰椎棘突下,旁开 1.5 寸(图 3-1-36)。

【主治】①腹胀,腹泻,便秘,痢疾,痔疾;②腰痛。

【操作】直刺 0.5~1.2 寸。

14. 膀胱俞＊(pángguāngshū,BL28) 背俞穴。

【定位】在骶部,约平第2骶后孔,旁开1.5寸(图3-1-36)。

【主治】①尿频,小便不利,遗尿,遗精;②腹泻,便秘;③腰骶痛。

【操作】直刺0.8~1.2寸。

15. 委阳＊(wěiyáng,BL39) 三焦下合穴。

【定位】在腘横纹外侧端,当股二头肌腱的内侧(图3-1-37)。

【主治】①腹满,小便不利;②腰脊强痛,腿足挛痛。

【操作】直刺1.0~1.5寸。

16. 委中＊(wěizhōng,BL40) 合穴;膀胱下合穴。

【定位】在腘横纹中点,当股二头肌腱与半腱肌肌腱的中间(图3-1-37)。

【主治】①腰背痛,下肢痿痹;②遗尿,小便不利;③丹毒,瘾疹,皮肤瘙痒,疔疮。

【操作】直刺1.0~1.5寸,或用三棱针点刺腘静脉出血。

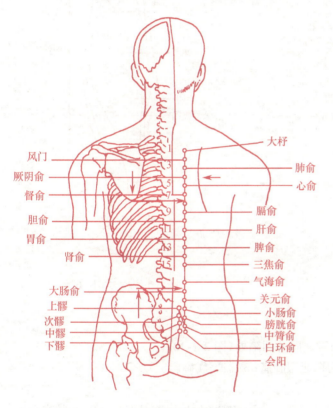

图3-1-36 足太阳膀胱经背部常用腧穴

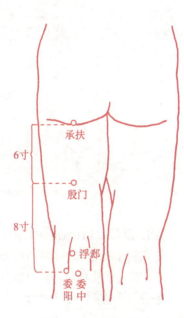

图3-1-37 委阳、委中

17. 膏肓＊(gāohuāng,BL43)

【定位】在背部,当第4胸椎棘突下,旁开3寸(图3-1-38)。

【主治】①咳嗽,气喘,盗汗,肺痨;②健忘,遗精,虚劳;③肩胛痛。

【操作】斜刺0.5~0.8寸。

18. 志室＊(zhìshì,BL52)

【定位】在腰部,第2腰椎棘突下,旁开3寸(图3-1-38)。

【主治】①小便不利,水肿;②遗精,阳痿;③腰脊强痛。

【操作】直刺0.5~0.8寸。

19. 承山＊(chéngshān,BL57)

【定位】在小腿后面正中,委中与昆仑之间,当伸直小腿或足跟上提时,腓肠肌肌腹下出现尖角凹陷处（图3-1-39）。

【主治】①腰腿拘急疼痛；②痔疾，便秘。

【操作】直刺1.0~2.0寸。

20. 飞扬 *(fēiyáng，BL58) 络穴。

【定位】在小腿后面，外踝后，昆仑直上7寸，承山外下方1寸处（图3-1-39）。

【主治】①头痛，目眩，鼻衄；②腰腿疼痛；③痔疾。

【操作】直刺1.0~1.5寸。

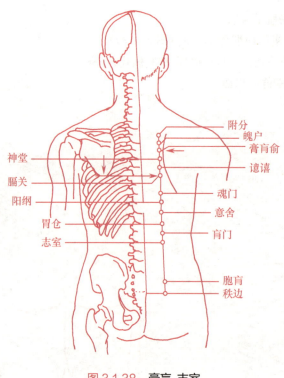

图3-1-38 膏肓、志室

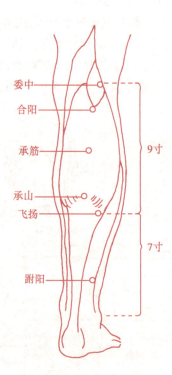

图3-1-39 承山、飞扬

21. 昆仑 *(kūnlún，BL60) 经穴。

【定位】在足部外踝后方，外踝尖与跟腱之间的凹陷处（图3-1-40）。

【主治】①头痛，项强，目眩，鼻衄；②腰痛，足跟肿痛；③滞产；④癫痫。

【操作】直刺0.5~0.8寸。

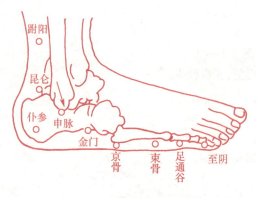

图3-1-40 足太阳膀胱经
足部常用腧穴

22. 申脉 *(shēnmài，BL62) 八脉交会穴（通阳跷脉）。

【定位】在足外侧部，外踝直下方凹陷中（图3-1-40）。

【主治】①头痛，眩晕，失眠，癫、狂、痫；②目赤肿痛，眼睑下垂；③项强，腰腿痛。

【操作】直刺0.3~0.5寸。

23. 京骨 *(jīnggǔ，BL64) 原穴。

【定位】在足外侧，第5跖骨粗隆下方，赤白肉际处（图3-1-40）。

【主治】①头痛，项强，癫痫，目翳；②腰腿痛。

【操作】直刺0.3~0.5寸。

Note：

24. 至阴 *(zhìyīn,BL67) 井穴。

【定位】 在足小趾末节外侧,距趾甲角 0.1 寸(图 3-1-40)。

【主治】 ①胎位不正,滞产;②头痛,目痛,鼻塞,鼻衄。

【操作】 浅刺 0.1~0.5 寸,或点刺出血;胎位不正可灸。

八、足少阴肾经

(一) 经脉循行

足少阴肾经,起于足小趾之下,斜走足心,出于舟骨粗隆下,沿内踝后侧,进入足跟,再向上经小腿内侧,出腘窝内侧,上大腿的内后侧,通过脊柱,属于肾,络于膀胱(腧穴通路:浅出腹前,上行经腹、胸部,止于锁骨下缘)。直行主脉,从肾向上穿过肝、膈,进入肺中,沿喉咙上行,止于舌根两旁;肺部支脉,从肺出来,联络于心,流注于胸中,与手厥阴心包经相接(图 3-1-41)。

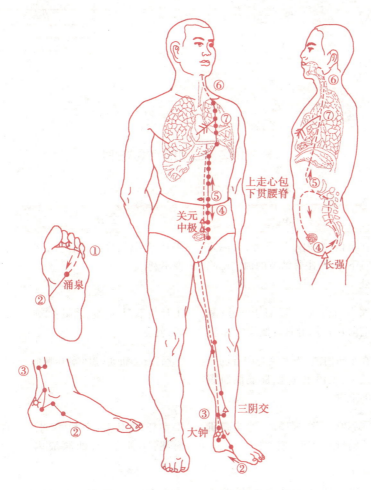

图 3-1-41　足少阴肾经经脉循行示意图

(二) 主病

本经腧穴主治妇科病、前阴病、肾病、肺病、咽喉病,以及经脉循行部位的其他病证。

(三) 常用穴位

本经首穴为涌泉,末穴为俞府,左右各 27 穴(图 3-1-42)。[* 代表重点掌握穴位,非重点掌握穴位见其他穴位一览表(表 3-1-8)]。

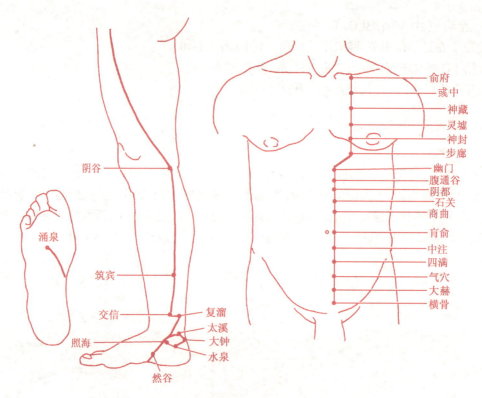

图 3-1-42 足少阴肾经腧穴总图

表 3-1-8 足少阴肾经脉其他穴位一览表

穴位名称	定位	主治	操作
水泉（KI5）	在足内侧，内踝后下方，太溪穴直下1寸，跟骨结节的内侧凹陷处	①月经不调，痛经，阴挺；②小便不利	直刺0.3~0.5寸
交信（KI8）	在小腿内侧，太溪直上2寸，复溜前0.5寸，胫骨内侧缘的后方	①月经不调，崩漏，阴挺；②泄泻，便秘	直刺0.8~1.2寸
筑宾（KI9）	在小腿内侧，当太溪与阴谷的连线上，太溪上5寸，腓肠肌肌腹的下方	①癫狂；②疝气；③小腿内侧痛	直刺1.0~1.5寸
阴谷（KI10）	在腘窝内侧，屈膝时，当半腱肌肌腱与半膜肌肌腱之间	①癫狂；②阳痿，月经不调，崩漏，小便不利；③膝股内侧痛	直刺1.0~1.5寸
横骨（KI11）	在下腹部，当脐中下5寸，前正中线旁开0.5寸	①少腹胀痛，疝气；②阳痿，遗精，小便不利，遗尿	直刺1.0~1.5寸
大赫（KI12）	在下腹部，当脐中下4寸，前正中线旁开0.5寸	①遗精，阳痿；②带下，阴挺	直刺1.0~1.5寸
气穴（KI13）	在下腹部，当脐中下3寸，前正中线旁开0.5寸	①月经不调，带下，不孕，阳痿，小便不利；②泄泻	直刺1.0~1.5寸
四满（KI14）	在下腹部，当脐中下2寸，前正中线旁开0.5寸	①月经不调，带下，遗精，遗尿，疝气；②便秘，腹痛，水肿	直刺1.0~1.5寸

续表

穴位名称	定位	主治	操作
中注(KI15)	在中腹部,当脐中下 1 寸,前正中线旁开 0.5 寸	①腹痛,便秘,泄泻;②月经不调,痛经	直刺 1.0~1.5 寸
肓俞(KI16)	在中腹部,当脐中旁开 0.5 寸	①腹痛,腹胀,呕吐,泄泻,便秘;②月经不调,疝气,腰痛	直刺 1.0~1.5 寸
商曲(KI17)	在上腹部,当脐中上 2 寸,前正中线旁开 0.5 寸	腹痛,腹胀,泄泻,便秘	直刺 1.0~1.5 寸
石关(KI18)	在上腹部,当脐中上 3 寸,前正中线旁开 0.5 寸	①呕吐,腹痛,腹胀,便秘;②不孕	直刺 1.0~1.5 寸
阴都(KI19)	在上腹部,当脐中上 4 寸,前正中线旁开 0.5 寸	①腹痛,腹胀,便秘,肠鸣;②不孕	直刺 1.0~1.5 寸
腹通谷(KI20)	在上腹部,当脐中上 5 寸,前正中线旁开 0.5 寸	①腹胀,腹痛,呕吐;②心痛,心悸	直刺 0.5~1.0 寸
幽门(KI21)	在上腹部,当脐中上 6 寸,前正中线旁开 0.5 寸	腹痛,腹胀,呕吐,泄泻	直刺 0.5~1.0 寸。不可向上深刺,以免伤及内脏
步廊(KI22)	在胸部,当第 5 肋间隙,前正中线旁开 2 寸	①咳嗽,气喘,胸胁胀满;②乳痛;③呕吐	斜刺或平刺 0.5~0.8 寸。不可深刺,以免伤及心肺
神封(KI23)	在胸部,当第 4 肋间隙,前正中线旁开 2 寸	①咳嗽,气喘,胸胁胀满;②乳痛;③呕吐	斜刺或平刺 0.5~0.8 寸。不可深刺,以免伤及心肺
灵墟(KI24)	在胸部,当第 3 肋间隙,前正中线旁开 2 寸	①咳嗽,气喘,胸胁胀满;②乳痛;③呕吐	斜刺或平刺 0.5~0.8 寸。不可深刺,以免伤及心肺
神藏(KI25)	在胸部,当第 2 肋间隙,前正中线旁开 2 寸	①咳嗽,气喘,胸痛;②呕吐	斜刺或平刺 0.5~0.8 寸。不可深刺,以免伤及心肺
彧中(KI26)	在胸部,当第 1 肋间隙,前正中线旁开 2 寸	咳嗽,气喘,胸胁胀痛	斜刺或平刺 0.5~0.8 寸。不可深刺,以免伤及心肺
俞府(KI27)	在胸部,当锁骨下缘,前正中线旁开 2 寸	①咳嗽,气喘,胸痛;②呕吐	斜刺或平刺 0.5~0.8 寸。不可深刺,以免伤及心肺

1. 涌泉 *(yǒngquán,KI1)　井穴。

【定位】在足底部,卷足时足前部凹陷处,约当第 2、3 趾趾缝纹头端与足跟连线的前 1/3 与后 2/3 交点上(图 3-1-43)。

【主治】①头顶痛,头晕,目眩;②咽喉肿痛,舌干,失音;③癫狂,小儿惊风,失眠;④便秘,小便不利;⑤足心热。

Note:

【操作】直刺 0.5~0.8 寸。

2. 然谷 *(rángǔ,KI2) 荥穴。

【定位】在足内侧缘,足舟骨粗隆下方,赤白肉际处(图 3-1-44)。

【主治】①月经不调,阴挺,阴痒,遗精,带下,小便不利;②消渴,泄泻,小儿脐风;③咽喉肿痛,咳血,口噤。

【操作】直刺 0.5~0.8 寸。

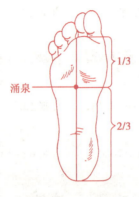

图 3-1-43　涌泉

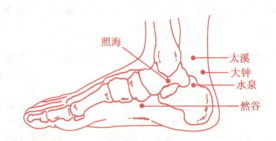

图 3-1-44　足少阴肾经足部常用腧穴

3. 太溪 *(tàixī,KI3)　原穴;输穴。

【定位】在足内侧,内踝后方,当足内踝尖与跟腱之间的凹陷处(图 3-1-44)。

【主治】①头痛,目眩,失眠,健忘;②耳聋,耳鸣,咽喉肿痛,齿痛;③咳喘,气喘;④月经不调,遗精,阳痿,小便频数,消渴;⑤腰痛。

【操作】直刺 0.5~1.0 寸。

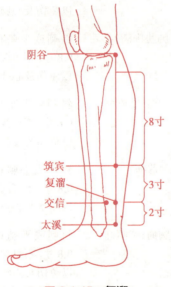

图 3-1-45　复溜

4. 大钟 *(dàzhōng,KI4)　络穴。

【定位】在足内侧,内踝后下方,当跟腱附着部的内侧前方凹陷处(图 3-1-44)。

【主治】①癃闭,遗尿,便秘;②痴呆,嗜卧;③足跟痛,腰痛。

【操作】直刺 0.3~0.5 寸。

5. 照海 *(zhàohǎi,KI6)　八脉交会穴(通阴跷脉)。

【定位】在足内侧,内踝尖下方凹陷处(图 3-1-44)。

【主治】①月经不调,痛经,带下,阴挺,小便频数,癃闭,便秘;②咽喉干痛,目赤肿痛;③痫证,失眠。

【操作】直刺 0.5~0.8 寸。

6. 复溜 *(fùliū,KI7)　经穴。

【定位】在小腿内侧,太溪直上 2 寸,跟腱的前方(图 3-1-45)。

【主治】①水肿,腹胀,泄泻;②盗汗,无汗或汗出不止;③下肢痿痹。

九、手厥阴心包经

(一)经脉循行

手厥阴心包经,起于胸中,出属于心包络,向下通过横膈,从胸至腹依次络于上、中、下三焦。胸部支脉,从胸中出于胁部,经腋下三寸处,上行至腋窝,沿上臂内侧,行于手太阴、手少阴经之间,进入肘中,下行于前臂两筋之间,进入掌中,到达中指桡侧末端。掌中支脉,从掌中分出,沿着无名指尺侧至指端,与手少阳三焦经相接(图 3-1-46)。

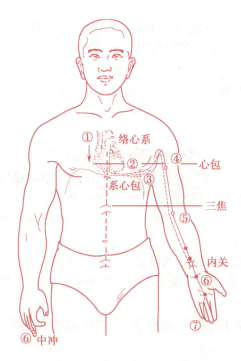

图 3-1-46　手厥阴心包经经脉循行示意图

(二) 主病

本经腧穴主治心、胸、胃病,神志病,以及经脉循行部位的其他病证。

(三) 常用穴位

本经首穴为天池,末穴为中冲,左右各共 9 穴(图 3-1-47)。[＊代表重点掌握穴位,非重点掌握穴位见其他穴位一览表(表 3-1-9)]。

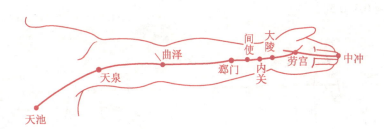

图 3-1-47　手厥阴心包经腧穴总图

表 3-1-9　手厥阴心包经脉其他穴位一览表

穴位名称	定位	主治	操作
天池(PC1)	在胸部,当第 4 肋间隙,乳头外 1 寸,前正中线旁开 5 寸	①咳嗽,气喘;②乳痈,乳少;③心胸疼痛	斜刺或平刺0.5~0.8寸。不可深刺,以免伤及肺脏
天泉(PC2)	在臂内侧,当腋前纹头下 2 寸,肱二头肌长、短头之间	①咳嗽,胸胁胀痛;②臂痛	直刺0.5~0.8寸

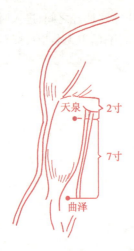

图 3-1-48　曲泽

1. 曲泽 *(qǔzé，PC3)　合穴。

【定位】在肘横纹中，当肱二头肌腱的尺侧缘(图 3-1-48)。

【主治】①心痛，心悸；②热病，中暑；③胃痛，呕吐，泄泻；④肘臂挛痛。

【操作】直刺 0.8~1.0 寸，或用三棱针点刺出血。

2. 郄门 *(xìmén，PC4)　郄穴。

【定位】在前臂掌侧，当曲泽与大陵连线上，腕横纹上 5 寸，掌长肌腱与桡侧腕屈肌腱之间(图 3-1-49)。

【主治】①心痛，心悸，疔疮，癫痫；②呕血，咳血。

【操作】直刺 0.5~1.0 寸。

3. 间使 *(jiānshǐ，PC5)　经穴。

【定位】在前臂掌侧，当曲泽与大陵连线上，腕横纹上 3 寸，掌长肌腱与桡侧腕屈肌腱之间(图 3-1-49)。

【主治】①心痛，心悸；②癫、狂、痫，热病，疟疾；③胃痛，呕吐；④肘臂痛。

【操作】直刺 0.5~1.0 寸。

4. 内关 *(nèiguān，PC6)　络脉；八脉交会穴(通阴维脉)。

【定位】在前臂掌侧，当曲泽与大陵连线上，腕横纹上 2 寸，掌长肌腱与桡侧腕屈肌腱之间(图 3-1-49)。

【主治】①心痛，心悸，胸闷；②眩晕，癫痫，失眠，郁证；③胃痛，呕吐，呃逆；④肘臂挛痛。

【操作】直刺 0.5~1.0 寸。

5. 大陵 *(dàlíng，PC7)　输穴；原穴。

【定位】在腕掌侧横纹中点处，当掌长肌腱与桡侧腕屈肌腱之间(图 3-1-49)。

【主治】①心痛，心悸，癫狂；②胃痛，呕吐；③手腕挛痛，胸胁胀痛。

【操作】直刺 0.3~0.5 寸。

6. 劳宫 *(láogōng，PC8)　荥穴。

【定位】在手掌心，第 2、3 掌骨之间偏于第 3 掌骨，握拳屈指时中指尖处(图 3-1-50)。

【主治】①口疮，口臭；②心痛，心悸；③呕吐；④癫、狂、痫，中风昏迷，中暑。

【操作】直刺 0.3~0.5 寸。

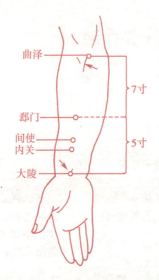

图 3-1-49　手厥阴心包经
前臂部常用腧穴

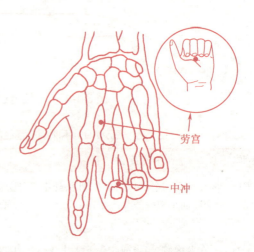

图 3-1-50　劳宫、中冲

Note：

7. 中冲 *(zhōngchōng,PC9) 井穴。

【定位】在手中指末节尖端(图 3-1-50)。

【主治】①中风昏迷,中暑,晕厥,小儿惊风,热病;②心烦,心痛。

【操作】浅刺 0.1 寸,或用三棱针点刺出血。

十、手少阳三焦经

(一)经脉循行

手少阳三焦经,起于无名指末端,上行于第 4、5 掌骨间,沿着手背,出于前臂外侧桡骨与尺骨之间,经肘尖,沿上臂外侧到达肩部,交出于足少阳经的后面,进入缺盆,分布于胸中,散络心包,向下通过膈肌,从胸至腹,遍及上、中、下三焦。胸中支脉,从胸向上,出于缺盆,循项上行,沿耳后直上至额角,再屈向下行经面颊部,到达眼眶下部。耳部支脉,从耳后进入耳中,出走耳前,与胸中支脉交叉于面颊部,行至目外眦,与足少阳胆经相接(图 3-1-51)。

(二)主病

本经腧穴主治头部、咽喉、耳部病,胸胁病,热病,以及经脉所过部位的其他病证。

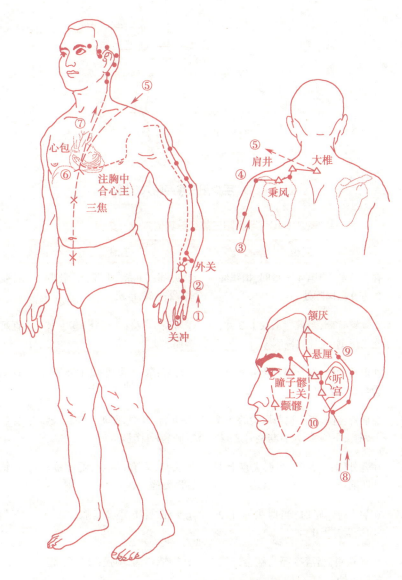

图 3-1-51　手少阳三焦经经脉循行示意图

（三）常用穴位

本经首穴为关冲,末穴为丝竹空,左右各 23 穴(图 3-1-52)。[＊代表重点掌握穴位,非重点掌握穴位见其他穴位一览表(表 3-1-10)]。

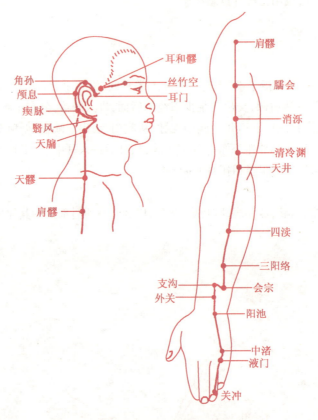

图 3-1-52　手少阳三焦经腧穴总图

表 3-1-10　手少阳三焦经脉其他穴位一览表

穴位名称	定位	主治	操作
液门(TE2)	在手背部,当第 4、5 指间,指蹼缘后方赤白肉际处	①头痛,目赤,耳聋,咽喉肿痛;②热病,疟疾	直刺 0.3~0.5 寸
会宗(TE7)	在前臂背侧,当腕背横纹上 3 寸,支沟尺侧,尺骨的桡侧缘	①耳聋,耳鸣;②癫痫;③上肢痹痛	直刺 0.5~1.0 寸
三阳络(TE8)	在前臂背侧,腕背横纹上 4 寸,尺骨与桡骨之间	①耳聋,暴喑,齿痛;②上肢痹痛	直刺 0.5~1.0 寸
四渎(TE9)	在前臂背侧,当阳池与肘尖的连线上,肘尖下 5 寸,尺骨与桡骨之间	①头痛,耳聋,暴喑,齿痛,咽喉肿痛;②上肢痹痛	直刺 0.5~1.0 寸
天井(TE10)	在臂外侧,屈肘时,当肘尖直上 1 寸凹陷处	①头痛,耳聋,癫痫;②瘰疬;③肘臂痛	直刺 0.5~1.0 寸
清冷渊(TE11)	在臂外侧,屈肘,当肘尖直上 2 寸,即天井上 1 寸	①头痛,目痛;②肩臂痛	直刺 0.5~1.0 寸
消泺(TE12)	在臂外侧,当清冷渊与臑会连线的中点处	①头痛,齿痛,项强;②肩臂痛	直刺 1.0~1.5 寸

续表

穴位名称	定位	主治	操作
臑会(TE13)	在臂外侧,当肘尖与肩髎的连线上,肩髎下3寸,三角肌的后下缘	①瘰疬,瘿气;②上肢痿痹	直刺1.0~1.5寸
天髎(TE15)	在肩胛部,肩井与曲垣的中间,当肩胛骨上角处	肩臂痛,颈项强痛	直刺0.5~0.8寸
天牖(TE16)	在颈侧部,当乳突的后方直下,平下颌角,胸锁乳突肌的后缘	①头痛,头晕,目痛,耳聋,项强;②瘰疬	直刺0.5~1.0寸
瘈脉(TE18)	在头部,耳后乳突中央,当角孙至翳风之间,沿耳轮连线的中、下1/3的交点处	①头痛,耳鸣,耳聋;②小儿惊风	平刺0.3~0.5寸,或点刺出血
颅息(TE19)	在头部,当角孙至翳风之间,沿耳轮连线的上、中1/3的交点处	①偏头痛,耳鸣,耳聋;②小儿惊风	平刺0.3~0.5寸
耳和髎(TE22)	在头侧面,当鬓发后缘,平耳郭根之前方,颞浅动脉的后缘	①头重痛,耳鸣;②牙关紧闭,口㖞	避开动脉,平刺或斜刺0.3~0.5寸

1. **关冲** *(guānchōng,TE1)　井穴。

【定位】在手无名指末节尺侧,距指甲根角0.1寸(图3-1-53)。

【主治】①热病,昏厥,中暑;②头痛,目赤,耳聋,咽喉肿痛。

【操作】浅刺0.1寸,或用三棱针点刺出血。

2. **中渚** *(zhōngzhǔ,TE3)　输穴。

【定位】在手背部,当无名指本节(掌指关节)的后方,第4、5掌骨间凹陷处(图3-1-53)。

【主治】①头痛,目赤,耳鸣,耳聋,咽喉肿痛;②热病;③手臂痛。

【操作】直刺0.3~0.5寸。

3. **阳池** *(yángchí,TE4)　原穴。

【定位】在腕背横纹中,当指伸肌腱的尺侧缘凹陷处(图3-1-53)。

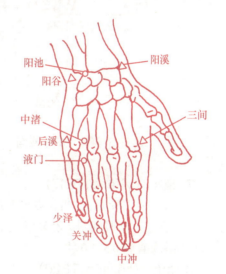

图3-1-53　关冲、中渚、阳池

【主治】①目赤肿痛,耳聋,咽喉肿痛;②疟疾;③消渴;④腕臂痛。

【操作】直刺0.3~0.5寸。

4. **外关** *(wàiguān,TE5)　络穴;八脉交会穴(通阳维脉)。

【定位】在前臂背侧,当阳池与肘尖的连线上,腕背横纹上2寸,尺骨与桡骨之间(图3-1-54)。

【主治】①头痛,颊痛,目赤肿痛,耳鸣,耳聋;②胸胁痛;③热病;④上肢痿痹。

【操作】直刺0.5~1.0寸。

5. **支沟** *(zhīgōu,TE6)　经穴。

【定位】在前臂背侧,当阳池与肘尖的连线上,腕背横纹上3寸,尺骨与桡骨之间(图3-1-54)。

【主治】①耳鸣,耳聋;②热病;③便秘;④胁肋痛。

【操作】直刺0.5~1.0寸。

Note:

6. 肩髎 *(jiānliáo，TE14)

【定位】在肩部，肩髃后方，当臂外展时，于肩峰后下方呈现凹陷处（图3-1-55）。

【主治】肩臂痛。

【操作】直刺 1.0~1.5 寸。

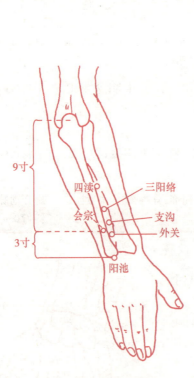

图 3-1-54　外关、支沟

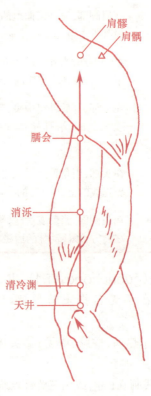

图 3-1-55　肩髎

7. 翳风 *(yìfēng，TE17)

【定位】在耳垂后方，当乳突与下颌角之间凹陷中（图3-1-56）。

【主治】①口眼㖞斜，牙关紧闭，齿痛，颊肿；②耳鸣，耳聋；③瘰疬。

【操作】直刺 0.5~1.0 寸。

8. 角孙 *(jiǎosūn，TE20)

【定位】在头部，折耳郭向前，当耳尖直上入发际处（图3-1-56）。

【主治】①目翳，齿痛，颊肿；②偏头痛，项强。

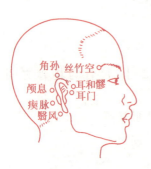

图 3-1-56　手少阳三焦经
头面部主要腧穴

【操作】平刺 0.3~0.5 寸。

9. 耳门 *(ermén，TE21)

【定位】在面部，当耳屏上切迹的前方，下颌骨髁突后缘，张口有凹陷处（图3-1-56）。

【主治】①耳鸣，耳聋；②齿痛。

【操作】微张口，直刺 0.5~1.0 寸。

10. 丝竹空 *(sīzhúkōng，TE23)

【定位】在面部，当眉梢凹陷处（图3-1-56）。

【主治】①头痛，目赤肿痛，眼睑𥆧动；②癫、狂、痫。

【操作】平刺 0.3~0.5 寸。

十一、足少阳胆经

(一) 经脉循行

足少阳胆经,起于目外眦,上行至额角,再下行至耳后,沿颈项部,行手少阳三焦经之前,至肩上退后,交出于手少阳三焦经之后,下入缺盆。耳部支脉,从耳后入耳中,经耳前,到达目外眦后方。目外眦支脉,从目外眦下走大迎,会合手少阳三焦经,至眼下,下行经颊车至颈部,与前脉会合于缺盆,由此下胸中,过膈肌联络于肝、属于胆,沿胁肋下达腹股沟动脉部,绕阴部毛际横入髋关节部。直行主脉从缺盆下行经腋下、侧胸、胁肋部,与前脉会合于髋关节部,再向下沿大腿外侧、膝关节外缘,行于腓骨前面,直下至腓骨下端,行外踝之前,沿足背止于足第4趾外侧。足背部支脉从足背分出,进入足大趾趾缝间,沿第1、2跖骨之间,出于大趾端,回转来通过爪甲,出于趾背汗毛部,与足厥阴肝经相接(图 3-1-57)。

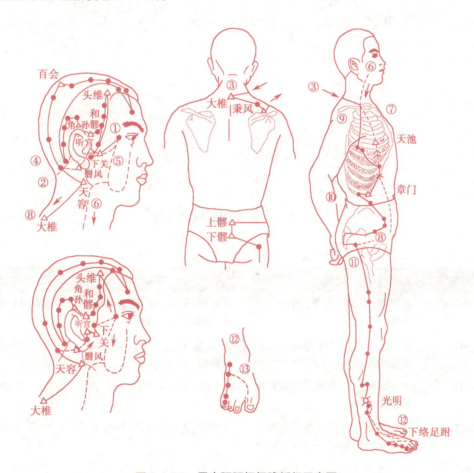

图 3-1-57 足少阳胆经经脉循行示意图

(二) 主病

本经腧穴主治侧头、目、耳、咽喉、胸胁病,肝胆病,神志病,以及经脉循行部位的其他病证。

(三) 常用穴位

本经腧穴首穴为瞳子髎,末穴为足窍阴,左右各44穴(图 3-1-58)。[*代表重点掌握穴位,非重点掌握穴位见其他穴位一览表(表 3-1-11)]。

Note:

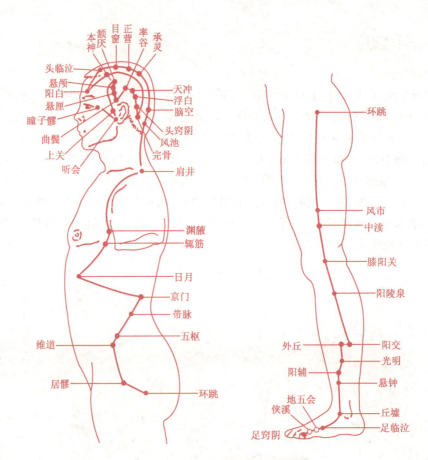

图 3-1-58　足少阳胆经腧穴总图

表 3-1-11　足少阳胆经脉其他穴位一览表

穴位名称	定位	主治	操作
上关(GB3)	在耳前,下关穴直下,当颧弓的上缘凹陷处	①耳鸣,耳聋,聤耳;②面痛,齿痛,口眼㖞斜,口噤	直刺 0.5~0.8 寸
颔厌(GB4)	在头部鬓发上,当头维与曲鬓弧形连线的上 1/4 与下 3/4 交点处	①头痛,眩晕;②齿痛,耳鸣;③癫痫	向后平刺 0.5~0.8 寸
悬颅(GB5)	在头部鬓发上,当头维与曲鬓弧形连线的中点处	①头痛;②目赤肿痛,面肿,齿痛	向后平刺 0.5~0.8 寸
悬厘(GB6)	在头部鬓发上,当头维与曲鬓弧形连线的上 3/4 与下 1/4 交点处	①头痛;②目赤肿痛,耳鸣,齿痛	向后平刺 0.5~0.8 寸
天冲(GB9)	在头部,当耳根后缘直上入发际 2 寸,率谷后 0.5 寸处	①头痛,眩晕,耳鸣,耳聋,牙龈肿痛;②癫痫	平刺 0.5~0.8 寸
浮白(GB10)	在头部,天冲与完骨弧形连线的上 1/3 与中 1/3 交点处	①头痛,耳鸣,耳聋;②瘰气	平刺 0.5~0.8 寸
头窍阴(GB11)	在头部,天冲与完骨的弧形连线的中 1/3 与下 1/3 交点处	①头痛,眩晕,颈项强痛;②耳鸣,耳聋;③瘰气	平刺 0.5~0.8 寸
完骨(GB12)	在头部,当耳后乳突的后下方凹陷处	①头痛,颈项强痛;②耳鸣,口眼㖞斜,颊肿,口噤不开;③癫痫	斜刺 0.5~0.8 寸
目窗(GB16)	在头部,当前发际上 1.5 寸,头正中线旁开 2.25 寸	①头痛,目眩,目赤肿痛,视物模糊,青盲;②癫痫	平刺 0.3~0.5 寸

续表

穴位名称	定位	主治	操作
正营(GB17)	在头部,当前发际上 2.5 寸,头正中线旁开 2.25 寸	①头痛,眩晕;②癫痫	平刺 0.3~0.5 寸
承灵(GB18)	在头部,当前发际上 4 寸,头正中线旁开 2.25 寸	①头晕,眩晕;②目痛,鼻渊,鼻衄	平刺 0.3~0.5 寸
脑空(GB19)	在头部,当枕外隆凸的上缘外侧,头正中线旁开 2.25 寸,平脑户	①头痛,眩晕,颈项强痛;②癫痫,惊悸	平刺 0.3~0.5 寸
渊腋(GB22)	在侧胸部,当腋中线上,腋下 3 寸,第 4 肋间隙中	①胸满,胁痛,腋下肿;②上肢痹痛	斜刺或平刺 0.5~0.8 寸
辄筋(GB23)	在侧胸部,渊腋前 1 寸,平乳头,第 4 肋间隙中	①腋肿,胁痛,胸满,腋痛;②呕吐,吞酸;③气喘	斜刺或平刺 0.5~0.8 寸
京门(GB25)	在侧腹部,章门后 1.8 寸,当第 12 肋骨游离端的下方	①小便不利,水肿;②肠鸣,泄泻,腹胀;③腰痛,胁痛	斜刺 0.5~1.0 寸
五枢(GB27)	在侧腹部,当髂前上棘的前方,横平脐下 3 寸处	①月经不调,带下,阴挺,疝气;②小腹痛,腰胯痛	直刺 1.0~1.5 寸
维道(GB28)	在侧腹部,当髂前上棘的前下方,五枢前下 0.5 寸	①月经不调,带下,阴挺,疝气;②小腹痛,腰胯痛	直刺 1.0~1.5 寸
居髎(GB29)	在髋部,当髂前上棘与股骨大转子最凸点连线的中点处	①胯痛,下肢痿痹;②少腹痛,疝气	直刺或斜刺 1.0~1.5 寸
中渎(GB32)	在大腿外侧,当风市下 2 寸,或腘横纹上 7 寸,股外侧肌与股二头肌之间	下肢痿痹,半身不遂	直刺 1.0~1.5 寸
膝阳关(GB33)	在膝外侧,当阳陵泉上 3 寸,股骨外上髁上方的凹陷处	膝髌肿痛、挛急,小腿麻木	直刺 1.0~1.5 寸
阳交(GB35)	在小腿外侧,当外踝尖上 7 寸,腓骨后缘	①胸胁胀痛;②下肢痿痹;③癫狂	直刺 1.0~1.5 寸
外丘(GB36)	在小腿外侧,当外踝尖上 7 寸,腓骨前缘,平阳交	①项强痛,胸胁胀痛;②下肢痿痹;③癫狂	直刺 1.0~1.5 寸
阳辅(GB38)	在小腿外侧,当外踝尖上 4 寸,腓骨前缘稍前方	①头痛,目外眦痛,咽喉肿痛;②胸胁胀痛,瘰疬;③下肢痿痹	直刺 1.0~1.5 寸
地五会(GB42)	在足背外侧,当足第 4、5 趾骨之间,小趾伸肌腱的内侧缘	①头痛,目赤,耳鸣,耳聋;②乳痛,乳胀;③胁痛,足跗肿痛	直刺 0.3~0.5 寸
侠溪(GB43)	在足背,当第 4、5 趾间,趾蹼缘后方赤白肉际处	①头痛,眩晕,耳鸣,耳聋,目赤肿痛;②胸胁胀痛,足跗肿痛;③热病	直刺 0.3~0.5 寸

1. 瞳子髎 *(tóngzǐliáo,GB1)　手太阳、手少阳、足少阳经交会穴。

【定位】在面部,目外眦旁,当眶外侧缘凹陷处(图 3-1-59)。

【主治】①目赤肿痛,目翳,青盲;②偏头痛,口眼㖞斜。

【操作】平刺 0.3~0.5 寸;或用三棱针点刺出血。

2. 听会 *(tīnghuì,GB2)

【定位】在面部,当耳屏间切迹的前方,下颌骨髁突的后缘,张口有凹陷处(图 3-1-59)。

【主治】①耳鸣,耳聋,聤耳;②面痛,齿痛,口眼㖞斜。

【操作】微张口,直刺 0.5~1.0 寸。

Note：

3. 曲鬓 *（qūbìn，GB7） 足少阳、足太阳经交会穴。

【定位】在头部，当耳前鬓角发际后缘的垂线与耳尖水平线交点处（图3-1-59）。

【主治】①偏头痛，眩晕，耳鸣；②齿痛，目赤肿痛。

【操作】向后平刺0.5~0.8寸。

4. 率谷 *（shuàigǔ，GB8） 足少阳、足太阳经交会穴。

【定位】在头部，当耳尖直上入发际1.5寸（图3-1-59）。

【主治】①偏头痛，眩晕，耳鸣，耳聋；②小儿惊风。

【操作】平刺0.5~0.8寸。

5. 本神 *（běnshén，GB13） 足少阳经、阳维脉交会穴。

【定位】在头部，当前发际上0.5寸，神庭旁开3寸，神庭与头维连线的内2/3与外1/3交点处（图3-1-60）。

【主治】①头痛，眩晕；②癫痫，小儿惊风，中风。

【操作】平刺0.5~0.8寸。

6. 阳白 *（yángbái，GB14） 足少阳经、阳维脉交会穴。

【定位】在前额部，当瞳孔直上，眉上1寸（图3-1-60）。

【主治】前头痛，目痛，视物模糊，眼睑下垂，口眼㖞斜。

【操作】平刺0.3~0.5寸。

7. 头临泣 *（tóulínqì，GB15） 足少阳经、足太阳经、阳维脉交会穴。

【定位】在头部，当瞳孔直上入前发际0.5寸，神庭与头维连线的中点处（图3-1-60）。

【主治】①头痛，目眩，流泪；②小儿惊风，癫痫。

【操作】平刺0.3~0.5寸。

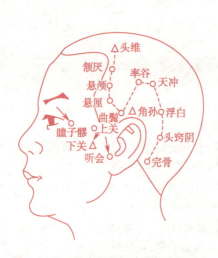

图 3-1-59　足少阳胆经头面部主要腧穴

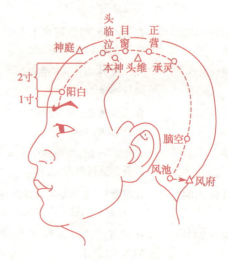

图 3-1-60　本神、阳白、头临泣、风池

8. 风池 *（fēngchí，GB20） 足少阳经、阳维脉交会穴。

【定位】在项部，胸锁乳突肌与斜方肌上端之间的凹陷中，平风府穴（图3-1-60）。

【主治】①头痛，眩晕；②目赤肿痛，视物不明，鼻衄，鼻塞，鼻渊，耳鸣，咽喉肿痛；③颈项强痛；④热病，感冒；⑤中风，不寐，癫痫。

【操作】针尖微下，向鼻尖方向斜刺0.5~0.8寸，或平刺透风府穴。不可向内上方深刺，以免伤及延髓。

9. 肩井 *（jiānjǐng，GB21） 手少阳经、足少阳经、足阳明经、阳维脉交会穴。

【定位】在肩上，当大椎与肩峰端连线的中点上，前直对乳中（图3-1-61）。

Note:

【主治】①肩背痹痛,颈项强痛;②乳痈,乳汁少,滞产,瘰疬。

【操作】直刺 0.3~0.5 寸。深部正当肺尖,不可深刺;孕妇忌用。

10. 日月 *(rìyuè,GB24)　胆募穴;足少阳经、足太阴经交会穴。

【定位】在胸部,乳头直下,前正中线旁开 4 寸,第 7 肋间隙中(图 3-1-62)。

【主治】①胃脘痛,呕吐,呃逆,吞酸,黄疸;②胁肋胀痛。

【操作】斜刺 0.5~0.8 寸。

11. 带脉 *(dàimài,GB26)　足少阳经、带脉交会穴。

【定位】在侧腹部,章门下 1.8 寸,当第 11 肋骨游离端垂线与脐水平线的交点上(图 3-1-63)。

【主治】①月经不调,带下,阴挺,经闭,疝气,小腹痛;②腰痛,胁痛。

【操作】斜刺 0.8~1.0 寸。

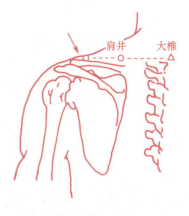

图 3-1-61　肩井

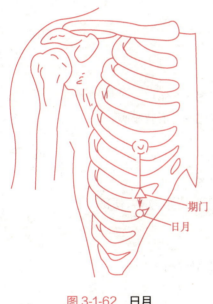

图 3-1-62　日月

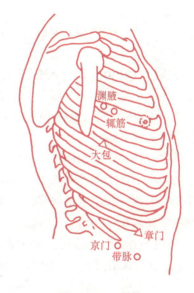

图 3-1-63　带脉

12. 环跳 *(huántiào,GB30)　足少阳经、足太阳经交会穴。

【定位】在股外侧部,侧卧屈股,当股骨大转子最凸点与骶管裂孔连线的外 1/3 与中 1/3 交点处(图 3-1-64)。

【主治】腰腿痛,半身不遂,下肢痿痹。

【操作】直刺 2.0~3.0 寸。

13. 风市 *(fēngshì,GB31)

【定位】在大腿外侧部的中线上,当腘横纹上 7 寸。或直立垂手时,中指尖处(图 3-1-65)。

【主治】①下肢痿痹;②遍身瘙痒,脚气。

【操作】直刺 1.0~1.5 寸。

14. 阳陵泉 *(yánglíngquán,GB34)　合穴,胆下合穴,八会穴(筋会)。

【定位】在小腿外侧,当腓骨小头前下方凹陷处(图 3-1-66)。

【主治】①口苦,呕吐,黄疸,胁肋痛;②下肢痿痹,膝髌肿痛;③小儿惊风。

【操作】直刺 1.0~1.5 寸。

Note:

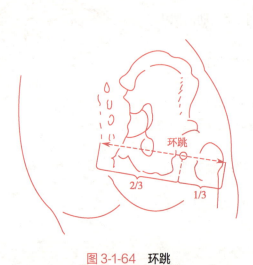

图 3-1-64　环跳

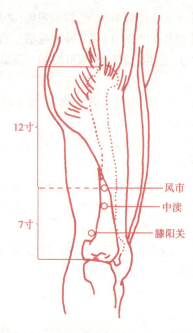

图 3-1-65　风市

15. 光明 *(guāngmíng,GB37)　络穴。

【定位】在小腿外侧,当外踝尖上 5 寸,腓骨前缘(图 3-1-66)。

【主治】①目痛,夜盲,视物不明;②乳房胀痛,乳汁少;③下肢痿痹。

【操作】直刺 1.0~1.5 寸。

16. 悬钟 *(xuánzhōng,GB39)　八会穴(髓会)。

【定位】在小腿外侧,当外踝尖上 3 寸,腓骨前缘(图 3-1-66)。

【主治】①颈项强痛,胁肋胀痛;②中风,痴呆;③下肢痿痹;④痔,便秘。

【操作】直刺 0.5~1.0 寸。

17. 丘墟 *(qiūxū,GB40)　原穴。

【定位】在外踝的前下方,当趾长伸肌腱的外侧凹陷处(图 3-1-67)。

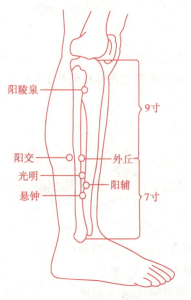

图 3-1-66　阳陵泉、光明、悬钟

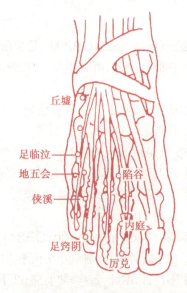

图 3-1-67　丘墟、足临泣、足窍阴

【**主治**】①目视不明；②胸胁胀痛；③下肢痿痹，外踝肿痛，脚气；④疟疾。

【**操作**】直刺 0.5~0.8 寸。

18. 足临泣 *（zúlínqì，GB41）　输穴；八脉交会穴（通带脉）。

【**定位**】在足背外侧，当第 4、5 跖骨结合部前方，第 5 趾长伸肌腱的外侧凹陷处（图 3-1-67）。

【**主治**】①偏头痛，目眩，目赤肿痛；②乳痈，月经不调；③胁痛，足跗肿痛；④瘰疬。

【**操作**】直刺 0.3~0.5 寸。

19. 足窍阴 *（zúqiàoyīn，GB44）　井穴。

【**定位**】在第 4 趾末节外侧，距趾甲角 0.1 寸（图 3-1-67）。

【**主治**】①头痛，目赤肿痛，耳聋，耳鸣，咽喉肿痛；②胸胁胀痛，足跗肿痛。

【**操作**】浅刺 0.1~0.2 寸；或三棱针点刺出血。

十二、足厥阴肝经

（一）经脉循行

足厥阴肝经，起于足大趾外侧爪甲后丛毛处，向上沿着足背内侧，经过内踝前 1 寸处，上循小腿内侧，至内踝上 8 寸处交出于足太阴脾经之后，上经膝、股内侧，入阴毛中，环绕阴部，至小腹，挟胃，属于肝，联络于胆，向上通过膈肌，分布于胁肋部，经喉咙之后，上入鼻咽部，连接目系，上出于额部，与督脉交会于头顶。目系支脉，从目系走向面颊，下行环绕口唇之内。肝部支脉，从肝分出，通过膈肌，向上流注于肺，与手太阴肺经相接（图 3-1-68）。

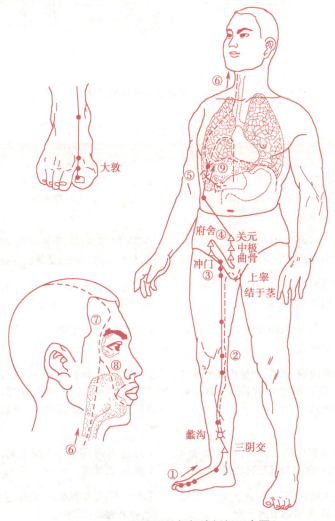

图 3-1-68　足厥阴肝经经脉循行示意图

(二)主病

本经腧穴主治肝、胆、脾、胃病，妇科、前阴病，以及经脉循行部位的其他病证。

(三)常用穴位

本经首穴为大敦，末穴为期门，左右各 14 穴（图 3-1-69）。[＊代表重点掌握穴位，非重点掌握穴位见其他穴位一览表（表 3-1-12）]。

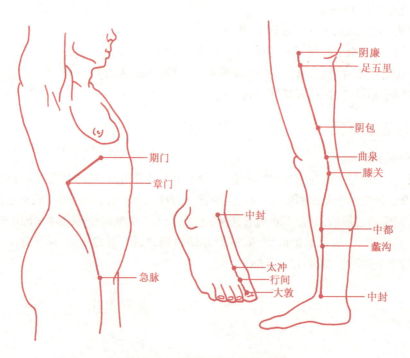

图 3-1-69　足厥阴肝经腧穴总图

表 3-1-12　足厥阴肝经脉其他穴位一览表

穴位名称	定位	主治	操作
中封（LR4）	在足背侧，足内踝前 1 寸，商丘与解溪连线之间，胫骨前肌肌腱内缘凹陷处	①疝气，少腹痛，小便不利，遗精；②下肢痿痹，足踝肿痛	直刺 0.5~0.8 寸
蠡沟（LR5）	在小腿内侧，足内踝尖上 5 寸，胫骨内侧面的中央	①睾丸肿痛，阳强，小便不利，遗尿，月经不调，带下；②足胫疼痛	平刺 0.5~0.8 寸
中都（LR6）	在小腿内侧，足内踝尖上 7 寸，胫骨内侧面的中央	①疝气，崩漏，恶露不尽；②小腹痛，胁痛，泄泻；③下肢痿痹	平刺 0.5~0.8 寸
膝关（LR7）	在小腿内侧，胫骨内上髁后下方，阴陵泉后 1 寸	膝髌肿痛，下肢痿痹	直刺 0.8~1.0 寸
曲泉（LR8）	在膝内侧，屈膝，当膝内侧腘横纹头上方，半腱肌、半膜肌止端的前缘凹陷中	①小腹痛，小便不利，淋证；②月经不调，痛经，带下，阴挺，阴痒，遗精，阳痿；③膝髌肿痛，下肢痿痹	直刺 1.0~1.5 寸
阴包（LR9）	在大腿内侧，当股骨内上髁上 4 寸，股薄肌与缝匠肌之间	①月经不调，遗尿，小便不利；②腹痛，腰骶痛	直刺 1.0~1.5 寸
足五里（LR10）	在大腿内侧，气冲直下 3 寸，大腿根部，耻骨结节的下方	①小便不利，少腹胀痛，阴痒，阴挺，睾丸肿痛；②瘰疬	直刺 1.0~1.5 寸

Note:

续表

穴位名称	定位	主治	操作
阴廉(LR11)	在大腿内侧,气冲穴直下 2 寸,大腿根部,耻骨结节下方	少腹胀痛,月经不调,带下	直刺 1.0~1.5 寸
急脉(LR12)	在耻骨结节的外侧,当气冲穴外下方腹股沟股动脉搏动处,前正中线旁开 2.5 寸	少腹痛,疝气,阴挺,阴茎痛	避开动脉,直刺 0.5~0.8 寸

1. **大敦** *(dàdūn,LR1)　井穴。

【定位】在足大趾末节外侧,距趾甲角旁 0.1 寸处(图 3-1-70)。

【主治】①疝气,经闭,崩漏,阴挺,遗尿,癃闭;②癫痫。

【操作】浅刺 0.1~0.2 寸,或三棱针点刺出血。

2. **行间** *(xíngjiān,LR2)　荥穴。

【定位】在足背侧,第 1、2 趾间,趾蹼缘的后方赤白肉际处(图 3-1-70)。

【主治】①中风,癫痫,头痛,目眩,目赤肿痛,青盲,口㖞;②月经不调,崩漏,痛经,带下,遗尿,癃闭,疝气;③胁肋疼痛。

【操作】直刺 0.5~0.8 寸。

3. **太冲** *(tàichōng,LR3)　输穴;原穴。

【定位】在足背侧,第 1、2 跖骨结合部之前凹陷处(图 3-1-70)。

【主治】①头痛,眩晕,目赤肿痛,口㖞,青盲,耳鸣,耳聋;②癫痫,小儿惊风,中风;③黄疸,胁痛;④月经不调,痛经,经闭,带下,遗尿,癃闭;⑤下肢痿痹。

【操作】直刺 0.5~1.0 寸。

4. **章门** *(zhāngmén,LR13)　脾募穴;八会穴(脏会);足厥阴、足少阳经交会穴。

【定位】在侧腹部,在第 11 肋游离端下方(图 3-1-71)。

【主治】①腹胀,泄泻,呕吐;②胁痛,黄疸,痞块。

【操作】斜刺 0.5~0.8 寸。

5. **期门** *(qīmén,LR14)　肝募穴;足厥阴、足太阴经与阴维脉交会穴。

【定位】在胸部,当乳头直下,第 6 肋间隙,前正中线旁开 4 寸(图 3-1-71)。

【主治】①胸胁胀痛,抑郁;②腹胀,呃逆,泛酸;③乳痈。

【操作】斜刺或平刺 0.5~0.8 寸。不可深刺,以免伤及内脏。

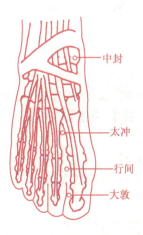

图 3-1-70　大敦、行间、太冲

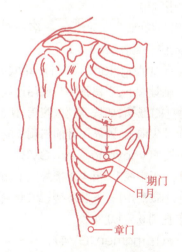

图 3-1-71　章门、期门

Note:

第二节　奇经八脉和常用经穴

一、督脉

(一) 经脉循行

督脉起于小腹内,下出于会阴部,向后经尾骨端(长强)行于脊柱的内部,上达项后风府,进入脑内,上行巅顶,沿前额下行鼻柱,止于上唇系带处(图 3-2-1)。

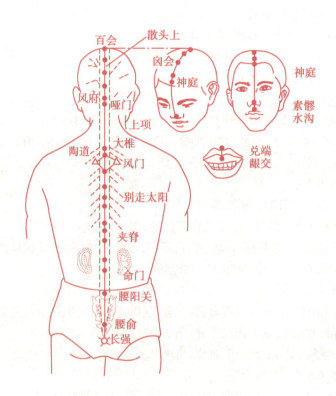

图 3-2-1　督脉循行示意图

(二) 主病

本经腧穴主治脊柱强痛、角弓反张、头痛头重和神志病等。

(三) 常用穴位

本经首穴为长强,末穴为龈交,一名一穴,共 29 穴(图 3-2-2)。[* 代表重点掌握穴位,非重点掌握穴位见其他穴位一览表(表 3-2-1)]。

1. 长强 *(chángqiáng,GV1) 络穴。

【定位】尾骨端下,当尾骨端与肛门连线的中点处(图 3-2-3)。

【主治】①肛肠病,如痔、脱肛、腹泻、便血、便秘等;②癫、狂、痫;③腰脊和尾骶部疼痛。

【操作】针尖向上,紧靠尾骨前斜刺 0.5~1.0 寸。不宜直刺,以免伤及直肠。

2. 腰阳关 *(yāoyángguān,GV3)

【定位】后正中线上,第 4 腰椎棘突下凹陷中(图 3-2-3)。

【主治】①腰骶疼痛,下肢痿痹;②妇科病如月经不调、赤白带下等;③男科病如遗精、阳痿等。

【操作】直刺 0.5~1.0 寸。

3. 命门 *(mìngmén,GV4)

【定位】后正中线上,第 2 腰椎棘突下凹陷中(图 3-2-3)。

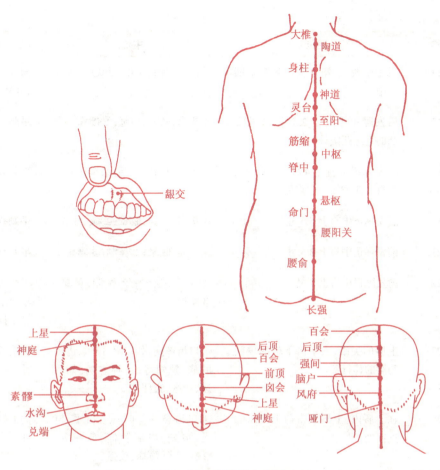

图 3-2-2　督脉腧穴总图

表 3-2-1　督脉其他穴位一览表

穴位名称	定位	主治	操作
腰俞（GV2）	后正中线上,适对骶管裂孔处	①脊强痛,下肢痿痹;②肛肠病,如痔、脱肛、腹泻、便血等;③月经不调;④癫痫	向上斜刺0.5~1.0寸
悬枢（GV5）	后正中线上,第1腰椎棘突下凹陷中	①脊强痛;②胃肠疾患,如肠鸣、腹痛、完谷不化、泄泻等	直刺0.5~1.0寸
脊中（GV6）	后正中线上,第11胸椎棘突下凹陷中	①腰脊强痛;②黄疸,腹泻,小儿疳积,痔疾,脱肛;③癫痫	向上斜刺0.5~1.0寸
中枢（GV7）	后正中线上,第10胸椎棘突下凹陷中	①胆及脾胃病,如黄疸、呕吐、腹满、胃痛、食欲不振等;②腰背疼痛	向上斜刺0.5~1.0寸
筋缩（GV8）	后正中线上,第9胸椎棘突下凹陷中	①脊强,抽搐,四肢拘急;②癫痫;③胃痛	向上斜刺0.5~1.0寸
灵台（GV10）	后正中线上,第6胸椎棘突下凹陷中	①咳嗽,气喘;②脊痛,项强;③疔疮	向上斜刺0.5~1.0寸
神道（GV11）	后正中线上,第5胸椎棘突下凹陷中	①心病、神志病,如心痛、心悸、失眠、健忘、癫痫等;②肺病咳喘;③脊背强痛	向上斜刺0.5~1.0寸

Note：

续表

穴位名称	定位	主治	操作
陶道(GV13)	后正中线上,第1胸椎棘突下凹陷中	①疟疾,骨蒸潮热;②头痛,脊项强急;③癫狂	向上斜刺0.5~1.0寸
脑户(GV17)	后发际正中直上2.5寸,枕外隆凸的上缘凹陷处	①头痛,眩晕,项强;②癫痫	平刺0.5~1.0寸
强间(GV18)	后发际正中直上4寸,当风府穴与百会穴连线的中点处	①头痛,目眩,项强;②癫狂	平刺0.5~1.0寸
后顶(GV19)	后发际正中直上5.5寸	①头痛,项强,眩晕;②癫、狂、痫	平刺0.5~1.0寸
前顶(GV21)	前发际正中直上3.5寸	①头痛,眩晕;②鼻渊;③癫痫	平刺0.5~1.0寸
囟会(GV22)	前发际正中直上2寸	①头痛,眩晕;②鼻渊,鼻衄;③癫痫	平刺0.5~1.0寸。小儿前囟未闭者禁针
兑端(GV27)	上唇的尖端,人中沟下端的皮肤与唇的移行部	①口齿鼻病,如口喎、口噤、齿龈肿痛、鼽衄等;②神志病,如昏迷、晕厥、癫狂等	向上斜刺0.2~0.3寸。一般不灸
龈交(GV28)	在上唇内,上唇系带与上齿龈的连接处	①口齿鼻病,如口喎、口噤、口臭、齿衄、齿龈肿痛、鼻衄等;②癫狂;③腰痛,项强	向上斜刺0.2~0.3寸。一般不灸

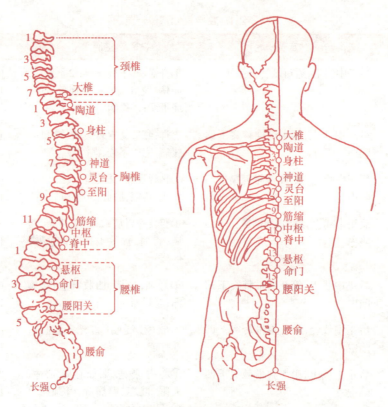

图 3-2-3　督脉腰背部主要腧穴

【**主治**】①腰脊强痛,下肢痿痹;②妇科病如月经不调、赤白带下、痛经、经闭、不孕等;③肾阳不足病证如遗精、阳痿、遗尿、尿频、泄泻、小腹冷痛等。

【**操作**】直刺 0.5~1.0 寸。多加灸法。

4. 至阳 *(zhìyáng,GV9)

【**定位**】后正中线上,第 7 胸椎棘突下凹陷中(图 3-2-3)。

【**主治**】①肝胆病如黄疸、胸胁胀满等;②肺病咳嗽,气喘;③脊强背痛。

【**操作**】向上斜刺 0.5~1.0 寸。

5. 身柱 *(shēnzhù,GV12)

【**定位**】后正中线上,第 3 胸椎棘突下凹陷中(图 3-2-3)。

【**主治**】①咳嗽、气喘;②惊厥、癫、狂、痫;③脊背强痛。

【**操作**】向上斜刺 0.5~1.0 寸。

6. 大椎 *(dàzhuī,GV14)

【**定位**】后正中线上,第 7 颈椎棘突下凹陷中(图 3-2-3)。

【**主治**】①热病,疟疾,骨蒸潮热;②感冒,咳喘;③头项强痛,脊痛;④癫、狂、痫,小儿惊风;⑤风疹,痤疮。

【**操作**】向上斜刺 0.5~1.0 寸。

7. 哑门 *(yǎmén,GV15)

【**定位**】后发际正中直上 0.5 寸,第 1 颈椎下(图 3-2-4)。

【**主治**】①暴喑,舌强不语;②癫痫,癔症;③头痛项强。

【**操作**】伏案正坐,头微前倾,项部放松,向下颌方向缓慢刺入 0.5~1 寸。不可向上深刺,以免刺入枕骨大孔,伤及延髓。

8. 风府 *(fēngfǔ,GV16)

【**定位**】后发际正中直上 1 寸,枕外隆凸直下,两侧斜方肌之间凹陷中(图 3-2-4)。

【**主治**】由内、外风邪所致的病证。①头项病如头痛、眩晕、颈项强痛等;②中风,癫、狂、痫,癔症;③咽喉肿痛,失音。

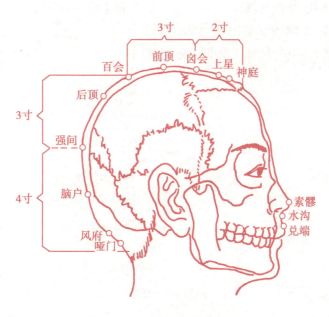

图 3-2-4 督脉头部主要腧穴

【操作】伏案正坐，头微前倾，项部放松，向下颌方向缓慢刺入 0.5~1.0 寸。不可向上深刺，以免刺入枕骨大孔，伤及延髓。

9. 百会 *(bǎihuì, GV20)

【定位】前发际正中直上 5 寸，或头部正中线与两耳尖连线的交点处（图 3-2-4）。

【主治】①头病、神志病，如头痛、眩晕、失眠、健忘、痴呆、中风、癫、狂、痫、癔症等；②气虚下陷病证，如脱肛、泄泻、阴挺、脏器下垂等。

【操作】平刺 0.5~1.0 寸。升阳举陷常用灸法。

10. 上星 *(shàngxīng, GV23)

【定位】前发际正中直上 1 寸（图 3-2-4）。

【主治】①头痛、鼻渊、鼻衄、目痛；②热病、疟疾；③癫狂。

【操作】平刺 0.5~1.0 寸。

11. 神庭 *(shéntíng, GV24)

【定位】前发际正中直上 0.5 寸（图 3-2-4）。

【主治】①神志病，如癫、狂、痫、失眠、惊悸等；②头面五官病，如头痛、目眩、鼻渊、鼻衄等。

【操作】平刺 0.5~1.0 寸。

12. 印堂 *(yìntáng, GV24⁺)

【定位】在头部，两眉毛内侧端中间的凹陷中。（图 3-2-5）

【主治】①头痛、眩晕、失眠；②鼻塞，鼻渊，鼻衄，眉棱骨痛，目痛；③小儿惊风。

【操作】提捏进针，从上向下平刺 0.3~0.5 寸；或向左、右透刺攒竹、睛明等，深 0.5~1 寸。

13. 素髎 *(sùliáo, GV25)

【定位】鼻尖的正中央（图 3-2-4）。

【主治】①急危重症，如昏迷、惊厥、新生儿窒息等；②鼻病，如鼻渊、鼻衄、酒渣鼻等。

【操作】向上斜刺 0.3~0.5 寸，或点刺出血。一般不灸。

14. 水沟 *(shuǐgōu, GV26)

【定位】人中沟的上 1/3 与下 2/3 交点处（图 3-2-4）。

【主治】①急危重症，如昏迷、晕厥、中风、中暑等；②神志病，如癔症、癫、狂、痫、急惊风、慢惊风等；③面部病证，如面肿、口㖞、牙关紧闭等；④闪挫腰痛。

【操作】向上斜刺 0.3~0.5 寸，或用指甲掐按。一般不灸。

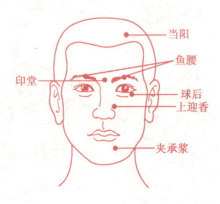

图 3-2-5 印堂

二、任脉

(一) 经脉循行

任脉起于小腹内,向下出于会阴部(会阴),向前上行经阴毛部,沿腹内前正中线向上到达咽喉部,再上行环绕口唇(承浆),经面部进入目眶下(图 3-2-6)。

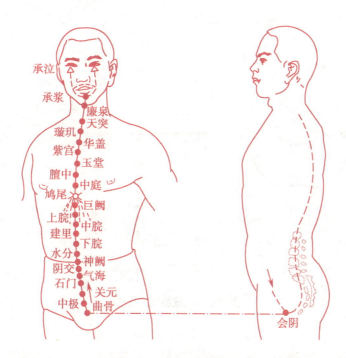

图 3-2-6　任脉循行示意图

(二) 主病

本经腧穴主治疝气、带下、腹中结块等症。

(三) 常用穴位

本经首穴为会阴,末穴为承浆,共 24 穴(图 3-2-7)。[* 代表重点掌握穴位,非重点掌握穴位见其他穴位一览表(表 3-2-2)]。

1. 中极 *(zhōngjí,CV3)　膀胱募穴。

【定位】前正中线上,脐中下 4 寸(图 3-2-8)。

【主治】①泌尿生殖系病,如遗尿、尿频、遗精、阳痿、小便不利等;②妇科病,如痛经、月经不调、崩漏、带下、阴挺、不孕等。

【操作】直刺 1.0~1.5 寸。针刺前排尿;孕妇禁针。

2. 关元 *(guānyuán,CV4)　小肠募穴。

【定位】前正中线上,脐中下 3 寸(图 3-2-8)。

【主治】①元气虚损证,如中风脱证、虚劳羸瘦等;②泌尿生殖系病,如尿闭、尿频、遗尿、遗精、阳痿、早泄等;③妇科病,如月经不调、痛经、经闭、崩漏、带下、阴挺、不孕等;④少腹疼痛,疝气;⑤肠病,如腹泻、痢疾、脱肛、便血等。

【操作】直刺 1.0~1.5 寸。针刺前排尿;孕妇禁针。

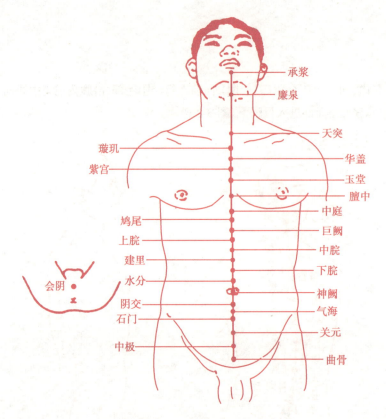

图 3-2-7　任脉腧穴总图

表 3-2-2　任脉其他穴位一览表

穴位名称	定位	主治	操作
会阴（CV1）	男性在阴囊根部与肛门连线的中点；女性在大阴唇后联合与肛门连线的中点	①危症、神志病，如溺水窒息、昏迷、癫、狂、痫等；②局部二阴病，如阴痛、阴痒、小便不利、遗尿、脱肛、阴挺、痔、遗精、月经不调等	直刺 0.5~1.0 寸。孕妇慎用
曲骨（CV2）	前正中线上，脐下 5 寸，耻骨联合上缘中点处	①泌尿生殖系病，如小便不利、遗尿、遗精、阳痿、阴囊湿疹等；②妇科病，如月经不调、痛经、赤白带下等	直刺 0.5~1.0 寸。深部为膀胱，故应在排尿后针刺；孕妇禁针
石门（CV5）	前正中线上，脐中下 2 寸	①肠病，如腹胀、泄泻等；②水肿，小便不利；③男性病，如遗精、阳痿、疝气等；④妇科病，如经闭、崩漏、带下等	直刺 1.0~1.5 寸。孕妇慎用
阴交（CV7）	前正中线上，脐中下 1 寸	①腹痛，疝气；②水肿，小便不利；③月经不调、带下	直刺 1.0~1.5 寸
水分（CV9）	前正中线上，脐中上 1 寸	①水肿、小便不利；②胃肠病，如腹痛、腹泻，反胃吐食等	直刺 1.0~1.5 寸；宜灸
巨阙（CV14）	前正中线上，脐中上 6 寸	①心胸、神志病，如胸痛、癫、狂、痫等；②吞酸	向下斜刺 0.5~1.0 寸。不可深刺，以免伤及肝脏
鸠尾（CV15）	前正中线上，剑胸结合下 1 寸	①心胸、神志病，如心悸、胸痛、癫、狂、痫等；②腹胀，呃逆，呕吐	向下斜刺 0.5~1.0 寸

续表

穴位名称	定位	主治	操作
中庭(CV16)	前正中线上,平第5肋间隙,剑胸结合的中点处	①心胸病,如心痛、胸胁胀满等;②噎膈、呕吐	平刺0.3~0.5寸
玉堂(CV18)	前正中线上,平第3肋间隙	①胸肺病,如咳嗽、气喘、胸闷、胸痛等;②呕吐	平刺0.3~0.5寸
紫宫(CV19)	前正中线上,平第2肋间隙	胸肺病,如咳嗽、气喘、胸痛等	平刺0.3~0.5寸
华盖(CV20)	前正中线上,平第1肋间隙	①胸肺病,如咳嗽、气喘、胸痛等;②喉病,如咽喉肿痛	平刺0.3~0.5寸
璇玑(CV21)	前正中线上,胸骨上窝下1寸	①胸肺病,如咳嗽、气喘、胸痛等;②咽喉肿痛;③积食	平刺0.3~0.5寸

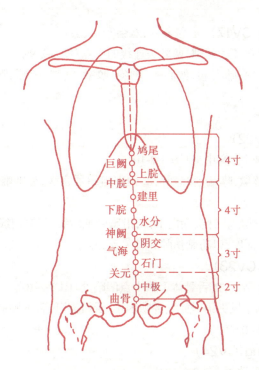

图 3-2-8　任脉腹部主要腧穴

3. 气海 *(qìhǎi,CV6)

【定位】前正中线上,脐中下 1.5 寸(图 3-2-8)。

【主治】①气虚病证,如虚劳羸瘦、中风脱证等;②肠病,如腹痛、腹泻、便秘等;③泌尿生殖系病,如小便不利、遗尿、遗精、阳痿等;④妇科病,如月经不调、痛经、经闭、崩漏、带下、阴挺等。

【操作】直刺 1.0~1.5 寸。孕妇慎用。

4. 神阙 *(shénquè,CV8)

【定位】在脐中央(图 3-2-8)。

【主治】①脱证;②肠病,如脐腹痛胀、泄泻、痢疾、脱肛等;③水肿,小便不利。

【操作】禁刺;宜灸。

5. 下脘 *(xiàwǎn,CV10)

【定位】前正中线上,脐中上 2 寸(图 3-2-8)。

【主治】①胃肠病,如腹痛、腹胀、腹泻、呕吐、食谷不化等;②痞块。

【操作】直刺 1.0~1.5 寸。

Note:

6. 建里 *(jiànlǐ，CV11)

【定位】前正中线上,脐中上 3 寸(图 3-2-8)。

【主治】①胃肠病,如胃痛、呕吐、食欲不振、腹胀等;②水肿。

【操作】直刺 1.0~1.5 寸。

7. 中脘 *(zhōngwǎn，CV12)　胃之募穴;八会穴(腑会)。

【定位】前正中线上,脐中上 4 寸(图 3-2-8)。

【主治】①胃病,如胃痛、腹胀、纳呆、呕吐、吞酸、呃逆等;②黄疸;③神志病,如癫狂、失眠等。

【操作】直刺 1.0~1.5 寸。

8. 上脘 *(shàngwǎn，CV13)

【定位】前正中线上,脐中上 5 寸(图 3-2-8)。

【主治】①胃病,如胃痛、呕吐、呃逆、腹胀等;②癫痫。

【操作】直刺 1.0~1.5 寸。

9. 膻中 *(dànzhōng，CV17)　心包募穴;八会穴(气会)。

【定位】前正中线上,平第 4 肋间隙,两乳头连线的中点(图 3-2-9)。

【主治】①气滞、气逆之心肺胃病,如心痛、胸闷、咳嗽、气喘、噎膈、呃逆等;②乳病,如乳少、乳痛、乳癖等。

【操作】平刺 0.3~0.5 寸。

10. 天突 *(tiāntū，CV22)

【定位】前正中线上,胸骨上窝中央(图 3-2-10)。

【主治】①胸肺病,如咳嗽、哮喘、胸痛等;②颈部组织器官病,如咽喉肿痛、暴喑、瘿气、梅核气、噎膈等。

【操作】先直刺 0.2 寸,然后将针尖朝向下方,沿胸骨柄后缘、气管前缘缓慢向下刺入 0.5~1.0 寸。必须严格掌握针刺的角度和深度,以防刺伤肺和有关动、静脉。

11. 廉泉 *(liánquán，CV23)

【定位】前正中线上,喉结上方,舌骨体上缘中点凹陷处(图 3-2-10)。

【主治】口舌咽喉病,如中风失语、暴喑、吞咽困难、舌缓流涎、舌下肿痛、口舌生疮、喉痹等。

【操作】向舌根斜刺 0.5~0.8 寸。

12. 承浆 *(chéngjiāng，CV24)

【定位】颏唇沟的正中凹陷处(图 3-2-10)。

【主治】①口齿病,如口㖞、齿龈肿痛、流涎等;②暴喑,癫痫。

【操作】斜刺 0.3~0.5 寸。

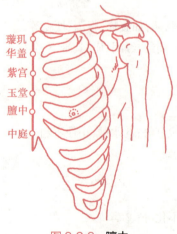

图 3-2-9　膻中

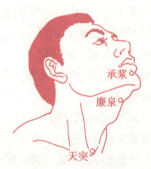

图 3-2-10　天突、廉泉、承浆

第三节　常用奇穴

一、头颈部穴[＊代表重点掌握穴位,非重点掌握穴位见其他穴位一览表(表 3-3-1)]。

表 3-3-1　奇穴其他穴位一览表

穴位名称	定位	主治	操作
鱼腰(EX-HN4)	在额部,当瞳孔直上,眉毛中	眉棱骨痛、眼睑瞤动、眼睑下垂、目赤肿痛、口眼㖞斜、目翳	平刺 0.3~0.5 寸
上迎香(EX-HN8)	在面部,当鼻翼软骨与鼻甲的交界处,近鼻唇沟上端处	鼻塞,鼻渊,鼻部疮	向内上方斜刺 0.3~0.5 寸
夹承浆	在面部,承浆穴旁开 1 寸处	齿龈肿痛,口㖞	斜刺或平刺 0.3~0.8 寸
海泉(EX-HN11)	在口腔内,舌下系带中点处	①重舌肿胀,舌缓不收;②喉痹;③呕吐,呃逆,腹泻;④消渴	用圆利针或细三棱针点刺出血
耳尖(EX-HN6)	在耳郭的上方,当折耳向前,耳郭上方的尖端处	①目赤肿痛,暴发火眼,目翳;②咽喉肿痛	直刺 0.1~0.2 寸;或用三棱针点刺出血
牵正	在面颊部,耳垂前 0.5~1.0 寸处	口㖞,口疮	向前斜刺 0.5~1.0 寸
十七椎(EX-B8)	在腰部,当后正中线上,第 5 腰椎棘突下	①腰腿痛,下肢瘫痪;②痛经,崩漏,遗尿	直刺 0.5~1.0 寸,可灸
肘尖(EX-UE1)	在肘后部,屈肘,当尺骨鹰嘴的尖端	①瘰疬;②痈疽;③肠痈	艾炷灸 7~15 壮
中魁(EX-UE4)	在中指背侧近侧指间关节的中点处,握拳取穴	①牙痛,鼻出血;②噎膈,反胃,呕吐	直刺 0.2~0.3 寸;艾炷灸 5~7 壮
八邪(EX-UE9)	在手背侧,第 1 至第 5 指间,指蹼缘后方赤白肉际处,左右共 8 穴	①手背肿痛,手指麻木;②烦热;③目痛;④毒蛇咬伤	斜刺 0.5~0.8 寸;或点刺出血
环中	在臀部,环跳穴与腰俞穴连线的中点。另一取法:俯卧时,在股骨大转子最凸点与骶管裂孔连线的中点	腰骶痛,腿痛	直刺 2.0~3.0 寸
百虫窝	在股前区,髌底内侧端上 3 寸	①虫积;②皮肤瘙痒,风疹,湿疹,疮疡	直刺 1.5~2 寸。可灸
内踝尖(EX-LE8)	在足内侧面,内踝的凸起处	①乳蛾,牙痛;②小儿不语;③霍乱转筋	禁刺,可灸
外踝尖(EX-LE9)	在足外侧面,外踝的凸起处	①十指拘急,腿外廉转筋,脚气;②牙痛,小儿重舌	禁刺,可灸

Note：

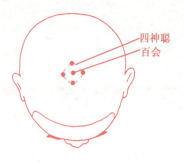

图 3-3-1　四神聪

1. 四神聪 *（sìshéncōng，EX-HN1）

【定位】在头顶部，当百会前后左右各 1 寸，共 4 穴（图 3-3-1）。

【主治】头痛，眩晕，失眠，健忘，癫痫。

【操作】平刺 0.5~0.8 寸。

2. 太阳 *（tàiyáng，EX-HN5）

【定位】在颞部，当眉梢与目外眦之间，向后约 1 横指的凹陷处（图 3-3-2）。

【主治】①头痛；②目赤肿痛，暴发火眼，目翳；③口眼㖞斜。

【操作】直刺 0.3~0.5 寸；或用三棱针点刺出血。

3. 翳明 *（yìmíng，EX-HN14）

【定位】在项部，当翳风后 1 寸（图 3-3-2）。

【主治】①目赤肿痛，目翳，视物不清，青盲，雀目；②耳鸣，耳聋。

【操作】直刺 0.5~1.0 寸。

4. 安眠 *（ānmián）

【定位】翳风与风池连线的中点（图 3-3-2）。

【主治】失眠，头痛，眩晕，心悸，癫狂。

【操作】直刺 0.5~1.0 寸。

5. 金津、玉液 *（jīnjīn、yùyè，EX-HN12、EX-HN13）

【定位】在口腔内，当舌下系带两旁之静脉上取穴。左称金津，右称玉液（图 3-3-3）。

【主治】①舌强，舌肿，口疮，喉痹；②消渴，呕吐，腹泻；③失语。

【操作】点刺出血。

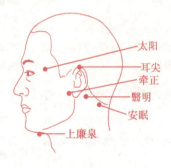

图 3-3-2　太阳、翳明、安眠

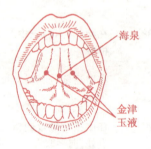

图 3-3-3　金津、玉液

二、胸腹部穴

1. 子宫 *（zǐgōng，EX-CA1）

【定位】脐下 4 寸，中极穴旁开 3 寸（图 3-3-4）。

【主治】阴挺，痛经，崩漏，不孕，月经不调。

【操作】直刺 0.8~1.2 寸。

2. 三角灸 *（sānjiǎojiǔ）

【定位】以患者两口角的长度为一边，作一等边三角形。将顶角置于患者脐心，底边呈水平线，于两底角处取穴（图 3-3-4）。

【主治】①疝气奔豚；②绕脐疼痛；③不孕。

【操作】艾炷灸 5~7 壮。

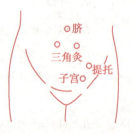

图 3-3-4　子宫、三角灸

Note：

三、背腰部穴

1. 定喘 *(dìngchuǎn,EX-B1)

【定位】在背部,当第 7 颈椎棘突下,旁开 0.5 寸(图 3-3-5)。

【主治】①哮喘,咳嗽;②落枕,肩背痛。

【操作】直刺 0.5~1 寸。

2. 夹脊 *(jiájǐ,EX-B2)

【定位】在背腰部,当第 1 胸椎至第 5 腰椎棘突下两侧,后正中线旁开 0.5 寸,一侧 17 个穴(图 3-3-5)。

【主治】上胸部位治疗心肺部及上肢病证;下胸部的穴位治疗胃肠部病证;腰部的穴位治疗腰腹及下肢病证。

【操作】直刺 0.3~0.5 寸。或用梅花针叩刺。

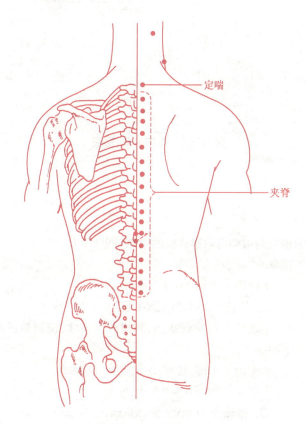

图 3-3-5　定喘、夹脊

3. 胃脘下俞 *(wèiwǎnxiàshū,EX-B3)

【定位】在背部,当第 8 胸椎棘突下,旁开 1.5 寸(图 3-3-6)。

【主治】①胃痛,腹痛,胸胁痛;②消渴,咽干。

【操作】斜刺 0.3~0.5 寸;可灸。

4. 腰眼 *(yāoyǎn,EX-B7)

【定位】在腰部,当第 4 腰椎棘突下,旁开约 3.5 寸凹陷中(图 3-3-6)。

【主治】①腰痛;②月经不调,带下。

【操作】直刺 0.5~1.0 寸;可灸。

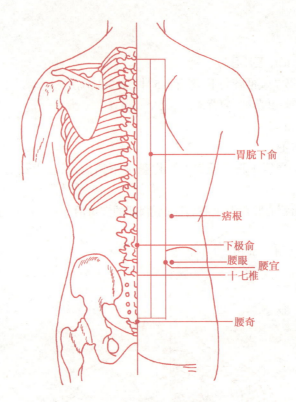

图 3-3-6　胃脘下俞、腰眼

四、上肢部穴

1. 肩前 *(jiānqián)

【定位】正坐垂肩，腋前皱襞顶端与肩髃连线的中点（图 3-3-7）。

【主治】肩臂痛，臂不能举。

【操作】直刺 1.0~1.5 寸。

2. 二白 *(èrbái, EX-UE2)

【定位】在前臂掌侧，腕横纹上 4 寸，桡侧腕屈肌腱的两侧，一肢两穴（图 3-3-7）。

【主治】①痔，脱肛；②前臂痛，胸胁痛。

【操作】直刺 0.5~0.8 寸；可灸。

3. 腰痛点 *(yāotòngdiǎn, EX-UE7)

【定位】在手背侧，当第 2、3 掌骨及第 4、5 掌骨之间，当腕横纹与掌指关节中点处，一手 2 穴（图 3-3-8）。

【主治】急性腰扭伤。

【操作】直刺 0.3~0.5 寸。

4. 外劳宫 *(wàiláogōng, EX-UE8)

【定位】在手背侧，第 2、3 掌骨之间，掌指关节后 0.5 寸（图 3-3-8）。

【主治】①落枕；②手背红肿，手指麻木。

【操作】直刺 0.5~0.8 寸。

5. 四缝 *(sìfèng, EX-UE10)

【定位】在第 2 至第 5 指掌侧，近端指关节的中央，一手 4 穴，左右共 8 穴（图 3-3-9）。

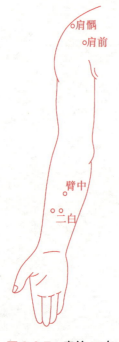

图 3-3-7　肩前、二白

【主治】①小儿疳积;②百日咳。

【操作】直刺 0.3~0.5 寸;挤出少量黄白色透明样黏液或出血。

6. 十宣 *(shíxuān,EX-UE11)

【定位】在手十指尖端,距指甲游离缘 0.1 寸(指寸),左右共 10 穴(图 3-3-9)。

【主治】①昏迷,晕厥,中暑,热病,癫痫;②小儿惊风,失眠。

【操作】直刺 0.1~0.2 寸;或用三棱针点刺出血。

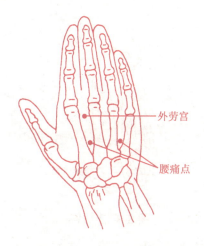

图 3-3-8　腰痛点、外劳宫

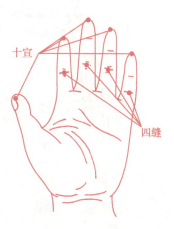

图 3-3-9　四缝、十宣

五、下肢部穴

1. 鹤顶 *(hèdǐng,EX-LE2)

【定位】在膝上部,髌底的中点上方凹陷处(图 3-3-10)。

【主治】膝痛,腿足无力,鹤膝风,脚气。

【操作】直刺 1.0~1.5 寸。

2. 内膝眼 *(nèixīyǎn,EX-LE4)

【定位】在膝部,髌韧带内侧凹陷处的中央(图 3-3-10)。

【主治】①膝痛,腿痛,鹤膝风;②脚气。

【操作】向膝中斜刺 0.5~1.0 寸,或透刺对侧膝眼。

3. 阑尾 *(lánwěi,EX-LE7)

【定位】在小腿前侧上部,当犊鼻下 5 寸,胫骨前缘旁开一横指(图 3-3-10)。

【主治】①阑尾炎,消化不良;②下肢痿痹。

【操作】直刺 1.0~1.5 寸。

4. 胆囊 *(dǎnnáng,EX-LE6)

【定位】在小腿外侧上部,当腓骨小头前下方凹陷处(阳陵泉)直下 2 寸(图 3-3-11)。

【主治】①胆囊炎,胆石症,胆道蛔虫症,胆绞痛;②下肢痿痹,胁痛。

【操作】直刺 1.0~1.5 寸。

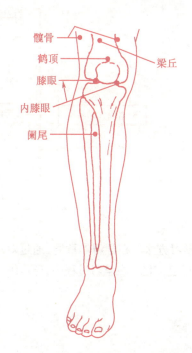

图 3-3-10　鹤顶、内膝眼、阑尾穴

Note:

5. 八风 *（bāfēng，EX-LE10）

【定位】在足背侧，第 1 至第 5 趾间，趾蹼缘后方赤白肉际处，一足 4 穴，左右共 8 穴（图 3-3-12）。

【主治】毒蛇咬伤，足跗肿痛，脚弱无力，脚气。

【操作】斜刺 0.5~0.8 寸；或用三棱针点刺出血。

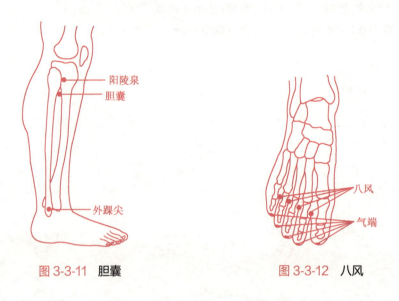

图 3-3-11　胆囊　　　　　　　　　　图 3-3-12　八风

学习小结

1. 学习内容

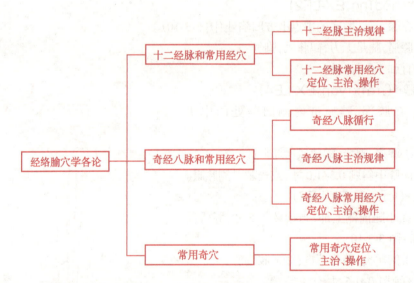

2. 学习方法　在学习本章时，通过对十四经经脉循行反复背诵，结合人体经穴图片或挂图或模型，进行反复记忆。在学习过程中，还可练习在人体上画出十四经脉的循行，点出常用的十四经腧穴、奇穴。

（赵　惠　具紫勇　熊　俊　韩　丽）

思 考 题

1. 简述足太阴脾经的经脉循行,以及该经的起止穴位。
2. 手少阴心经与手太阳小肠经相合的理论依据有哪些?
3. 如何理解四总穴歌之"腰背委中求"?
4. 简述手厥阴心包经体表循行路线。
5. 耳门、听宫、听会分别属于哪条经脉?
6. 简述中脘的定位、主治范围和刺法。
7. 简述印堂的定位、主治范围和刺法。

NURSING

第四章

刺 灸 法

04章 数字内容

──── 学习目标 ────

- 知识目标：
  1. 掌握毫针刺法、灸法、拔罐法的基本理论和操作技能。
  2. 熟悉毫针刺法、灸法、拔罐法在临床应用时的注意事项等。
  3. 了解其他疗法的基本理论和操作技能。
- 能力目标：
  1. 能根据理论知识与操作技术结合的原则开展学习。
  2. 能借鉴刺法、灸法等理论指导实践和科研。
- 素质目标：
  1. 具有较为深厚的中国传统文化底蕴的学生。
  2. 具有创新精神的高素质医学人才。

刺灸法包括各种刺法和灸法,主要论述针刺和艾灸等治疗方法的操作手法和基本理论。这是针灸治疗的基本操作技术,为针灸临床所必须掌握的知识和技能。本章就刺灸法的定义、作用和临床应用等内容加以介绍。

第一节　毫针刺法

毫针刺法,古代称为"砭刺",是由砭石治病发展而来。现指使用不同的针具,对机体的一定部位施以一定的手法刺激,通过激发脏腑经络气血,从而调节人体整体功能,达到防治疾病的一种外治法。

毫针的结构分为针尖、针身、针柄、针根、针尾五部分(图 4-1-1)。不锈钢毫针是目前应用最广泛的针具,有较高的强度和韧性,弹性好,耐腐蚀,耐高温,针体挺直滑利,不易折针。

毫针的规格是指毫针的针身长度、直径,有新、旧两种计量方式。针身的长度,旧规格以寸为单位,新规格以毫米(mm)为单位,见表 4-1-1。针身的粗细规格,旧规格以针号计量,新规格以针身直径毫米(mm)计量,如表 4-1-2。临床使用率最高的是长度 25~75mm、直径 0.25~0.40mm 的毫针。

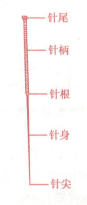

图 4-1-1　毫针的构成

表 4-1-1　毫针的针身长度规格表

寸	0.5	1.0	1.5	2.0	2.5	3.0	3.5	4.0	4.5
毫米(mm)	15	25	40	50	65	75	90	100	115

表 4-1-2　毫针的针身粗细规格表

号数	26	27	28	29	30	31	32	33
直径(mm)	0.45	0.42	0.38	0.34	0.32	0.30	0.28	0.26

毫针操作技术包括针刺前的准备、持针法与进针法、行针法与得气、毫针补泻法、留针法与出针法等,每一种方法都有严格的操作规范和明确的目的要求,毫针刺法是针灸临床治疗的主体,是针灸工作者必须熟练掌握的一门技术。

一、针刺训练

毫针刺法是针刺治疗疾病的关键,是一项操作性很强的技术,与针刺治病疗效密切相关。针刺训练主要是针对指力和手法的训练,主要可从以下几方面进行。

1. 指力和手法练习　可用松软的卫生纸折叠成 8~10cm 见方、厚 1cm 的纸垫,将 3~4 块纸垫分别用棉布包裹后叠在一起,用棉线绳呈"井"字形扎紧即可应用(图 4-1-2)。此纸垫主要用于练习指力,可练习进针的指力、提插的指力和捻转的指力等。练手法一般取棉絮适量,用纱布或棉布包裹后做成外紧内松的直径为 6~7cm 的棉团(图 4-1-3)。此棉团主要用于手法练习,可练习提插、捻转等手法。

第一步是练习进针。进针是持针刺入的方法,以一手固定纸垫,另一手拇、食二指或拇、食、中三指持针柄,使针身垂直,针尖对准纸垫上的一点,刺入时,拇、食指暴发用力,使力贯针尖,快速刺入纸垫 3mm 深,再快速拔出针。以上述方法反复练习进针法和出针法的指力。要求达到刺入时快、准、稳,针尖刺入有力,入点准确不偏,深度均匀一致,不深不浅或深浅自如,刺入时针体直而不弯,拔针时,针体不摆,疾徐自然。

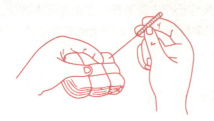

图 4-1-2　纸垫练针法

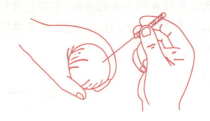

图 4-1-3　棉团练针法

第二步是练习捻转指力。捻转法操作时,以一手固定纸垫,另一手持针柄,将针插入纸垫 10~15mm,以拇、食指或拇、食、中指用力前后搓动针柄,使针体来回旋转。先固定针体深度捻转,再边捻转边插针深入,之后边捻转边提针浅出。要求达到捻转角度一致,频率一致,运用灵活。在边捻转边插针时,针体不弯,在边捻转边提针时,针体不摇,稳定自如,使指力通过针柄,传导至针体,并贯入针尖。

第三步是练习提插指力。操作时,以一手固定纸垫,另一手持针柄,将针插入纸垫 10~15mm,即纸垫的中层,并以此深度为中点做上下幅度均匀的提插练习。提插练习的幅度可以从 3mm 开始,到 5mm,再到 10mm,由小到大,逐渐增加幅度。提插的速度由慢到快,逐渐加速。要求达到操作时拇、食指持针有力,指力从针柄达到针体,再达到针尖。提插时,下针有力,针体不弯,提插的幅度要均匀,提插的速度快慢自如。

第四步练习进针、捻转、提插手法。操作时,一手持棉团,另一手持针,将针刺入棉团一定深度后,边提插边捻转,提插捻转的速度先慢后快,反复操作。要求做到提插与捻转、幅度和速度运用自如,使捻转角度达到 720° 以上、提插幅度达到 10mm 以上、操作频率达到每分钟 120 次以上时,仍能配合协调,针体不弯、不摇,进退自如。

2. 自身练针　掌握了一定指力和手法后,即开始在自己身上练习针刺。通过自身练习,可以体会自己针刺时指力的强弱,以及不同指力刺入时透皮的感觉。如快速透皮的指感和穴位感觉、缓慢透皮时的指感和穴位感觉,以及针尖在皮上未透皮时的指感和穴位感觉、针尖刚刚刺透皮肤时的指感和穴位感觉、刺入一定深度后的指感和穴位感觉。只有充分体会了不同刺法的指感和穴位感觉,才能逐渐做到无痛进针或针刺基本无痛。

在以上基础上,要进一步在自身练习各种行针手法和补泻手法。要仔细体会将针快速刺入不同深度和缓慢刺入不同深度时的指感和穴位感觉,针刺得气的穴位感觉和指感,酸、麻、胀、重、痛等不同针刺感应的指感,在同一穴中针尖向不同深度和不同方向时产生的针感和指感,针尖透皮后刺入皮下组织、筋膜、肌肉、肌腱、骨骼等不同组织的指感和针感,针尖刺到神经组织及血管的指感及针感。还要仔细体会提插、捻转等不同操作方法的指感和针感。要体会以不同幅度、不同速度提插时的指感和针感;以不同的指力上提和下插时的指感和针感,重插轻提和轻插重提时的指感和针感;以不同角度、不同频率捻转时的指感和针感,以拇指向前用力和向后用力捻转时的指感和针感。在此基础上,进一步体会在不同深度,刺入不同组织时提插、捻转的操作方法不同时的指感和针感。只有在自身试针练习时,对各种操作情况都有体会,才能做到心中有数,不断提高自己的操作技巧。

3. 互相练针　初学者要互相进行针刺练习,以体会别人被针刺的针感和针刺的指感。通过互相针刺,互相了解,积累经验,使针刺操作技术不断提高。互相练针的内容与自身练针的内容基本一样。要求达到进针无痛或微痛,如蚊虻叮咬感,如超过此种感觉,痛感较重时,应出针换穴重新刺入,并仔细体会进针无痛的指感与进针疼痛的指感有何区别。通过互相练针,要体会得气时不同得气感觉的指感,如针刺足三里时出现酸感时的指感、针刺阳陵泉时产生放射性麻感的指感、针尖刺到骨产生胀感的指感、针尖刺入两骨之间出现麻感时的指感。此外还要互相练习提插、捻转及各种补泻法,要达到做各种手法时,针体提插、捻转自如顺利,无弯针、无摆动、无疼痛。

二、针刺前的准备

(一)针具选择

临床治疗疾病时,应根据患者的年龄、胖瘦、体质、病情、选穴等来选择长短、粗细适宜的毫针。一般而言,年轻、体壮、肥胖、病位较深、肌肉丰厚部位的腧穴,可选较粗、较长的毫针;反之,宜选较细、较短的毫针。所选针具的长度应长于所刺穴位应进深度 0.5 寸,如太渊的针刺深度为 0.3~0.5 寸,则可选 1 寸长的毫针。

(二)选择体位

针刺时,患者体位选择是否得当,对腧穴的准确定位、针刺的施术操作、持久的留针以及防止晕针、滞针、弯针甚至折针等都有很大影响,因此根据处方选择适当的体位,既有利于正确取穴,又便于针灸的施术操作和较长时间的留针而不致疲劳。临床上针刺的常用体位主要有以下几种。

1. **仰卧位** 适宜于取头、面、胸、腹部腧穴和四肢部分腧穴(图 4-1-4)。

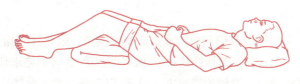

图 4-1-4 仰卧位

2. **侧卧位** 适宜取身体侧面少阳经腧穴和上、下肢部分腧穴(图 4-1-5)。

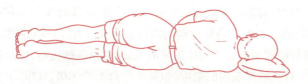

图 4-1-5 侧卧位

3. **俯卧位** 适宜于取头、项、脊背、腰骶部腧穴、下肢背侧及上肢部分腧穴(图 4-1-6)。

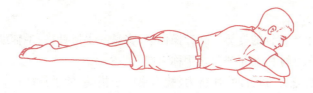

图 4-1-6 俯卧位

4. **仰靠坐位** 适宜于取前头、颜面和颈前等部位的腧穴(图 4-1-7)。

5. **侧伏坐位** 适宜于取后头和项、背部的腧穴(图 4-1-8)。

6. **俯伏坐位** 适宜于取头部的一侧、面颊及耳前后部位的腧穴(图 4-1-9)。

除上述常用体位外,还应根据处方所选腧穴的位置,尽可能用一种体位针刺取穴。如因治疗要求和某些腧穴定位的特点而必须采用两种不同体位时,应根据患者的体质、病情等具

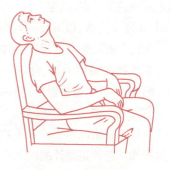

图 4-1-7 仰靠坐位

Note:

体情况灵活掌握。对初诊、精神紧张或体弱、病重的患者,应尽量采取卧位,以防患者感到疲劳或晕针等。

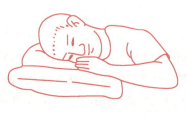

图 4-1-8　侧伏坐位

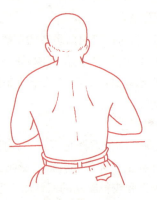

图 4-1-9　俯伏坐位

(三) 消毒

普通毫针如果消毒不严格,容易引起感染或造成交叉感染。因此,针刺治病时,要有严格的无菌观念,切实做好消毒工作。消毒范围包括针具器械、医者的双手、患者的施术部位等。

1. 针具、器械的消毒　针具、器械的消毒方法很多,以高压蒸汽灭菌法应用最广,即将毫针等针具用棉布包好,放在密闭的高压蒸汽锅内,在 98~147kPa 的压强、115~123℃的高温下,保持 30 分钟以上,可达到消毒灭菌的要求。目前国内已经推广应用一次性消毒灭菌毫针,一针一穴,不重复使用。

2. 医生手指消毒　针刺前,医者应先用肥皂液将手洗刷干净,待干后再用 75% 乙醇棉球擦拭后,方可持针操作。持针施术时,若某些刺法需要手指触及针身,必须确保手指和针身无菌。

3. 患者穴位皮肤消毒　在患者需要针刺的穴位部位皮肤用 75% 乙醇棉球擦拭消毒,擦拭时应从腧穴部位的中心点向外绕圈消毒。当穴位皮肤消毒后,切忌接触污物,保持洁净,防止再次污染。

4. 治疗室内消毒　针灸治疗室内的消毒,包括治疗台上的床垫、枕巾、毛毯、垫席等物品,要按时换洗晾晒,如采用一人一用的消毒垫布、垫纸、枕巾则更好。治疗室也应定期消毒净化,保持空气流通,环境卫生洁净。

三、持针法与进针法

(一) 持针法

持针法是指医生手指持针的姿势。毫针操作时,多是一手持针,一手辅助,双手配合完成操作。一般将持针施术之手称为刺手,辅助进针之手称为押手。

刺手的作用是掌握毫针,进针时,使臂力、腕力集中于指端,使手指持针有力,保持毫针端直、坚挺,力贯针尖,能顺利刺入穴位,透皮无痛。行针时,手指有力而灵活,容易产生针感。押手的作用是确定穴位的进针点,固定穴位皮肤,使毫针准确地刺中穴位,并使长针有所依靠,不致摇晃和弯曲。进针时,按压在穴旁,以减轻针刺痛感。行针时,循按穴位周围组织,促进针感的产生与传导,以提高疗效。历代专家均非常重视双手的配合。

常用持针姿势为拇、食、中指持针(图 4-1-10),即以拇指在内侧,食指、中指在外侧,如同手持毛笔。临床上,医生可根据自己的指力情况灵活应用。

(二) 进针法

进针法是指以单手或双手的配合,运用指力和腕力将毫针刺透穴位皮肤进入皮下,并插入一定深度的操作。进针是毫针刺法无痛或微痛的关键,进针法运用熟练,即可保证针刺无痛或微痛。临床常用的方法有单手进针法、双手进针法以及管针进针法等多种刺入方法。

Note:

1. **单手进针法** 单手进针法是指刺手将针刺入穴位的方法,可用于各种规格的毫针,但多用于较短的毫针。即持针对准穴位,运用指力结合腕力快速将针刺入皮下(图4-1-11)。

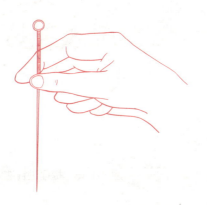

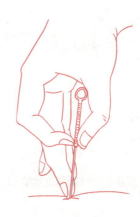

图 4-1-10 持针姿势　　　　　　图 4-1-11 单手进针法

2. **双手进针法** 双手进针法是指刺手与押手配合将针刺入的方法,常用方法有以下4种:

(1)指切进针法:又称爪切进针法,用押手拇指或食指端切按在腧穴皮肤上,刺手持针,针尖和针体下段紧靠押手指甲面将针刺入腧穴。此法适于短针的进针(图4-1-12)。

(2)夹持进针法:又称骈指进针法,即用严格消毒的押手拇、食二指夹住针身下端,将针尖固定在所刺腧穴的皮肤表面位置,当押手向下加压刺入的同时,刺手捻动针柄,双手合力将针刺入腧穴皮肤。此法适于长针的进针(图4-1-13)。

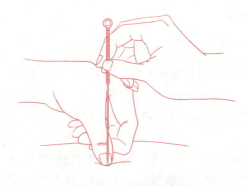

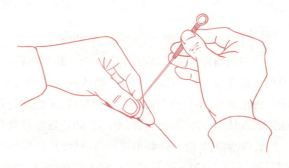

图 4-1-12 指切进针法　　　　　　图 4-1-13 夹持进针法

(3)舒张进针法:用押手食、中二指或拇、食二指将所刺腧穴部位的皮肤向两侧撑开,使皮肤绷紧,刺手持针,使针从押手食、中二指或拇、食二指的中间刺入。此法主要用于皮肤松弛部位的腧穴(图4-1-14)。

(4)提捏进针法:用押手拇、食二指将所刺腧穴部位的皮肤提起,刺手持针,从捏起的上端将针刺入。此法主要用于皮肉浅薄部位的腧穴,如阳白、印堂等(图4-1-15)。

3. **管针进针法** 将特制的无尾毫针插入塑料或金属制成的比毫针短5mm左右的针管内,放在穴位皮肤上,押手压紧针管,刺手食指对准露出的针柄上端一击,使针尖迅速刺入皮肤,然后将针管去掉,再将针插入穴内(图4-1-16)。此法进针不痛,多用于儿童和惧针者,也有用安装弹簧的特制进针器进针者。

以上各种进针方法在临床上应根据腧穴所在部位的解剖特点、针刺深浅和手法的要求灵活选用,以便于透皮顺利和减少患者的疼痛。

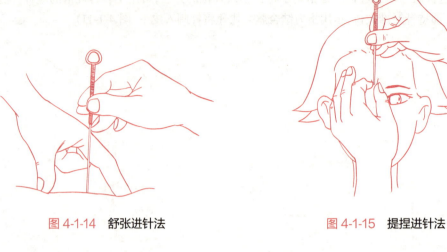

图 4-1-14　舒张进针法　　　　　　　图 4-1-15　提捏进针法

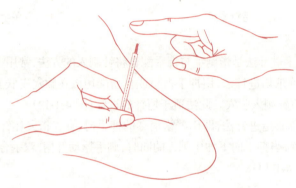

图 4-1-16　管针进针法

(三) 毫针刺入的角度、方向和深度

　　针刺的角度、方向和深度,是指毫针刺入皮下后深入穴位的具体操作要求。针刺同一穴位时,如果刺入的角度、方向和深度不同,刺达的组织结构不同,产生的针感和治疗效果就会有一定的差异。取穴的正确性,不仅指其皮肤表面的位置,还必须与正确的针刺角度、方向和深度结合起来,才能发挥腧穴的最佳治疗作用,提高针刺疗效,防止发生针刺意外。

　　1. 针刺的角度　针刺角度是指进针时,针身与皮肤表面所构成的夹角。临床分为直刺、斜刺、平刺三类(图 4-1-17)。对每一穴位刺入的角度,应根据穴位所在部位的解剖特点、疾病的性质、病位及操作手法等情况区别确定。

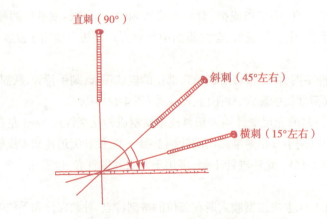

直刺（90°）

斜刺（45°左右）

横刺（15°左右）

图 4-1-17　针刺的角度

Note:

（1）直刺：毫针刺入时，针身与皮肤表面成 90° 角左右，垂直刺入穴位。直刺法适用于人体大部分穴位，尤其是肌肉丰厚处的腧穴。

（2）斜刺：毫针刺入时，针身与皮肤表面成 45° 角左右，倾斜刺入穴位。斜刺法适用于肌肉稍浅薄处的穴位或深部有重要脏器、组织等不宜直刺深刺的腧穴。在施用某些催气、行气手法时，也常用斜刺法。

（3）平刺：毫针刺入时，针身与皮肤表面成 15°~25° 角，横向刺入穴位，又称为横刺、沿皮刺。平刺法适用于肌肉极薄处的穴位或透穴法等特殊针法。

多数情况下，针刺的角度是依据穴位所在位置确定的。例如头面部及任脉在胸部的穴位，多用平刺；颈胸部的穴位，因其深部有骨骼及重要脏器，而多用斜刺；腹部、腰部及四肢部穴位，无重要脏器及深部无大血管和骨骼的情况下多用直刺。

2. 针刺方向 针刺方向是指进针时和进针后针尖所指的方向，也称针向。针刺方向一般根据穴位分布的部位、经脉循行的方向、病位的方向、刺入欲达到的组织结构而定。例如针刺足三里穴，治疗胃病时，欲使针感向上传导，针尖略向上；治疗末梢神经炎时，欲使针感向下传导，针尖略向下；补法操作时，顺经脉循行方向而刺，针尖略向下；泻法操作时，逆经脉循行方向而刺，针尖略向上。

3. 针刺的深度 针刺深度是指针身刺入穴位的深浅度。每个穴位的针刺深度，以既有明显的针感，又不损伤深部的脏器组织为原则。在临床操作时，还要结合腧穴所在部位的肌肉浅深、所属经脉的阴阳、深浅，以及针刺时的季节，患者的年龄、体质、病情的阴阳属性等多方面因素，使针刺深浅适度，增加疗效。针刺深度，可综合考虑，灵活掌握。

（1）腧穴部位：人体各部腧穴的肌肉有厚薄之分。凡头面、胸背部穴位，其肌肉浅薄，或深部有重要脏器，皆应浅刺，一般以平刺或斜刺为宜。对于腰、腹、臀部及四肢穴，其肌肉厚，无重要器官，只要避开大血管和骨骼，皆可深刺，一般多用直刺，或用斜刺。

（2）经脉浅深：人体经脉系统有经脉、络脉之分，有阴经、阳经之分，其在身体各部的循行也有深浅之分。一般情况下，刺经宜深刺，刺络宜浅刺；刺阴经可深刺，刺阳经可浅刺；四肢肘臂、腿膝以上肉厚、脉深，可深刺；腕踝、跖指等处肉薄、脉浅，宜浅刺。

（3）针刺季节：人体气血循环的浅深与四季时令有关，故针刺时，也应考虑时令因素。一般情况下，春夏阳气循行表浅，浅刺为宜；秋冬阳气深伏于里，则宜深刺。

（4）年龄、体质：根据前人经验，小儿娇嫩之体，稚阴稚阳，宜以浅刺调气；青壮年，气血旺盛，可以深刺；形瘦而体弱者，应以浅刺；形胖体强者，可以深刺。

（5）病情：针刺深浅，根据病情而施。对新病、实证，其邪实在表，宜浅刺以逐邪外泄；对久病、虚证，其正虚于里，宜深刺，以扶正为主，正气胜则能祛邪。

（6）手法：例如提插补泻的操作，补法以先浅后深，泻法则先深后浅。

认识针刺角度、方向、深度的重要性，掌握正确的角度、方向、深度，能提高针刺疗效，防止发生针刺意外。临床应用时，三者又宜综合考虑。例如深刺多用直刺，浅刺多用斜刺或平刺。对深部有重要脏器的穴位，要掌握好针刺的角度、方向和深度，要避开脏器，防止发生意外，同时，根据临床经验，还要尽量向有针感的方向刺，针刺的深度又要以穴位产生针感为度。

四、行针法与得气

行针是指进针透皮后，进一步将针刺入一定深度，并获得针感（得气）的操作技术，包括基本手法和辅助手法。得气又称气至，是指毫针刺入穴位的一定深度后，获得的一种特殊感觉。得气是针刺产生疗效的关键，在针灸治疗过程中有非常重要的意义。

（一）行针基本手法

行针基本手法是毫针刺法的基本技术，主要有提插法和捻转法两种。在临床施术时，这两种基本手法既可单独应用，又可配合应用。

1. **提插法**　提插法是针体在腧穴中的上下运动,包括上提和下插两个动作。提插法的操作是,进针后,将针从浅层向下刺入深层,再由深层向上退出至浅层,这种由浅入深的操作称为插,由深出浅的操作称为提,如此反复地做上下纵向运动就构成了提插法(图4-1-18)。

对于提插幅度的大小、频率的快慢和操作时间的长短,应根据患者的体质、病情、腧穴部位和针刺目的等灵活掌握。使用提插法时要保持针体垂直不弯,不改变针刺角度、方向,指力一定要均匀一致,不能用力忽大忽小。幅度以3~5mm为宜,频率以60~90次/min为宜,保持针身垂直,不改变针刺角度、方向。通常认为,行针时提插的幅度大、频率快,刺激量就大;反之,提插的幅度小、频率慢,刺激量就小。

2. **捻转法**　捻转法是将针刺入一定深度后,将拇指和食指分别向前和向后搓动针柄,使针体来回转动(图4-1-19)。

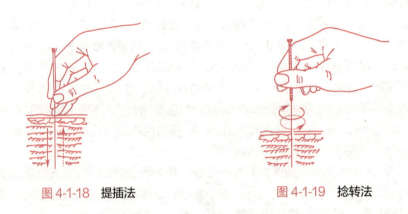

图4-1-18　提插法　　　　　　图4-1-19　捻转法

捻转时,指力要均匀,左转和右转用力一致;捻转的频率应不疾不徐,不应忽快忽慢;捻转的角度要适当一致,一般为180°左右,不能单向捻针,否则针身易被穴位软组织、肌纤维等缠绕,而引起滞针,导致行针和进出针困难,或牵拉穴位组织引起疼痛。

捻转法的角度大小、频率快慢及操作时间长短等,应根据患者的体质、病情、腧穴部位及针刺目的等具体情况而定,一般认为,捻转的角度大、频率快,刺激量就大;捻转的角度小、频率慢,刺激量就小。

(二) 行针辅助手法

行针的辅助手法,是行针基本手法的补充,是以促使得气和加强针刺感应为目的的操作手法,临床常用的行针辅助手法有循、弹、刮、摇、飞、震颤6种。

1. **循法**　循法是将针刺入一定深度后,医生用手指循着经脉的循行路径,在腧穴的上下部轻柔循按的方法(图4-1-20)。针刺不得气时,可以用循法催气。

2. **弹法**　针刺后在留针过程中,以手指轻弹针尾或针柄,使针体微微振动的方法称为弹法(图4-1-21)。弹法有催气、行气的作用,以加强针感,助气运行。

3. **刮法**　毫针刺入一定深度后,经气未至,以拇指或食指的指腹抵住针尾,用拇指、食指或中指指甲,由下而上或由上而下频频刮动针柄的方法称为刮法(图4-1-22)。本法在针刺不得气时用之可激发经气,如已得气者可以加强针刺感应的传导和扩散。

4. **摇法**　毫针刺入一定深度后,手持针柄,将针轻轻摇动的方法称摇法(图4-1-23)。其法有二:一是直立针身而盘摇,以加强得气的感应,使针感向周围扩散;二是卧倒针身而摇,使针感向一定方向传导。

5. **飞法**　针后不得气者,刺手拇、食指执持针柄,细细捻搓数次,然后张开两指,一搓一放,反复数次,状如飞鸟展翅,故称飞法(图4-1-24)。本法的作用在于催气、行气,并使针刺感应增强和扩散。

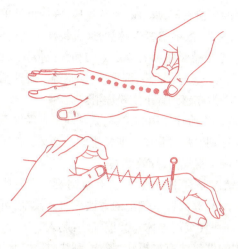

图 4-1-20　循法

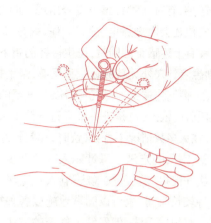

图 4-1-21　弹法

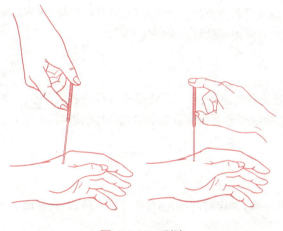

图 4-1-22　刮法

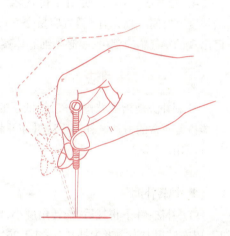

图 4-1-23　摇法

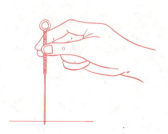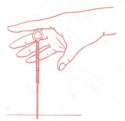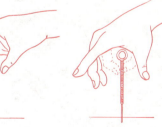

图 4-1-24　飞法

6. 震颤法　针刺入一定深度后,刺手持针柄,用小幅度、快频率的提插手法,使针身轻微震颤的方法称震颤法(图 4-1-25)。本法可促使针下得气和增强针刺感应。

(三) 得气

得气又称气至,现代称为针感,或称针刺感应、经气感应,是指毫针刺入穴位的一定深度后,获得的一种特殊感觉。一般来说,这种经气感应可被医患双方共同感知。

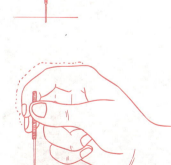

图 4-1-25　震颤法

Note:

1. 得气的感应　当针刺得气时,患者感觉在针刺的部位有酸、麻、胀、重等反应,临床可见单纯的一种针感,有时几种针感可复合出现,如有酸麻、酸胀、麻胀、酸痛等复合感觉,通过特殊手法的处理,有些穴位还会出现触电、凉、热、痒、蚁行、流动等感觉,这类感觉常沿着一定方向和部位传导或扩散。当患者有上述感觉的同时,医生持针的指下也能体会到针下紧感、涩感、沉重感、动感等。若针刺未得气,则患者针穴处无特殊感觉和反应,医生持针施术的手指亦感到针下空松虚滑。

2. 得气的意义　得气与否以及气至的迟速是针刺产生治疗作用的关键,是判断患者经气盛衰及疾病预后的依据,也是进一步实施行针手法的基础,在针刺治疗过程中有非常重要的意义。临床观察显示,在大多数情况下,得气快时,疗效较好,得气较慢或不得气时,疗效就差。

3. 得气的方法　毫针刺入一定深度后,大多数情况是针下自然得气,有时则要使用一些特别的方法才能得气。①候气法:刺入一定深度后,留针片刻,等待针下气至的方法。留针候气,可以安静等待较长时间,也可以间歇地施以各种行针手法,直到气至而方休。②催气法:刺入一定深度后,通过一些辅助手法,催促针下气至的方法。临床常用的催气法有循摄法、弹法、刮法、摇法、搓法、飞法等。

4. 守气法　守气法是针下得气之后,使针感留守勿失的方法,使已经出现的得气感应保持一定的强度和时间。临床有"得气容易守气难"之说,得气后若随意改变针尖部位,或盲目提插,很容易使已出现的得气感应消失,故必须细心体察。留针期间,常用间歇行针来守气。

五、毫针补泻法

针刺补法是指能鼓舞正气,使低下的功能恢复正常的方法;针刺泻法是指可疏泄邪气,使亢进的功能恢复正常的方法。补泻手法贯穿针刺全程,其效应受患者机体状态和腧穴特性的影响,临床上应综合应用。

(一) 单式补泻法

1. 捻转补泻

(1) 补法:针下得气后,捻转角度小,用力轻,频率慢,操作时间短,结合拇指向左向前、食指向右向后,以左转用力为主者为补法(图4-1-26)。

(2) 泻法:针下得气后,捻转角度大,用力重,频率快,操作时间长,结合拇指向右向后、食指向左向前,以右转用力为主者为泻法(图4-1-27)。

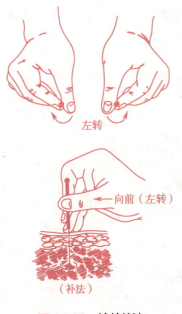

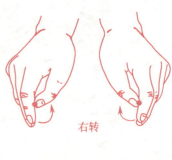

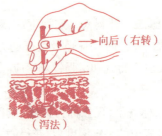

图 4-1-26　捻转补法　　　　　　　图 4-1-27　捻转泻法

Note:

2. 提插补泻

（1）补法：针下得气后，先浅后深，重插轻提，提插幅度小，频率慢，操作时间短，以下插用力为主者为补法（图 4-1-28）。

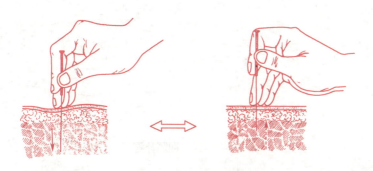

图 4-1-28　提插补法

（2）泻法：针下得气后，先深后浅，轻插重提，提插幅度大，频率快，操作时间长，以上提用力为主者为泻法（图 4-1-29）。

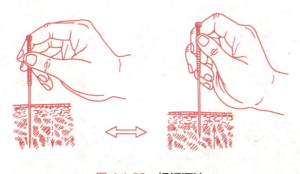

图 4-1-29　提插泻法

3. 徐疾补泻

（1）补法：进针时徐徐刺入，少捻转，疾速出针者为补法（图 4-1-30）。
（2）泻法：进针时疾速刺入，多捻转，徐徐出针者为泻法（图 4-1-31）。

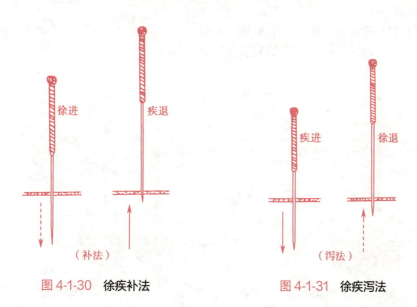

图 4-1-30　徐疾补法　　　　　图 4-1-31　徐疾泻法

Note:

4. 迎随补泻

(1) 补法：进针时，针尖随着经脉循行的方向刺入为补法(图 4-1-32)。

(2) 泻法：进针时，针尖逆着经脉循行的方向刺入为泻法(图 4-1-32)。

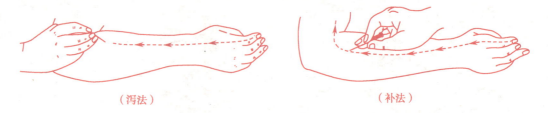

（泻法）　　　　　　　　　　　　　　　（补法）

图 4-1-32　迎随补泻

5. 呼吸补泻

(1) 补法：患者呼气时进针，吸气时出针为补法(图 4-1-33)。

(2) 泻法：患者吸气时进针，呼气时出针为泻法(图 4-1-34)。

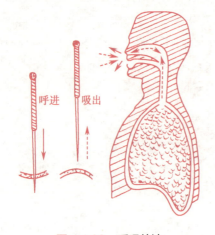

图 4-1-33　呼吸补法

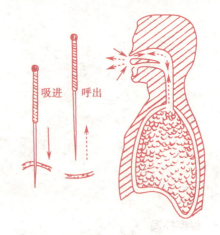

图 4-1-34　呼吸泻法

6. 开阖补泻

(1) 补法：出针后迅速揉按针孔为补法(图 4-1-35)。

(2) 泻法：出针时摇大针孔，且不揉按针孔为泻法(图 4-1-36)。

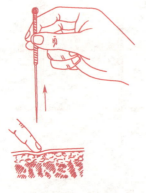

图 4-1-35　开阖补法

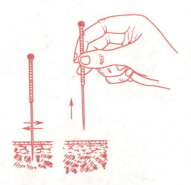

图 4-1-36　开阖泻法

7. 平补平泻 进针得气后均匀地提插、捻转后即可出针,即称平补平泻(图4-1-37)。

(二)复式补泻法

复式补泻手法,常用的是烧山火法和透天凉法,用于治疗寒热明显的重症。

1. 烧山火法 烧山火法,又称热补法,将针重刺入腧穴应刺深度的上1/3(天部),得气后行捻转补法9次;再将针重刺入中1/3(人部),得气后行捻转补法9次;然后将针重刺入下1/3(地部),得气后行捻转补法9次,再将针轻提到上1/3。如此反复操作3次,将针按至地部留针。

在操作过程中,可配合呼吸补泻法、开阖补泻法中的补法,即为烧山火法,多用于治疗冷痹顽麻、虚寒性疾病等(图4-1-38)。

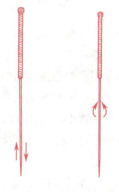

图 4-1-37 平补平泻

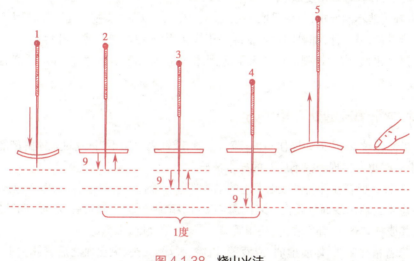

图 4-1-38 烧山火法

2. 透天凉法 又称凉泻法,将针刺入腧穴应刺深度的下1/3(地部),得气后行捻转泻法6次;再将针重提至中1/3(人部),得气后行捻转泻法6次;然后将针重提至上1/3(天部),得气后行捻转泻法6次;再将针轻按至下1/3。如此反复操作3次,将针重提至上1/3留针。

在操作过程中,可配合呼吸补泻法、开阖补泻法中的泻法,即为透天凉法,多用于治疗热痹、急性痈肿等实热性疾病(图4-1-39)。

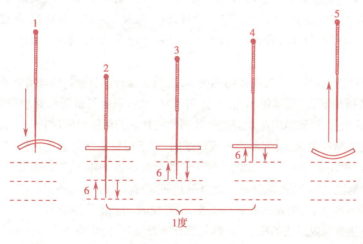

图 4-1-39 透天凉法

Note:

六、留针法与出针法

（一）留针法

将针刺入腧穴行针施术后，使毫针留在腧穴内一段时间称为留针。留针的目的是为加强针刺的作用和便于继续行针施术。一般病证，只要针下得气而施以适当的补泻手法后，即可出针或留针10~20分钟。但对一些特殊病证，如痛证、寒证、久病或顽固性病证等，可适当延长留针时间，有时留针可达数小时，以便在留针过程中间歇性行针，以增强、巩固疗效。在临床上，留针与否或留针时间的长短不可一概而论，应根据患者具体病情而定。

（二）出针法

出针又称起针、退针。在施行针刺手法或留针达到预定针刺目的和治疗要求后，即可出针。出针时，一般以押手拇、食指两指持消毒干棉球轻轻按压于针刺穴位旁，刺手持针做轻微的小幅度捻转，并随势将针退至皮下，再轻轻拔出皮肤。

出针时，依补泻的不同要求，分别采取"疾出"或"徐出"以及"疾按针孔"或"摇大针孔"的方法出针。出针后，除特殊需要外，都要用消毒棉球轻压针孔片刻，以防出血或针孔疼痛。当针退出后，要仔细查看针孔是否出血，询问针刺部位有无不适感，检查核对针数是否遗漏，还应注意有无晕针延迟反应现象。

七、针刺异常情况的处理和预防

针刺治疗虽然比较安全，但如操作不慎，疏忽大意，或针刺手法不当，或对人体解剖部位缺乏全面了解，在临床上有时也会出现一些不应有的异常情况。

1. **晕针** 晕针是患者在针刺过程中发生的晕厥现象。晕针是可以避免的，医者应该注意防范。

（1）表现：患者突然出现面色苍白，多汗，恶心欲吐，精神疲倦，头晕目眩，心慌，四肢发冷，血压下降，脉象沉细，甚或神志昏迷，仆倒在地，唇甲青紫，二便失禁，脉微细欲绝。

（2）原因：患者精神紧张，体质虚弱，或疲劳、饥饿、大汗、大泻、大出血之后或体位不当，或医者在针刺时手法过重，而致针刺时或留针过程中发生此现象。

（3）处理：立即停止针刺，将针全部起出。使患者平卧，注意保暖。轻者仰卧片刻，予饮温开水或糖水后，即可恢复正常。重者在上述处理基础上，可刺人中、内关，灸百会、关元、气海等穴，即可恢复。若仍不省人事、呼吸微弱、脉细弱者，可考虑配合其他治疗或采用急救措施。

（4）预防：对于晕针应注重预防。如初次接受针刺治疗或精神过度紧张、身体虚弱者，应先做好解释，消除其对针刺的顾虑，同时选择舒适持久的体位，最好采用卧位；选穴宜少，手法要轻；若饥饿、疲劳、大渴时，应在进食、休息、饮水后少时再予针刺。医者在针刺治疗过程中，要精神专一，随时注意观察患者的神色，询问患者的感觉；一旦有不适等晕针先兆，应及早采取处理措施，防患于未然。

2. **滞针** 滞针是指在行针时或留针后，医者感觉针下涩滞，捻转、提插、出针均感困难，而患者则感觉剧痛的现象。

（1）表现：针在体内，提插、捻转、出针均感困难，若勉强捻转、提插时，则患者痛不可忍。

（2）原因：患者精神紧张，或体位不当，当针刺入腧穴后，患者局部肌肉强烈收缩；或行针手法不当，向单一方向捻针太过，以致肌肉组织缠绕针体而成滞针。若留针时间过长，有时也可出现滞针。

（3）处理：若患者精神紧张，局部肌肉过度收缩时，可于滞针腧穴附近进行循按或叩弹针柄，或在附近再刺一针，以宣散气血，从而缓解肌肉的紧张。若行针不当、单向捻针而致者，可向相反方向将针捻回，并用刮柄、弹柄法，使缠绕的肌纤维回释，即可解除滞针。

（4）预防：对精神紧张者，应先做好解释工作，消除患者的顾虑。注意行针操作手法，避免单向捻转，若用搓法时，应注意与提插法的配合，可避免肌纤维缠绕针身，从而防止滞针的发生。

3. **弯针** 进针时或将针刺入腧穴后，针身在体内形成弯曲，称为弯针。

(1) 表现:针柄改变了进针或刺入留针时的方向和角度,提插、捻转及出针均感困难,而患者感到疼痛。

(2) 原因:医生进针手法不熟练,用力过猛、过快,以致针尖碰到坚硬的组织器官,或患者在针刺或留针时移动体位,或针柄受到某种外力压迫、碰击等,均可造成弯针。

(3) 处理:出现弯针后,即不得再行提插、捻转等手法。如针柄轻微弯曲,应慢慢将针起出。若弯曲角度过大时,应顺着弯曲方向将针起出。若由患者移动体位所致,应使患者慢慢恢复原来体位,待局部肌肉放松后,再将针缓缓起出。切忌强行拔针,以免针体折断在体内。

(4) 预防:医者进针手法要熟练,指力要均匀,并要避免进针过快、过猛。为患者选择舒适体位。在留针过程中,嘱患者不要随意更动体位,注意保护针刺部位,针柄不得受外物硬碰和压迫。

4. 断针 断针又称折针,是指针体折断在人体内。

(1) 表现:行针时或出针后发现针身折断,其断端部分针身尚露于皮肤外,或断端全部没入皮肤之下。

(2) 原因:针具质量欠佳,针身或针根有损伤剥蚀,进针前失于检查;针刺时将针身全部刺入腧穴,行针时强力提插、捻转,肌肉猛烈收缩;留针时患者随意变更体位,或弯针、滞针未能进行及时正确处理等,均可造成断针。

(3) 处理:医者态度必须从容镇静,嘱患者切勿变动现有体位,以防断针向肌肉深部陷入。若残端部分针身显露于体外时,可用手指或镊子将针起出。若断端与皮肤相平或稍凹陷于体内者,可用一手拇、食二指垂直向下挤压针孔两旁,使断针暴露体外,另一手持镊子将针取出。若断针完全陷于皮下或肌肉深层时,应在X线下定位,手术取出。

(4) 预防:为了防止折针,应认真仔细地检查针具,不符合质量要求的针具应剔除不用;避免过猛、过强地行针;在行针或留针时,应嘱患者不要随意更换体位。针刺时不宜将针身全部刺入腧穴,应留部分针身在体外,以便于针根折断时取针。在进针、行针过程中,如发现弯针,应立即出针,切不可强行刺入、行针。对于滞针等亦应及时正确地处理,不可强行硬拔。

5. 血肿 血肿是指针刺部位出现皮下出血而引起的肿痛。

(1) 表现:出针后,针刺部位肿胀疼痛,继则皮肤呈现青紫色。

(2) 原因:针尖弯曲带钩,使皮肉受损,或刺伤血管所致。

(3) 处理:若微量的皮下出血而局部小面积青紫时,一般不必处理,可以自行消退。若局部肿胀疼痛较剧,青紫面积大而且影响到功能活动时,可先冷敷止血,再做热敷或在局部轻轻揉按,以促使局部瘀血消散吸收。

(4) 预防:仔细检查针具,熟悉人体解剖部位,针刺时避开血管,出针时立即用消毒干棉球按压针孔。

6. 气胸 针刺引起创伤性气胸是指针具刺穿了胸腔且伤及肺组织,气体积聚于胸腔,出现呼吸困难等现象。

(1) 表现:患者突感胸闷、胸痛、气短、心悸,严重者呼吸困难、发绀、冷汗、烦躁、恐惧,到一定程度会发生血压下降、休克等危急现象。检查:患侧肋间隙变宽,胸廓饱满,叩诊鼓音,听诊肺呼吸音减弱或消失,气管可向健侧移位。如气窜至皮下,患侧胸部、颈部可出现握雪音,X线胸部透视可见肺组织被压缩现象。有病情轻者,出针后并不立即出现症状,而是过一定时间后才慢慢感到胸闷、疼痛、呼吸困难。

(2) 原因:主要是针刺胸部、背部和锁骨附近的穴位过深,针具刺穿了胸腔且伤及肺组织,气体积聚于胸腔而造成气胸。

(3) 处理:一旦发生气胸,应立即出针,采取半卧位,安静卧床休息。要求患者心情平静,切勿恐惧而翻转体位,尽量减少呼吸的幅度。一般漏气量少者,可自然吸收。同时要密切观察,随时对症处理,如给予镇咳、消炎药物,以防止肺组织因咳嗽扩大创孔,加重漏气和感染。对严重病例如出现呼吸困

Note:

难、发绀、休克等现象者需组织抢救,如胸腔排气、少量慢速输氧、抗休克等。

(4)预防:针刺治疗时,医者必须精神集中,选好适当体位,根据患者体型肥瘦,掌握进针深度,施行提插手法的幅度不宜过大。对于胸部、背部及缺盆部位的腧穴,最好平刺或斜刺,且不宜太深;一般避免直刺,留针时间不宜过长,更不可粗针深刺该部腧穴。

八、针刺注意事项

在针刺前,医生应该向患者解释有关针刺针感的问题,以使患者克服恐惧心理。同时在针刺治疗时,还应注意以下几个方面。

1. 患者在过于饥饿、疲劳,或精神过度紧张时,不宜立即进行针刺。对身体瘦弱、气虚血亏的患者进行针刺时,手法不宜过强,并应尽量选用卧位。

2. 女性怀孕3个月以内者,不宜针刺小腹部的腧穴。若怀孕3个月以上者,腹部、腰骶部腧穴也不宜针刺。至于三阴交、合谷、昆仑、至阴等一些通经活血的腧穴,在怀孕期亦应予禁刺。如妇女行经时,若非为了调经,亦不应针刺。

3. 小儿囟门未闭合时,头顶部的腧穴不宜针刺。

4. 曾有自发性出血或损伤后出血不止的患者,不宜针刺。

5. 皮肤有感染、溃疡、瘢痕或肿瘤的部位,不宜针刺。

6. 对胸、胁、腰、背等脏腑所居之处的腧穴,不宜直刺、深刺。肝大、脾大、肺气肿患者更应注意。

7. 针刺眼区穴和项部的风府、哑门等穴以及脊椎部的腧穴,要注意掌握一定的角度,更不宜大幅度提插、捻转和长时间留针,以免伤及重要组织器官,产生严重的不良后果。

8. 针刺小腹部的腧穴时,应排便后再针刺;对尿潴留患者,应掌握适当的针刺方向、角度、深度等,以免误伤膀胱等器官出现意外事故。

第二节 灸 法

灸法是利用艾绒或其他物质的燃烧来烧灼、温熨或熏烤人体体表一定部位的一种防病与治病方法。灸法主要利用艾绒燃烧所产生的温热刺激来治疗和预防疾病,因此,如应用某些对皮肤有刺激作用的药物(如白芥子)或其他物质(如某些矿物质)来直接接触人体皮肤表面,以产生温热刺激来防治疾病的方法,也属灸法。

灸法是针灸医学的主要组成部分,也是中医学中重要的非药物疗法,在我国有着悠久的历史。《说文解字》:"灸,灼也,从火音灸。灸乃治病之法,以艾燃火,按而灼也。"灸法具有与针刺不同的独特功效。《灵枢·官能》提到:"针所不为,灸之所宜。"提示灸法可以治疗针所不能或不宜治疗的疾病。

可用做灸用的材料很多。由于艾叶容易燃烧,燃烧后难以熄灭,艾火较为温和,其气味芳香,取材容易;且艾叶有温经通络、行气活血、祛湿散寒、消肿散结的药用功效,因此古今灸用材料大多选用艾绒。《名医别录》载:"艾叶苦、微温,无毒,主灸百病。"新制的艾绒因含挥发油较多,灸时火力过强,故以陈年久置的艾绒为佳,如《孟子》中有"七年之病,当求三年之艾"的说法。

一、灸法的作用

1. **温经通络** 灸法多通过对穴位的刺激来治疗疾病,能对施术部位的皮肤及皮肤下层产生温热刺激,从而激发经气,达到温经通络的治疗作用。

2. **行气活血** 灸法通过对腧穴的温热刺激,能达到促进气血运行的治疗作用。因此灸法常用于治疗因血寒所致气血运行不畅而引起的痹证、腹泻等疾病。正如《灵枢·刺节真邪》篇所指出:"脉中之血,凝而留止,弗之火调,弗能取之。"

3. **逐寒祛湿** 灸法所产生的温热刺激具有直接的驱散寒邪与湿邪的作用。因此临床上常常用

Note:

于风寒湿痹和寒邪为患之腹痛、腹泻等病证。正如《素问·异法方宜论》所记载:"北方者,天地所闭藏之域也。其地高陵居,风寒冰冽,其民乐野处而乳食。脏寒生满病,其治宜灸焫。"

4. 扶阳固脱　艾叶本性纯阳,灸火亦属阳,两阳相得,有扶助阳气、举陷固脱的作用。因此临床上常常采用艾灸关元、神阙来治疗手足厥冷、脉微欲绝等阳气虚脱证,以及用于危重患者的抢救治疗;还可以采用艾灸中极、关元、百会、命门等穴位来治疗崩漏、带下、脱肛、阴挺及遗尿等病证。

5. 消瘀散结　艾火的温热刺激具有温经通络、行气活血的作用,因此艾灸具有消散瘀结的功能。临床中常常用灸法来治疗乳痈初起、瘰疬及瘿瘤等病证。

6. 防病保健　艾灸除了有治病作用外,还有防病保健作用。其防病保健作用同样是通过艾火对穴位的刺激使经络畅通、气血调和来实现。《备急千金要方》有"凡入吴蜀地游官,体上常须三两处灸之,勿令疮暂瘥,则瘴疠温疟毒气不能着人"的记载,说明艾灸能预防传染病。《扁鹊心书》中说:"人于无病时,常灸关元、气海、命门、中脘……虽未得长生,亦可保百年寿矣。"又云:"余五十时,常灸关元百余壮……渐至身体轻健,羡进饮食……每年常如此灸,遂得老年康健。"《外台秘要》也指出:"三里养先后天之气,灸三里可使元气不衰,故称长寿之灸。"提示灸法能防病延年。

二、灸法的种类

灸法的种类较多,可以分为艾灸法、非艾灸法。天灸、灯草灸、药线灸、桑枝灸以及现代的电热灸等都属于非艾灸法。

三、灸法的操作及应用

(一) 艾炷灸

将纯净的艾绒放在平板上,用拇、食、中三指边捏边旋转,把艾绒捏紧成规格、大小不同的圆锥状物,称为艾炷。一般可将艾炷分为大、中、小三种类型(图4-2-1):小者如麦粒大,中者如半个枣核大,大者如半个橄榄大。每燃烧一个艾炷,称为一壮。艾炷灸可分为直接灸和间接灸。

小炷　　　　中炷　　　　　　大炷

图4-2-1　艾炷

1. 直接灸　直接灸又称明灸、着肤灸,是将艾炷直接放在皮肤上进行施灸的一种方法(图4-2-2)。按灸后皮肤是否化脓与结痂,又可将之分为化脓灸与非化脓灸两种。

(1) 化脓灸:因灸后皮肤化脓,故名。因灸后会留有瘢痕,故又名"瘢痕灸"。因该灸法灸后留有瘢痕,故灸前须征得患者的同意及合作。临床上多采用小艾炷,亦有用中艾炷者。施灸前,先在施术部位上涂上大蒜汁以增加黏附性和刺激性,然后在施术部位上放置艾炷,从艾炷上端点燃;当艾炷燃至接近皮肤时,患者会有灼痛感,此时医者用手指轻轻拍打施术部位四周,转移患者注意力和减轻疼痛感,以增加其耐受力;待艾炷燃尽后除去灰烬,然后换炷再灸,一般灸 7~9 壮。灸毕,在施灸穴位上贴上消炎药膏,1 周左右即可化脓,形成灸疮,灸疮形成后 5~6 周即可愈合,并留有瘢痕。在灸疮化脓期间,应保持局部清洁,避免感染,通常认为有灸疮出现疗效才好。正如《针灸资生经》所说:"凡着艾得疮,所患即瘥,不得疮发,其疾不愈。"可见,灸疮的发与不发与疗效密切

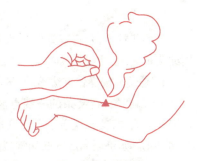

图4-2-2　**直接灸**

相关。因此，灸后应嘱患者多吃羊肉、豆腐等发物，以促进灸疮透发，亦可再次施灸。临床常用于治疗哮喘、肺痨、慢性胃肠病及瘰疬等。一般人很难接受这种方法，所以目前临床应用并不算多，大多用温和灸代替，但化脓灸有其他灸法所不能代替的独特疗效。

（2）非化脓灸：又称非瘢痕灸。因施灸后皮肤不致起疱和化脓，且不留瘢痕，故名。临床上多用中、小艾炷。为了增加艾炷在皮肤上的黏附性，施灸前应在施术部位上涂以少量的凡士林，然后将艾炷放上，从上端点燃；当燃烧艾炷的一半，患者出现疼痛感时，用镊子将艾炷挟去，换炷再灸。以局部皮肤充血、红晕为度，一般灸 3~7 壮。此法适用于慢性虚寒性疾病，如哮喘、眩晕、慢性腹泻、风寒湿痹和皮肤疣等。

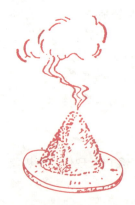

图 4-2-3　间接灸

2. 间接灸　间接灸又称为隔物灸，是在艾炷与皮肤之间隔垫上药物或其他物品而施灸的一种方法（图 4-2-3）。所隔物品多为中药，能发挥艾灸和药物的双重作用。临床常用的隔物灸如下。

（1）隔姜灸：将生姜切成厚 0.2~0.3cm 的薄片，中间用针穿刺数孔，放在应灸的部位，上置大艾炷，从艾炷上端点燃艾炷后施灸。当艾炷燃尽后，易炷再灸。以皮肤红晕而不起疱为度，一般灸 5~10 壮。在施灸过程中，若患者感觉灼热难以忍受时，可将姜片向上稍稍提起，或缓慢移动姜片。常用于因寒邪所致的呕吐、腹痛、泄泻，以及风寒湿痹、外感风寒表证等。

（2）隔蒜灸：将新鲜独头大蒜切成 0.2~0.3cm 薄片，中间用针穿刺数孔，放在应灸的部位，上置大艾炷，从艾炷上端点燃艾炷后施灸。当艾炷燃尽后，可易炷再灸，一般灸 5~7 壮。因大蒜对皮肤的刺激性强，因此灸后容易起疱。如欲避免起疱，可在艾炷燃尽前更换艾炷，或将蒜片向上提起。因大蒜有解毒、消肿和杀虫的作用，故隔蒜灸多用于治疗慢性肿痛，如脱疽、瘰疬、肺结核、腹中积块、未溃之痈疽疔肿及癣疮等。

此外，隔蒜灸还可采用隔蒜泥灸，即将大蒜捣成泥后铺于体表施以艾火灸。可在人体背部正中线、自大椎穴至腰俞穴铺敷一层蒜泥，然后铺上艾绒施灸，此为铺灸法；因其形似长蛇，故又称长蛇灸，一般以灸至患者口鼻中有蒜味为佳。多用于治疗强直性脊柱炎、虚劳及顽痹等证。也可在涌泉穴处采用隔蒜泥灸，用以治疗咯血、鼻衄等病证。

（3）隔盐灸：因本法只用于脐部，故又称神阙灸。将纯净干燥的精制食盐填敷在脐部，使其与皮肤相平或略高皮肤，上置大艾炷，点燃艾炷上端施灸。当患者稍感灼痛时，即可更换艾炷。也可在神阙穴上放上食盐后放置姜片，再在姜片放置艾炷施灸。临床上常用于治疗急性寒性腹痛、吐泻、痢疾、小便不利、中风脱证、虚寒积滞等。也可用于劳伤、气虚体倦及健身防病。此法有回阳、救逆、固脱之功，但需连续施灸，不拘壮数，以待脉起、肢温、证候改善。

（4）隔附子灸：用附子片或附子药饼作间隔物的间接灸叫隔附子灸。附子饼的做法：将附子研成细末，用黄酒调和，制成直径约 3cm、厚约 0.8cm 的薄饼，中间用针穿刺数孔。灸时取附子饼，将之放在应灸的腧穴或患处皮肤上，上置艾炷，从艾炷上端点火施灸。附子辛温大热，因此隔附子灸有温肾补阳和祛腐生肌的作用。临床多用于治疗命门火衰而致的阳痿、早泄、遗精、宫寒不孕和阴疽久溃不敛等病证。

（二）艾条灸

又称艾卷灸，是将事先做好的成品艾条一端点燃后对准施灸处皮肤进行施灸的一种灸法。多采用纯艾条灸，也可在艾绒内加进药物。按操作方法不同，艾条灸又可分为悬灸、实按灸两种。

1. 悬灸　按操作方法不同，悬灸又分为温和灸、回旋灸、雀啄灸三种方法。

（1）温和灸：将艾条的一端点燃后对准拟施术部位（多为腧穴）进行施灸，使患者局部产生温热感但并无灼痛，艾条燃着端距皮肤适宜距离为 2~3cm，一般每个部位灸 10~15 分钟，至皮肤红晕为度（图 4-2-4）。如果遇局部皮肤知觉减退患者或小儿等，施术者可将拇、食二指或食、中两指，置于施灸部位两侧，这样可以通过施术者的手指来感知患者局部受热程度，以便随时调节施灸距离，防止烫伤患

Note:

者皮肤。

（2）雀啄灸：施灸时，艾条燃着端与施灸部位的皮肤并不固定在一定的距离，而是将艾条一上一下慢慢移动，有如鸟雀啄食，从而给施灸局部一个变量刺激（图 4-2-5）。

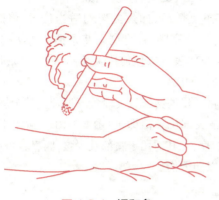

图 4-2-4 温和灸

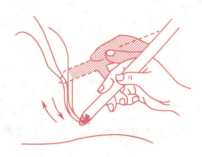

图 4-2-5 雀啄灸

（3）回旋灸：施灸时，是将艾条燃着端在保持与施术部位一定距离的情况下，采用左右或旋转移动的施灸方法（图 4-2-6）。

以上三种方法对一般可灸的病证均可应用，但温和灸、回旋灸多用于治疗慢性病，雀啄灸多用于治疗急性病。

2. 实按灸 施灸时，先在施灸腧穴部位或患处垫上布或纸数层，然后将药物艾条的一端点燃，燃着一端趁热按在施术部位上，使热力透达深部，若艾火熄灭，再点再按；或者以布 6~7 层包裹艾火熨于穴位，若火熄灭，再点再熨（图 4-2-7）。最常用的是太乙针灸和雷火针灸。太乙神针的主要成分为艾绒，此外还有硫黄、麝香、乳香、没药、松香、桂枝、杜仲、枳壳、皂角、细辛、川芎、独活、雄黄、白芷、全蝎等。雷火神针的主要成分为艾绒，此外还有麝香、沉香、木香、乳香、茵陈、羌活、干姜等。实按灸多用于风寒湿痹、痿证和虚寒证。

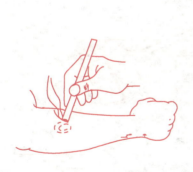

图 4-2-6 回旋灸

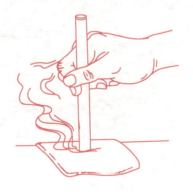

图 4-2-7 实按灸

（三）温针灸

是将针刺与艾灸结合使用的一种方法，又称温针疗法。其操作方法是：针刺得气后，将针留在适当深度，再将艾绒捻在针柄上呈橄榄形，或将切好的长约 2cm 的艾段插在针柄上，从下端点火施灸，直至燃尽，除去灰烬，易炷再用同样方法施灸（图 4-2-8）。如采用艾段，每穴每次灸 2 壮即可；如采用艾绒，每穴每次可施灸 3~5 壮。施灸完毕再出针，出针前可采用必要的行针手法。注意防止艾灰或艾火脱落灼伤皮肤，可在针刺穴位附近

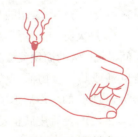

图 4-2-8 温针灸

皮肤处用阻燃物隔开。温针灸适用于既需针刺留针,又需施灸的疾病,尤其适用于风寒湿痹。

(四) 温灸器灸

温灸器是一种专门用于施灸的器具,临床常用的温灸器灸有灸架灸、灸筒灸和灸盒灸等。此外,还有自贴式灸管灸及现代艾灸仪灸等。现将临床中常用的三种艾灸器灸介绍如下。

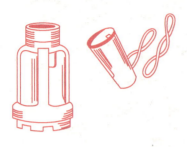

1. **灸架灸** 艾条点燃后,插入灸架的适当位置,将燃烧端对准选定穴位施灸,施灸完毕后,将剩余艾条插入灭火管中(如图 4-2-9)。适用于全身体表且方便使用灸架施术的穴位,用于治疗能采用灸法治疗的各种疾病。

2. **温灸盒灸** 将适量的艾绒或艾段置于温灸盒的金属网上,点燃后将灸盒放在施灸部位灸治即可(图 4-2-10)。适用于腹、腰等面积较大部位的治疗,尤其适用于腹部及少腹,因患者可通过双手将灸盒轻轻提起,以防烫伤。

图 4-2-9　灸架灸

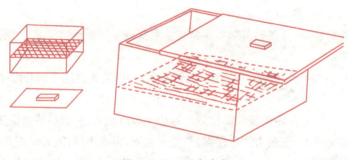

图 4-2-10　温灸盒灸

3. **温灸筒灸** 将适量的艾绒或艾段置于温灸筒内,点燃后盖上筒盖,执筒柄于患处施灸,一般灸至皮肤潮红即可(图 4-2-11)。常用于外感风寒表证及风寒湿痹等病证。

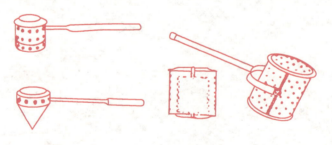

图 4-2-11　温灸筒灸

(五) 其他灸法

又称非艾灸法,是指以艾绒以外的其他物品作为施灸材料的灸治方法。常用的有以下几种。

1. **灯火灸** 又称灯草灸、灯草焠、打灯火、油捻灸,是民间沿用已久的简便灸法。取 10~15cm 长的灯心草或纸绳,蘸麻油或其他植物油,点燃后快速对准穴位点灼,猛一接触听到"叭"的一声后迅速离开,如无爆焠之声可重复 1 次(图 4-2-12)。灸后皮肤稍发黄,偶尔也会起小疱。主要用于小儿疗腮、喉蛾、吐泻、麻疹、惊风等病证。

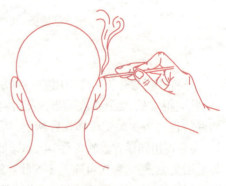

图 4-2-12　灯火灸

Note:

2. 药线灸　将事先制作好的药线点燃后直接灼灸患者体表的一定穴位或部位的灸治方法,称药线灸。药线是用中草药泡制过的苎麻线,粗细不等。此法多见于民间,具有通痹止痛、祛风止痒及消肿散结等作用。常用于治疗风寒湿痹、局部扭伤肿痛、皮肤瘙痒、荨麻疹、乳腺小叶增生、脂肪瘤、感冒发热以及小儿厌食等病证。

3. 天灸　天灸又称发疱灸,是将一些具有刺激性的药物涂敷于穴位或患处,促使局部皮肤起疱的方法。所用药物多为单味中药,常用的有白芥子、细辛、南星及蒜泥等。

(1) 白芥子灸:白芥子适量研成细末,用醋调和成糊膏状,取适量敷贴于腧穴或患处,以麝香膏或油纸覆盖固定。目前应用最多的三伏灸(又称三伏贴敷疗法)也属于天灸,其药物主要为白芥子、延胡索各一份,甘遂、细辛各半份,共为细末,用姜汁调和成糊膏状,搓捏成小药丸后压扁成药饼后置于肺俞、膏肓、天突、大椎及足三里等处,以麝香膏覆盖固定;以上敷贴时间均为 2~4 小时,以局部皮肤灼热疼痛、局部充血潮红或起疱为度。一般可用于治疗咳喘、肺痨、口眼㖞斜、风寒湿痹等病证。三伏贴敷疗法多用于小儿反复上呼吸道感染、小儿痉挛性支气管炎、慢性支气管炎、哮喘、肺气肿、肺心病等肺部疾患,还可用于慢性鼻炎、虚人易于感冒以及防病保健。

(2) 细辛灸:取细辛适量,研为细末,加醋少许调和成糊状,敷于穴位上,以麝香膏固定。敷贴 2~4 小时,以局部皮肤灼热疼痛为度。如敷涌泉或神阙穴可用于治疗小儿口腔炎等。

(3) 南星灸:取天南星适量,研为细末,用生姜汁调和成糊状,敷于穴位上,以麝香膏固定,敷贴 1~3 小时,以局部皮肤灼热疼痛为度。敷于病变局部治疗风寒湿痹引起的关节肌肉痛;敷于颊车、颧髎穴治疗面神经麻痹等。

(4) 蒜泥灸:将大蒜捣烂如泥,取适量直接贴敷于穴位上,以麝香膏固定,每次敷贴 2~4 小时,以局部皮肤灼热疼痛为度。如敷涌泉穴可治疗咯血、衄血;敷合谷穴可治疗扁桃体炎;敷鱼际穴可治疗喉痹等。

四、灸法的适应证与禁忌证

(一) 适应证

灸法的适应证十分广泛,主要应用于:

1. 治疗脾肾阳虚、元气暴脱之证,如久泻、久痢、中风脱证、虚脱及寒厥等。

2. 治疗寒湿凝滞、经络痹阻引起的各种病证,如各种痰饮、水肿之阴水、风寒湿痹和寒性疖肿、痛经、腹痛、子宫肌瘤等。

3. 治疗气虚下陷、脏器下垂之证,如崩漏、阴挺、遗尿、阳痿、脱肛、寒疝等。

4. 治疗外科疮疡初起及瘰疬之证,如阴疽、瘰疬、瘿瘤及乳痈初起等。

5. 治疗部分皮肤科疾病,如带状疱疹、臁疮、褥疮、硬皮病、斑秃、白癜风、银屑病、疣赘等。

6. 预防疾病、健身强体,如预防感冒、美容、抗衰老、亚健康状态的调治等。

(二) 禁忌证

1. 阴虚阳亢及邪热内炽的病证不可用灸法。

2. 传染病一般不用灸法。

3. 急性炎症如肠痈、急腹症等禁用灸法。

4. 面部、乳头、阴部及重要脏器如心脏及大血管附近等处不宜用直接灸法;关节活动部位不宜用化脓灸。

5. 妊娠期妇女的腹部及腰骶部不用灸法。

6. 身体过于虚弱,或有糖尿病、皮肤病的患者不宜使用化脓灸。

7. 大饥、大饱、醉酒及大惊时禁用灸法。

8. 因部分天灸疗法所用中药为有毒之品,且多对皮肤有强烈的刺激作用,因此孕妇、年老体弱及皮肤过敏等者应慎用或禁用。

五、灸法的注意事项

灸法虽然易于掌握,但以下几点应加以注意。

(一) 施灸先后顺序

一般是先灸上部、背腰部,后灸下部、胸腹部;先灸头身,后灸四肢。临床操作时,除按上述先后顺序外,如遇特殊情况也可灵活变用,应因人、因病而宜,不能拘执不变。如脱肛的灸治,可先灸长强以收肛,后灸百会以举陷,便是先灸下而后灸上。

(二) 施灸补泻方法

灸法的补泻效果因灸火大小及所用药物不同而不同。

1. 艾炷灸的补泻方法　艾炷灸补泻法与灸火大小有关。其有关内容始载于《黄帝内经》,《灵枢·背俞》中说:"气盛则泻之,虚则补之。以火补者,毋吹其火,须自灭也;以火泻者,疾吹其火,传其艾,须其火灭也。"由此规定,补法的操作:点燃艾炷后,不吹其艾火,使其火力温和,让其自然缓缓燃尽为止。泻法的操作:点燃艾炷后,以口速吹艾火,使艾火燃旺,火力迅猛,不燃至皮肤便扫除。

根据灸火大小定补泻的方法,由此认为,艾条雀啄灸、温和灸、回旋灸等灸火较为温和的施灸方法为补法,直接灸、灯草灸等灸火较强的方法为泻法。

2. 天灸及隔药灸的补泻方法　天灸及隔药灸所产生的或补或泻作用与所选药物有关。采用具有泻实作用的药物进行天灸或隔药灸时,就会产生泻的作用,如天南星灸、隔蒜灸就有泻邪的作用;采用具有补虚作用的药物进行天灸或隔药灸时,就会产生补的作用,如附子天灸、隔盐灸就有补虚的作用。临床中可根据病情需要,选用不同的药物天灸,以达到补或泻的治疗目的。

此外,灸用腧穴不同,也会收到不同的补泻效果。如气海、关元为补气要穴,灸之就有补气的作用,对于气虚患者就属补法;肺俞穴为解表散寒要穴,灸之能疏风解表、宣肺散寒,对于风寒表证者就属泻法。灸法的补泻还与机体的机能状态有关,如阳气暴脱者艾灸神阙,其功效为回阳救脱,属于补法;对于阴寒凝结之腹痛,同样灸神阙穴,其功效则为逐寒外出,属于泻法。

(三) 施灸剂量

临床上施灸的量,多以艾炷的大小和壮数的多少来计算,施灸疗程的长短,也是灸疗量的另一个方面。施灸的剂量及疗程可根据患者的体质、年龄、施灸部位、所患病情等方面来确定。凡体质壮实者,艾炷宜大、壮数宜多;老幼体弱者,艾炷宜小、壮数宜少。腧穴在腰腹以下皮肉深厚处,艾炷宜大、壮数宜多;腧穴在头胸或四肢末皮肉浅薄处,艾炷宜小、壮数宜少。久病深重者,艾炷宜大、壮数宜多;新病轻浅者,艾炷宜小、壮数宜少。临床中,由于病情需要,对于需要大壮及多壮灸的患者,艾炷由小到大,壮数由少到多,逐渐增加施灸剂量,待患者耐受后即可施用大壮及多壮灸。施灸疗程须根据病情而定,急性病疗程较短,有时只需灸治 1~2 次即可;慢性病疗程较长,可灸数月乃至 1 年以上。一般初灸时,每日 1 次,3 次后改为 2~3 日 1 次。急性病亦可 1 天灸 2~3 次,慢性病需长期灸治者,可隔 2~3 日灸 1 次。

古人在运用灸法时,对灸量非常重视。如《备急千金要方》中说:"头面目咽,灸之最欲生少;手臂四肢,灸之须小熟,亦不宜多;胸背腹灸之尤宜大熟,其腰脊欲须少生。"《外台秘要》中也指出:"凡灸有生熟,候人盛衰及老小也。衰老者少灸,盛壮强实者多灸。"此处之"生熟",就是指灸的程度。此外,古人还有"头不可多灸"的临床经验总结,值得临床注意。

(四) 施灸可能出现的意外

在施灸过程中极少数受术者可能会出现类似晕针一样的晕灸现象,表现为突然头昏、眼花、恶心、颜面苍白、脉细、手冷、血压降低、心慌、汗出,甚至晕倒等症状。多见于体弱患者,或因初次施灸,或因空腹、疲劳、恐惧、姿势不当、灸炷过大、刺激过重等引起。一旦发生晕灸,应立即停止施灸,并及时处理,处理方法同晕针。

(五) 灸后处理

如施灸局部出现水疱,叮嘱受术者不要抓破或擦破皮肤,水疱会自然吸收;如水疱较大时,可用消毒针灸针刺破水疱,放出疱液,再涂以甲紫溶液。化脓灸者,在灸疮化脓期间,疮面局部勿用手搔,以保护痂皮,并保持清洁,防止感染。灸后须保持心情开朗,戒色欲,勿过劳,清淡饮食等。但如为化脓灸,灸后半个月之内可吃鱼、羊及豆腐等发物,以助灸疮发出。

第三节 拔 罐 法

拔罐法是一种以罐为工具,利用燃烧、抽吸、蒸汽等方法造成罐内负压,使罐吸附于体表一定部位,使局部充血、瘀血,产生良性刺激,从而达到调整脏腑、疏通经络、行气活血等作用,用于防治疾病的外治法。

一、拔罐法的作用

拔罐法是通过开泄腠理和激发经气来达到扶正祛邪、调和气血、调理脏腑功能活动的治疗目的。具体来说,拔罐法具有调整脏腑、疏通经络、行气活血、消肿止痛、祛风散寒及吸毒排脓等作用,此外还具有防病保健作用。

现代医学认为,拔罐的作用主要体现在以下几方面:

1. **负压作用** 通过燃烧、抽气、蒸汽等方法,可排去罐内空气,形成负压,罐具内外压力差能使局部毛细血管通透性增加,部分毛细血管破裂,少量血液进入组织间隙,从而出现瘀血现象。这种瘀血现象属于一种轻微的损伤,而这种损伤多数情况下属于良性刺激,能调动人体的免疫系统,增强人体的抗病能力和对疾病的修复能力。此外,拔罐的负压刺激,能促进血液及淋巴液循环,增强新陈代谢,增加局部组织的营养供给,增强血管壁的通透性及白细胞的吞噬活动,从而增强机体体能及免疫功能。

2. **温热作用** 拔罐法对局部皮肤有温热刺激作用,以火罐、水罐、药罐最明显。温热刺激能扩张局部毛细血管,促进局部血液循环和新陈代谢,促使局部代谢产物及炎性刺激物的加速排出,改善局部组织的营养状态。

3. **调节作用** 拔罐法的调节作用是建立在其产生的负压和温热作用的基础上的,其调节作用主要表现在对神经系统和免疫系统的调节。

4. **不同罐法的不同作用** 不同的拔罐法除了具有上述的共同作用外,还有其不同的特殊作用。如走罐法具有类似于按摩疗法、刮痧疗法的作用,药罐法具有药物和拔罐的双重作用,刺络拔罐法具有皮肤针放血疗法的作用,针罐法具有针刺的作用等。

二、罐的种类

罐的种类很多,我国远古时代是用动物的角(如牛角)作为吸拔工具的。目前,常用的有玻璃罐、竹罐、抽气罐等。

1. **玻璃罐** 玻璃罐是用耐热玻璃制成的罐具,有大、中、小的不同型号,是临床应用最多的一类罐,常常用于留罐、闪罐和走罐,尤其适宜于刺络拔罐。优点是质地透明,使用时可以直接观察罐内皮肤的充血、瘀血程度,用于刺络拔罐时可以直接观察出血量多少,便于掌握拔罐治疗的程度。缺点是容易破碎。

2. **竹罐** 竹罐是用竹子制成的筒状罐具,既可用于火罐,也用于水罐。优点是取材容易、制作简便、轻巧价廉、不易摔碎;缺点是久置干燥后,易燥裂漏气,且不便于观察施术部位皮肤充血程度。

3. **抽气罐** 抽气罐是指可用手动或电动的方法将罐内空气排出的一种罐具。材质多为玻璃或塑料。优点是可以避免烫伤,操作方法容易掌握;缺点是缺少火罐的温热刺激。由于抽气罐使用与操作方便,不会烫伤患者,因此,一些电动抽气罐的临床应用日渐增多。

除了上述 3 种罐具外,凡是口部光滑平整、耐热、大小适宜的器具均可选用作为替代罐具。

三、拔罐法的适应证与禁忌证

（一）适应证

拔罐法的适应证较广，可用于以下辅助治疗：

1. 疮毒、疖肿等疮疡外科的吸拔脓血。
2. 痛经、闭经、盆腔炎、急性乳腺炎及乳腺增生等妇科病证。
3. 急性或慢性软组织损伤等原因引起的颈肩腰腿痛，以及关节扭伤引起的关节肿痛等运动系统病证。
4. 感冒、发热、咳嗽、急性或慢性支气管炎、支气管哮喘等呼吸系统病证。
5. 腹痛、腹泻、胃痛等消化系统病证。
6. 中风后遗症、高血压、头痛、面神经麻痹等心脑血管及神经系统病证。
7. 痤疮、荨麻疹等皮肤病。

此外，拔罐法还可以用于健康及亚健康状态，可以起到缓解疲劳、增强人体抗病能力的防病保健作用。

（二）禁忌证

1. **部位禁忌**　皮肤溃疡处，大血管分布部位，孕妇腹部、腰骶部位，均不宜拔罐。
2. **人群禁忌**　皮肤过敏者，有出血倾向者（如血友病患者），均不宜拔罐。
3. **时间禁忌**　饱腹、空腹时，女性月经期，均不宜拔罐。
4. **病情禁忌**　抽搐、痉挛、高热不退、身体极度虚弱及有严重心脏病者，均不宜拔罐。

四、拔罐法的操作及应用

（一）拔罐法的操作

1. **点火法**　点火法是指利用点火的方法使罐内形成负压的拔罐方法。常用的有闪火法及投火法。

（1）闪火法：是常用的拔罐方法。操作前，用镊子或止血钳等夹住大小适宜的95%乙醇棉球，点燃后在火罐内壁中段绕1~2圈，或稍作短暂停留后退出，然后迅速将罐置于施术部位。此法临床多用。

（2）投火法：将纸折成宽筒条状，点燃后投入罐内，未燃的一端向下，然后迅速将罐扣置于施术部位。此法民间常用。

2. **煮罐法**　煮罐法又叫水罐、药罐。一般选用竹罐，将之倒置在锅内加水（多用中草药煎剂）煮沸，使用时用钳子夹持竹罐的底端，甩去罐内沸水，并用湿毛巾紧扣罐口，趁热将之扣置于施术部位上即能吸住。操作需快捷。

3. **抽气罐法**　抽气罐法是将备好的抽气罐紧扣在需拔罐的部位上，然后采用手动或电动的抽气法将罐内空气抽出，使之产生所需负压的拔罐法。此法家庭操作多用。

（二）应用

根据病变部位和病情性质，具体应用拔罐时可分别采用以下几种方法：

1. **留罐法**　留罐法又称坐罐法。拔罐后将罐留置一定时间，一般10~15分钟。冬天留罐时间可稍长，夏季留罐时间宜短；吸拔力不强时留罐时间宜长，吸拔力强时留罐时间宜短。留罐时间以既不起水疱又要使局部瘀血为原则。留罐法是拔罐法中最常用的一种方法。

2. **闪罐法**　操作者一手持夹有燃着乙醇棉球的止血钳，另一手持罐，利用闪火法将罐拔上后，利用持罐手的腕力外扳罐体，使罐迅速离开皮肤，此时可听到清脆的"嘣"的一声，立即取下，如此反复吸拔多次，至皮肤潮红为度。需注意，罐体经多次吸拔后会发烫，为避免烫伤患者，应及时换罐。闪罐法适应于肌肉比较松弛，吸拔不紧或留罐有困难处，局部皮肤麻木及功能减退的虚证，以及外感表证患者。

3. **走罐法** 走罐法又名推罐法、飞罐法。须选口径较大的罐,罐口要求平滑较厚实,最好选用玻璃罐。操作时,先在拟施术部位的皮肤上涂擦适量具有润滑作用的介质(如凡士林、石蜡油),然后采用闪火法将罐吸拔好,用手握住罐底,向拟行走方向稍稍用力前推罐体,再用同样的方法反向推罐,注意勿使罐漏气,反复施术,直至皮肤潮红或瘀血。此法如罐内负压过大,部分患者会感觉疼痛较甚,可减慢推罐速度。走罐法适用于面积较大、肌肉丰厚的部位,如腰背部、大腿等处。此法类似刮痧疗法,有火罐及刮痧的双重作用,常用于治疗腰背痛、外感、慢性疲劳综合征,还可用于防病保健。

4. **刺络拔罐法** 此法先用三棱针或粗毫针、皮肤针等,按病变部位的大小和出血量要求或按刺血法要求,刺破小血管,然后拔以火罐,可加强刺血法的疗效。此法应用较广泛,多用于各种急性或慢性软组织损伤、关节扭伤后瘀肿疼痛、神经性皮炎、痤疮、皮肤瘙痒症、丹毒、哮喘、坐骨神经痛等。

5. **留针拔罐法** 此法是将针刺和拔罐相结合应用的一种方法。操作时先针刺得气后留针,再以针刺处为中心,将罐具拔上,留置 10~15 分钟,然后起罐、出针。适合在既需针刺又需拔罐的情况下使用。应注意,此法操作时要选择大小合适的罐具和长短适宜的毫针,避免针太长、罐太小,罐将针推压至过深的部位。

6. **药罐法** 常用的药罐法有以下两种:

(1)煮药罐:将配制好的药物装入布袋内,扎紧口袋,放入清水煮至适当浓度,再把竹罐放入药液内煮 15 分钟。使用时,按煮罐法吸拔在治疗部位。常用药物为:艾叶、羌活、独活、麻黄、两面针、防风、木瓜、秦艽、川椒、生乌头、曼陀罗花、刘寄奴等。多用于风湿痹痛等病证。

(2)贮药罐:在抽气罐内事先盛贮适量药液,常用的有辣椒水、两面针酊、生姜汁,或根据病情配制的药液,然后按抽气罐操作方法,抽去空气,使罐吸附在相应的皮肤上。此法常用于风湿痹痛、面神经麻痹、哮喘、咳嗽、感冒、消化不良、牛皮癣等。

(三)起罐方法

起罐时一手拿住罐具,另一手拇指或其余四指将罐口边缘处皮肤按下,双手配合即可起罐。起罐后,如皮肤上有组织液或血液,用消毒棉签拭净即可。

五、拔罐法的注意事项

1. 拔罐时要选择适当体位,根据所拔部位选择患者的治疗体位。正确体位是患者感到舒适、肌肉能够放松,且可以充分暴露施术部位的体位。

2. 根据所拔部位的面积大小,选择大小适宜的罐具。

3. 骨骼凹凸不平、毛发较多的部位不宜采用拔罐疗法。

4. 拔罐后,患者不要马上洗澡,尤其是不能洗冷水澡。

5. 用火罐和煮罐法时应注意切勿灼伤或烫伤皮肤。若因烫伤或留罐时间太长而导致皮肤起水疱,小疱无需处理,或敷以消毒纱布,防止擦破即可;水疱较大时,用消毒针刺破皮肤将疱液放出,涂以甲紫溶液,或用消毒纱布包敷,以防感染。

第四节 其 他 针 法

其他针法主要包括电针法、水针法、耳针法、皮内针法、皮肤针法、头针法、穴位磁疗、穴位埋线法、穴位敷贴法 9 种。

一、电针法

(一)概述

电针法是将针刺得气后,在针上通以接近人体生物电的微量电流,利用针刺激和电刺激两种效应相结合,以防治疾病的一种方法。

(二) 适应证与禁忌证

1. 适应证

(1) 凡用针灸治疗有效的病证均可适当选用电针治疗。

(2) 对神经症、颈肩腰腿痛、神经麻痹、脑血管意外后遗症、小儿麻痹症、胃肠疾病、心绞痛、高血压等疗效较好。

(3) 用于针刺麻醉。

2. 禁忌证

(1) 部位禁忌:重要脏器部位不可用电针,大血管所过之处应禁刺,重要关节部位不宜针刺。

(2) 腧穴禁忌:一些在针灸临床过程中禁忌使用的腧穴,同样也是电针禁忌,如孕妇禁针合谷、三阴交、缺盆以及腹部、腰骶部腧穴,小儿禁针囟会,女子禁针石门等。

(3) 病情危重、预后不良者禁针。

(4) 大怒、大惊、过劳、过饥、过渴、房事、醉酒等情形下禁针。

(三) 操作步骤

1. 在使用电针仪之前,先把强度调节旋钮调至"0"位。针刺得气后,将电针仪上每对输出的两个电极分别连接在两根毫针上,负极接主穴,正极接配穴。也有不分正负极者,将两根导线任意接在两个针柄上。

2. 打开电源开关,选好波型、频率,逐渐调节电钮,使刺激量从小到大,以患者能耐受为度。

3. 一般持续通电 5~20 分钟,用于镇痛则一般在 15~45 分钟;如感觉刺激弱时,可适当加大输出刺激量,或暂时断电 1~2 分钟后再行通电。

4. 单穴使用电针时,可选取穴位附近有主要神经干通过的穴位(如下肢的殷门穴等),将针刺入后,接在电针仪的一个电极上,另一极则接在用水浸湿的纱布上,作为无关电极,固定在同侧经络的皮肤上。如果在互相邻近的一对穴位上进行电针时,两根毫针之间要以干棉球等绝缘物相隔,以免短路,影响疗效。

5. 治疗结束后,应先将强度调节旋钮调至"0"位,关闭电源,除去电极,出针。

6. 针刺结束后注意清点针数,检查针刺部位,以免忘记拔针或继发出血。

一般 5~7 次为 1 疗程,每日或隔日 1 次。慢性病的疗程可稍长,每 10 次为 1 疗程;急症、新发病疗程可缩短,以治愈为准,每日可电针治疗 2 次。两个疗程之间可休息 3~5 日。

(四) 临床应用

电针所输出的脉冲电可调整人体生理功能,有止痛、镇静、促进气血循环、调整肌张力等作用,治疗范围较广,临床常用于各种痿证、痹证和心、肺、胃、肠、膀胱、子宫等内脏器官的功能失调,以及癫狂和肌肉、韧带、关节的损伤性疾病等,并可用于针刺麻醉。

1. 处方选穴　电针法的处方配穴与针刺法相同。

(1) 按传统针灸理论,循经选穴,辨证施治。例如偏头痛可以选用太阳、率谷。

(2) 以阿是穴作为电刺激点。

(3) 还可结合神经的分布,选取有神经干通过的穴位及肌肉神经运动点。例如上肢部的颈夹脊 6~7、天鼎(臂丛神经)、青灵、小海(尺神经)、手五里、曲池(桡神经)、曲泽、郄门(正中神经);下肢部的环跳、殷门(坐骨神经),委中(胫神经),阳陵泉(腓总神经),冲门(股神经)。

在选穴时要注意电流回路要求,做到邻近配对取穴。如牙疼在选手阳明大肠经的手三里穴时,亦应取同侧足阳明胃经的颊车穴以配成对。一般选中主穴,配用相应的辅助穴位,多选同侧肢体的 1~3 对穴位为宜。

2. 脉冲电流的选择　常用的电针输出波型有连续波、疏密波和断续波。

(1) 连续波:连续波是由单个脉冲采用不同方式组合而形成。频率有每分钟几十次至每秒钟几百次不等。频率快的叫密波,也叫高频连续波,一般为 50~100 次 /s。高频连续波易抑制感觉神经和运动神经,常用于镇静、止痛、缓解肌肉和血管痉挛等。频率慢的叫疏波,也叫低频连续波,一般是 2~5 次 /s。低频连续波,短时兴奋肌肉,长时抑制感觉神经和运动神经,常用于治疗痿证和各种肌肉关节、韧带、肌腱的损伤及慢性疼痛等。

(2) 疏密波:疏密波是一种疏波、密波自动交替出现的波型,疏波、密波交替持续的时间各约 1.5 秒,该波能克服单一波型易产生适应的缺点。疏密波治疗时兴奋效应占优势,能增加代谢,促进气血循环,改善组织营养,消除炎性水肿,常用于出血、扭挫伤、关节周围炎、气血运行障碍、坐骨神经痛、面瘫、肌无力、局部冻伤等。

(3) 断续波:断续波是一种有节律地时断、时续,自动出现的波型。断续之间的时间间隔约为 1.5 秒。该波能克服单一波型易产生适应的缺点。断续波治疗时,能提高肌肉组织的兴奋性,对横纹肌有良好的刺激收缩作用,常用于治疗痿证、瘫痪等。

(五) 注意事项

1. 电针仪在使用前须检查性能是否完好,如电流输出时断时续,须注意导线接触是否良好,应检查修理后再用。干电池使用一段时间如输出电流微弱,须更换新电池。治疗时,如遇到输出电流时断时续,往往是电针仪发生故障或导线断损,应修理后再用。

2. 电针刺激量较大,需要防止晕针,体质虚弱、精神紧张者,尤应注意电流不宜过大。电针感应强,通电后会产生肌肉收缩,须事先告诉患者,使其思想上有所准备,配合治疗。

3. 每次治疗前,检查电针仪输出是否正常。治疗过程中调节输出强度时,不可突然增强,以防止引起肌肉强烈收缩,造成弯针或折针。治疗后,须将输出调节旋钮等全部退至零位,随后关闭电源,撤去导线。

4. 对患有严重心脏病的患者,治疗时应严加注意,避免电流回路经过心脏;不宜在延髓、心前区附近的穴位施用电针,以免诱发癫痫和引起心跳、呼吸骤停。在接近延髓、脊髓部位使用电针时,电流量宜小,切勿通电太强,以免发生意外。孕妇慎用电针。

5. 铝丝绕制的毫针针柄,经氧化处理成金黄色,导电性能不好。这类毫针最好不用,如使用时须将输出电极夹在针身上。

附:

电针仪的种类很多,目前临床主要应用半导体电针仪,它采用振荡发生器,输出接近人体生物电的低频脉冲电流,既可做电针,又可用点状电极或板状电极直接放在穴位或患处进行治疗。由于半导体电针仪交、直流电两用,不受电源限制,且具有省电、安全、体积小、携带方便、耐震、无噪声、易调节、性能稳定、刺激量大等特点,故而在临床广泛应用。

二、水针法

(一) 概述

水针法,又称穴位注射法,是选用某些药物注射液注入人体有关腧穴,利用腧穴和药物的双重作用以防治疾病的方法。本法在针刺腧穴治疗疾病的基础上,结合药物的药理作用发挥其综合效能,因此对一些特定的疾病较之单纯的针刺或者药物治疗,具有更好的疗效。

(二) 适应证

穴位注射法的适应范围很广,凡是针灸治疗的适应证大部分均可采用本法治疗。

(三) 操作步骤

1. **选穴处方** 一般根据针灸治疗时的处方原则辨证取穴。局部取穴可选用压痛点、皮下结节、条索状物等阳性反应物进行治疗。选穴宜精练,以 1~2 个穴为宜,最多不超过 4 个穴,同时宜选取肌肉比较丰满的部位进行穴位注射。

2. **药物剂量** 穴位注射的用药剂量取决于注射部位及药物的性质和浓度。一般耳穴每穴注射 0.1ml,面部每穴注射 0.3~0.5ml,四肢部每穴注射 1~2ml,胸背部每穴注射 0.5~1ml,腰臀部每穴注

Note:

2~5ml。5%~10% 葡萄糖每次可注射 10~20ml,刺激性较大的药物(如乙醇)和特异性药物(如抗生素、激素、阿托品)一般用量较小,每次用量多为常规量的 1/10~1/3,中药注射液在穴位注射时常规剂量为 1~4ml。

3. 操作程序 根据所选穴位的部位不同及用药剂量的差异,选择合适的注射器及针头。局部常规消毒,用无痛进针法刺入穴位,然后慢慢推进或上下提插,待针下有酸胀等 "得气" 感后,回抽一下,若回抽无血,即可将药缓慢推入。

4. 针刺的角度和深度 根据穴位所在部位与病变组织的不同要求,决定针刺的角度和深浅。如头面及四肢远端等皮肉浅薄处的穴位多浅刺;腰部和四肢肌肉丰厚部位的穴位可深刺;三叉神经痛于面部有触痛点,可在皮内注射成一皮丘;腰肌劳损的部位多较深,故宜适当深刺注射。

5. 疗程 急症患者每日 1~2 次,慢性病一般每日或隔日 1 次,6~10 次为 1 疗程。反应强烈者,可隔 2~3 日 1 次,穴位可左右交替使用。两个疗程之间可休息 3~5 日。

(四) 注意事项

1. 严格遵守无菌操作,防止感染。

2. 注意药物的性能、药理作用、剂量、有效期、配伍禁忌、副作用及过敏反应;凡可能引起过敏反应的药物,必须在皮试阴性后应用;副作用较严重的药物不宜采用;某些用后有反应的中草药制剂,使用时应谨慎;刺激性强的药物应慎用。

3. 药物不宜注入关节腔、血管和脊髓腔。药物误入关节腔,可致关节红肿热痛;误入脊髓腔,有损伤脊髓的可能,重者可致瘫痪。

4. 在主要神经干通过的部位做穴位注射时,应注意避开神经干,以免损伤神经。如针尖触到神经干,有触电样感觉,应及时退针,更不可盲目地反复提插。内有重要脏器的部位不宜针刺过深,以免损伤内脏。

5. 年老体弱及初次接受治疗者,最好取卧位,注射部位不宜过多,药量也可酌情减少,以免晕针。

6. 孕妇的下腹部、腰骶部及肩井、合谷、三阴交等穴,不宜穴位注射,以免引起流产。

(五) 临床应用

穴位注射的适用范围非常广泛,凡是针灸的适应证大部分可以用本法治疗。部分常见病证的穴位注射法介绍见表 4-4-1。

表 4-4-1　常见病证的穴位注射法

疾病名称	选用腧穴	常用药物
支气管哮喘	肺俞、定喘	发作期:鱼腥草注射液、维生素 K_3 注射液 缓解期:胎盘组织液、参麦注射液
胃下垂	脾俞、气海、足三里	黄芪注射液、人参注射液
脑血管意外后遗症	曲池、手三里、足三里、阳陵泉	丹参注射液、当归注射液、胞二磷胆碱、曲克芦丁注射液
肩关节周围炎	肩髃、肩髎、阿是穴	威灵仙注射液、利多卡因 + 泼尼松龙
腰椎间盘突出症	华佗夹脊、环跳、悬钟	当归注射液、威灵仙注射液、利多卡因 + 泼尼松龙
腰肌劳损	肾俞、大肠俞、腰眼	当归注射液、威灵仙注射液、利多卡因 + 泼尼松龙
桡神经麻痹	肩髃、曲池、手三里	丹参注射液、当归注射液
荨麻疹	曲池、足三里、血海	维生素 D_2 胶性钙注射液
遗尿	关元、三阴交	阿托品
鼻炎(慢性、过敏性)	迎香、肺俞、风池	利多卡因

三、耳针法

(一) 概述

耳针法是通过对耳郭特定区域的观察和刺激达到诊治疾病的一种方法。在各种刺灸方法中,耳针是较为独特的疗法。耳针有自己的刺激区,集中在耳郭上,具有诊断、预防、治疗、保健四位一体的优点。

(二) 适应证和禁忌证

耳针适应证十分广泛,已被应用于 150 余种病证的预防、治疗和保健,包括:疼痛性疾病,如头痛、偏头痛、三叉神经痛、坐骨神经痛等;炎症性疾病,如急性结膜炎、扁桃体炎、咽喉炎;过敏与变态反应性疾病,如荨麻疹、过敏性鼻炎;以及一些功能紊乱性疾病,如心律不齐、高血压、神经衰弱等。近年来,耳针在戒烟、减肥以及治疗美容性皮肤病(如青年痤疮、黄褐斑等)、竞技综合征等方面,更有较其他疗法更为明显的效果。

一般来说,耳针法比较安全,但如果外耳有明显炎症或病变,如冻疮破溃、感染、溃疡及湿疹等,不宜采用本法。妇女怀孕期,尤其是有习惯性流产史者不可用耳针。

(三) 操作步骤

1. 毫针法　针具多选用直径 0.25~0.30mm、长 0.5 寸的不锈钢毫针。首先对耳穴进行消毒,一般先用 2% 碘酒涂抹,再用蘸有 75% 乙醇的棉球脱碘消毒。进针时,用押手拇、食指固定耳郭,中指托着需针刺部耳背,这样既可掌握针刺深度,又能减轻针刺疼痛;然后用刺手拇、食、中三指持针,在反应点进针。针刺深度视耳郭不同部位厚薄而定,以刺入耳软骨(但不可穿透)且有针感为度。针感多表现为疼痛,少数亦有酸、胀、凉、麻的感觉。留针时间 20~30 分钟。起针时,一手托住耳背,另一手起针,起针后用消毒干棉球压迫针眼,以防出血。每次单侧或双侧针刺,每日或隔日 1 次。

2. 埋针法　埋针法即用揿针型皮内针埋入耳穴。先将穴区皮肤严格消毒,方法同毫针法消毒方法;押手固定耳郭,绷紧埋针处的皮肤,刺手持镊子夹住消毒皮内针的针环,轻轻刺入所选穴区内,再用胶布固定。一般每次埋单侧耳,必要时可埋双侧。嘱患者每天自行按压 3~4 次。留针时间 2~4 日,夏天宜短,冬季可长些。埋针处不要淋湿浸泡,局部胀痛不适要及时检查。如耳部皮肤有炎症或局部有冻疮时,不宜埋针。

3. 压丸法　压丸法又称耳穴压豆、耳穴贴压法,是一种简便安全的耳穴刺激法。压丸的材料用得较多的是王不留行子、萝卜籽以及磁珠(磁性强度在 180~380 高斯)。选定穴位后,先以 75% 乙醇拭净耳郭皮肤,用消毒干棉球擦净。用镊子将中间粘有压物的小方胶布(面积约为 7mm²),置于穴区,并粘牢贴紧。待各穴贴压完毕,即予按压,直至耳郭发热潮红。按压时宜采用拇、食指分置耳郭内外侧,夹持压物,行一压一松式按压,反复按压,每穴持续半分钟左右。每日按压 3~4 次,每周换贴 1~2 次。

(四) 注意事项

耳针法,只要严格遵循操作规程,一般不会出现意外。最常见的事故是因消毒不严而引起的耳郭感染。由于耳郭血液循环差,一旦感染,如处理不及时,即可波及耳软骨,严重者会出现耳郭肿胀、软骨坏死,造成耳郭萎缩、畸形,须引起高度警惕。为了预防这一事故的发生,应做到以下几点:

1. 对针具必须严格消毒,皮内针最好用一次性针。

2. 耳穴穴区消毒要坚持先用碘酒再用乙醇的两步消毒法。

3. 耳穴压丸时,不要用刮动压丸的手法,刮动压丸可以损伤表皮而致发炎。

耳郭感染,早期多为浅表感染,表现为局部皮肤红肿,伴有少量渗出,疼痛较轻。可用 2.5% 碘酒局部涂擦,每日 2~3 次,或敷以消炎软膏,多可在 4~5 日内痊愈。如发展为耳软骨(膜)炎,局部可有明显的红、肿、热、痛,重者整个耳郭发红肿胀,最后形成脓肿,常伴有较显著的全身症状,发热、头痛、食欲不振及白细胞计数增高等,应立即转外科进行手术治疗。对初学者来说,一定要有严格的消毒观念。

(五)临床应用

耳针法应用耳部某些区域进行诊断和治疗疾病,起源于古代中国,但是真正获得巨大进展并形成一门较为完善的疗法,则是在现代。耳穴是耳郭上的一些特定的诊治点,要想灵活运用耳针法就得熟悉耳穴的分布情况,下面首先介绍耳郭的主要表面解剖结构。

1. 耳郭表面解剖结构(前)

(1) 耳轮:耳郭边缘向前卷曲的部分。

(2) 耳轮脚:耳郭前上端伸入耳腔内的横行突起。

(3) 耳轮结节:耳轮外上方稍肥厚的小结节。

(4) 耳轮尾:耳轮末端,与耳垂相交处。

(5) 对耳轮:耳郭边缘内侧与耳轮相对的、上有分叉的平行隆起部分。

(6) 对耳轮上、下脚:分别指对耳轮上端分叉的上支和下支。

(7) 三角窝:对耳轮上、下脚构成的三角形凹窝。

(8) 耳舟:耳轮与对耳轮之间的凹沟。

(9) 耳屏:耳郭外面前缘的瓣状突起。

(10) 对耳屏:耳垂上部,与耳屏相对的隆起部。

(11) 屏上切迹:耳屏上缘与耳轮脚之间的凹陷。

(12) 屏间切迹:耳屏与对耳屏之间的凹陷。

(13) 轮屏切迹:对耳轮与对耳屏之间的凹陷。

(14) 耳甲:由对耳屏和弧形的对耳轮体部及对耳轮下脚下缘围成的凹窝。其中,耳轮脚以上部分的耳甲称耳甲艇,以下部分称耳甲腔。

(15) 耳垂:耳郭最下部的无软骨的部分。

(16) 外耳道口:耳甲腔内,被耳屏遮盖的孔。

2. 耳郭表面解剖结构(后)

(1) 耳轮背面:因耳轮向前卷曲,此面多向前方,又称耳轮外侧面。

(2) 耳舟后隆起:耳舟背面。

(3) 对耳轮后沟:同对耳轮相对应的背面凹沟处。

(4) 三角窝后隆起:三角窝的背面隆起处。

3. 耳穴分布规律　　耳穴的分布,特别是在耳郭前面,有一定的规律性,就像一个头部朝下、臀部朝上的胎儿:与头面部相应的耳穴,分布在耳屏和耳垂;与上肢相应的分布在耳舟;与躯干相应的分布在对耳轮;与下肢及臀部相应的分布在对耳轮体及对耳轮上、下脚;与盆腔相应的,分布在三角窝;与消化道相应的分布在耳轮脚周围;与腹腔相应的分布在耳甲艇;与胸腔相应的分布在耳甲腔;与鼻咽部相应的分布在耳屏等(如图 4-4-1)。

4. 主要耳穴　　到目前为止,已经发现的耳穴有数百个之多,这里仅介绍临床中用得最多的 41 个耳穴。

(1) 耳中:耳轮脚。

主治:呃逆、荨麻疹、小儿遗尿。

(2) 外生殖器:耳轮上,与对耳轮下脚上缘相平处。

主治:睾丸炎、外阴瘙痒症等。

(3) 耳尖:耳轮顶端,与对耳轮上脚后缘相对的耳轮处。取穴时,将耳郭向前对折,在上部尖端处取之。

主治:发热、高血压、急性结膜炎、睑腺炎。

(4) 结节:耳轮结节处。

主治:头晕、头痛、高血压等。

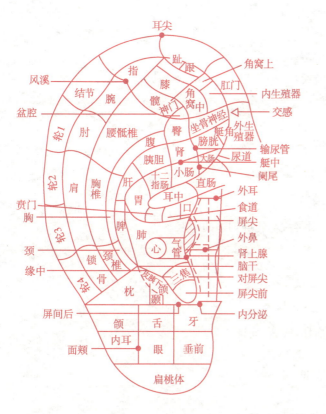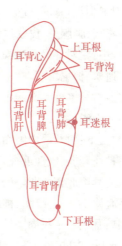

图 4-4-1　耳穴分布

（5）风溪：耳舟上，在耳舟上 2/5 与下 3/5 的交界处。即耳轮结节前方。

主治：荨麻疹、过敏性鼻炎、哮喘。

（6）肩：耳舟上，耳舟分 5 等分，自上而下在第 4 等分处。

主治：肩关节周围炎、胆石症等。

（7）膝：对耳轮上脚的中 1/3 处。

主治：膝关节肿痛。

（8）坐骨神经：对耳轮下脚的前 2/3 处。

主治：坐骨神经痛。

（9）交感：对耳轮下脚的末端与耳轮内缘交界处。

主治：胃肠痉挛、心绞痛、胆绞痛、输尿管结石、自主神经功能紊乱。

（10）颈椎：在对耳轮体部将轮屏切迹至对耳轮上、下脚分叉处分为 5 等分，下 1/5 为本穴。

主治：颈椎综合征、落枕等。

（11）胸椎：在对耳轮体部将轮屏切迹至对耳轮上、下脚分叉处分为 5 等分，中 2/5 为本穴。

主治：胸胁痛、乳腺炎、产后泌尿不足等。

（12）神门：在三角窝后 1/3 的上部，即对耳轮上、下脚分叉处稍上方。

主治：失眠、多梦、痛证、戒断综合征等。

（13）内生殖器：三角窝前 1/3 的下部。

主治：痛经、月经不调、白带过多、功能失调性子宫出血、遗精、早泄。

（14）外耳：屏上切迹前方近耳轮部。

主治：外耳道炎、中耳炎、耳鸣。

（15）外鼻：耳屏外侧面中部。

主治：鼻炎、减肥等。

（16）屏尖：耳屏上部隆起的尖端。

主治：发热、牙痛。

（17）肾上腺：耳屏下部隆起的尖端。

主治：低血压、感冒、风湿性关节炎。

（18）咽喉：耳屏内侧面上 1/2 处。

主治：咽喉炎、扁桃体炎等。

（19）内鼻：耳屏内侧面下 1/2 处。

主治：鼻炎、鼻窦炎、鼻出血等。

（20）对屏尖：对耳屏尖端。

主治：哮喘、腮腺炎、皮肤瘙痒症。

（21）缘中：在对耳屏游离缘上，对屏尖与轮屏切迹的中点。

主治：遗尿、梅尼埃病。

（22）颞：对耳屏外侧面的中部。

主治：偏头痛。

（23）皮质下：对耳屏内侧面。

主治：神经衰弱、假性近视、高血压、腹泻、痛证。

（24）心：耳甲腔正中凹陷处。

主治：心律不齐、心绞痛、神经衰弱。

（25）肺：耳甲腔中央周围处。

主治：咳喘、皮肤病、便秘、戒断综合征。

（26）脾：耳甲腔的后上方。

主治：腹胀、腹泻、便秘、食欲不振、功能失调性子宫出血。

（27）内分泌：耳甲腔的前下，在耳屏屏间切迹内。

主治：痛经、月经不调、更年期综合征。

（28）口：耳轮脚下方前 1/3 处。

主治：口腔炎、戒烟、胆石症。

（29）胃：耳轮脚消失处。

主治：胃炎、消化性溃疡、胃痉挛、失眠、胆石症。

（30）十二指肠：耳轮脚上方后 1/3 处。

主治：消化性溃疡、胆石症。

（31）大肠：耳轮脚上方前 1/3 处。

主治：腹泻、便秘。

（32）肝：耳甲艇的后下部。

主治：胁痛、眩晕、月经不调、高血压。

（33）胰胆：在耳甲艇的后上部，肝、肾二穴之间。

主治：胆囊炎、胆石症、急性胰腺炎。

（34）肾：在对耳轮下脚下方后部，即对耳轮上、下脚分叉处下方。

主治：遗尿、腰痛、肾炎、月经不调、遗精、早泄。

（35）牙：耳垂正面，从屏间切迹软骨下缘至耳垂下缘划 3 条等距离水平线，再在第 2 水平线上引两条垂直等分线，由前向后，由上向下地把耳垂分为九个区，1 区为本穴。亦即耳垂正面前上部。

主治：牙痛、牙周炎、低血压。

（36）眼：按"牙"条中所述分区之 5 区为本穴，即耳垂正面中央部。

主治：急性结膜炎、睑腺炎、假性近视及其他眼病。

(37) 面颊：按"牙"条中所述分区之 5、6 区交界线周围，亦即眼区与内耳区之间为本穴。

主治：周围性面瘫、三叉神经痛。

(38) 内耳：按"牙"条中所述分区之 6 区，即耳垂正面后中部。

主治：耳鸣、耳聋、梅尼埃病等病。

(39) 扁桃体：按"牙"条中所述分区之 8 区，即耳垂正面下部。

主治：扁桃体炎、咽炎。

(40) 耳迷根：耳背与乳突交界的根部，耳轮脚对应处，即耳轮脚后沟的耳根处。

主治：胆石症、心律失常。

(41) 耳背沟：又称降压沟。在对耳轮上、下脚及对耳轮沟在耳背面呈 Y 形凹沟部。

主治：高血压、皮肤瘙痒症。

5. 耳穴探查　人体有病时，往往会在耳郭的相应穴区内出现反应，如胆囊病时在胰胆穴，肺病在肺穴等。针刺时，只有直接刺激这些反应点，才会获得较好的效果。由于各人耳郭的形状和大小不一样，加上上面所介绍的耳穴区域相对较反应点为大，故临床上使用耳穴时，不能只根据所规定的部位，还要进一步在此部位内探查出反应点的位置。这就叫耳穴探查法。常用方法有以下 3 种：

(1) 直接观察法：即用肉眼或借助放大镜，在自然光线下，观察耳郭各穴区有无变形、变色的征象，如血丝、脱屑、突起等。

(2) 电测定法：是以特制的电子仪器测定耳穴皮肤电阻、电位等变化。

(3) 压痛法：先根据患者症情，选取耳穴，再用毫针尾或牙签进行探压。探压时压力要均匀，从穴区周围向中间按压。当探棒压迫到痛点时，患者会出现皱眉、眨眼、呼痛或躲闪反应。此时可稍用力按压一下，作一个标记，以便针刺。少数患者的耳郭上一时测不到压痛点，可先按摩一下该区域，再行测定。

6. 耳针配穴法

(1) 按脏腑辨证配穴：根据中医的传统理论来选穴组成处方。如中医学认为"肺主皮毛"，故可取肺穴治疗皮肤病；肾"其华在发"，故可取肾穴治疗斑秃等。

(2) 按现代医学理论配穴：耳穴中有不少是按现代医学的名称命名的，如皮质下、交感、肾上腺、内分泌、耳迷根等。这些穴位的功能和现代医学所说的基本一致，如肾上腺穴，有近似调节肾上腺的功能，故可按现代医学理论配穴。

(3) 按相应部位配穴：此法最为简单，临床上用得也最广泛。即根据病变所在，在耳郭对应的部位取穴配方。

(4) 按临床经验配穴：根据临床经验，将对某一或某些病证有独特作用的穴位进行组方。如耳尖穴治高血压、耳中穴治膈肌痉挛等。

在实际治疗中，上面各种配穴常综合运用，如高血压，可根据西医理论取交感，按脏腑学说加心，根据临床经验加耳尖等。

四、皮内针法

（一）概述

皮内针法是将特制的小型针具固定于腧穴部位的皮内做较长时间留针的一种方法，又称埋针法。针刺入皮肤后，固定留置一定的时间，给腧穴长时间的刺激，可调整经络脏腑功能，达到防治疾病的目的。

皮内针的针具有两种：一种呈颗粒型，或称麦粒型，一般长 1cm，针柄形似麦粒；一种呈揿钉型，或称图钉型，长约 0.2~0.3cm，针柄呈环形。前一种针身与针柄成一直线，后一种针身与针柄呈垂直状。针刺部位多以不妨碍正常活动处为前提来选取，一般多选用背俞穴、四肢穴和耳穴等（图 4-4-2）。

Note：

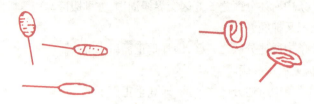

图 4-4-2　皮内针法

（二）适应证和禁忌证

1. 适应证　皮内针法临床多用于某些需要久留针的疼痛性疾病和久治不愈的慢性病证,如神经性头痛、面神经麻痹、胆绞痛、腰痛、痹证、神经衰弱、高血压、哮喘、小儿遗尿、痛经、产后宫缩疼痛等。

2. 禁忌证　关节处、红肿局部、皮肤化脓感染处、紫癜处、瘢痕处,均不宜埋针。皮肤过敏者、出血性疾病患者也不宜埋针。

（三）操作步骤

1. 颗粒型皮内针　用镊子夹住针柄,对准腧穴,沿皮下横向刺入,针身可刺入 0.5~0.8cm,针柄留于皮外,然后用胶布顺着针身进入的方向粘贴固定。

2. 揿钉型皮内针　用镊子夹住针圈,对准腧穴,直刺揿入,然后用胶布固定。也可将针圈贴在小块胶布上,手执胶布直压揿入所刺穴位。

可根据患者病情决定其皮内针留针时间的长短,一般为 3~5 日,最长可达 1 周。若天气炎热,则留针时间不宜过长,以 1~2 日为宜,以防感染。在留针期间,可每隔 4 小时用手按压埋针处 1~2 分钟,以强加刺激,提高疗效。

（四）注意事项

1. 关节附近不可埋针,因活动时会疼痛。胸腹部因呼吸时会活动,亦不宜埋针。

2. 埋针后,如患者感觉疼痛或妨碍肢体活动时,应将针取出,改选穴位重埋。

3. 埋针期间,针处不可沾水,避免感染。夏季多汗时,要检查埋针处有无汗浸皮肤发红等。如见发红、疼痛要及时检查,有感染现象立即取针。

4. 穴位、针具、镊子都要常规消毒。

5. 埋针发生疼痛时可以调整针的深度、方向,调整无效时,提示可能有炎症发生,应取针。

6. 患者可以用手指间断按压针柄,以加强刺激量,提高效果。但应注意手的卫生。

7. 若埋针处已发生感染,应给予常规外科包扎处理。如有发热等全身反应时,可给予抗生素或清热解毒的中药治疗。

（五）临床应用

多用于易反复发作的病证,如神经性头痛、偏头痛、肋间神经痛、三叉神经痛、坐骨神经痛、胆绞痛、胃痛、心绞痛等。也适宜于高血压、哮喘、月经不调、遗尿等慢性病证。

五、皮肤针法

（一）概述

皮肤针法是运用皮肤针叩刺人体一定部位或穴位,激发经络功能,调整脏腑气血,以达到防治疾病目的的方法。根据针组的数目不同,皮肤针又有"梅花针""七星针""罗汉针"之分。

（二）适应证和禁忌证

临床各种病证均可应用,如近视、视神经萎缩、急性扁桃体炎、感冒、咳嗽、慢性肠胃病、便秘、头痛、失眠、腰痛、皮肤神经炎、斑秃、痛经等。

局部皮肤有溃疡或损伤者、急性传染性疾病患者和急腹症患者禁止使用。

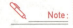

（三）操作步骤

1. 叩刺部位

（1）循经叩刺：指循着经脉进行叩刺的一种方法，常用于项背腰骶部的督脉和足太阳膀胱经。督脉为阳脉之海，能调节一身之阳气；五脏六腑之背俞穴皆分布于膀胱经，故其治疗范围广泛。另外是四肢肘膝以下经络，因其分布着各经原穴、络穴、郄穴等，可治疗各相应脏腑经络的疾病。

（2）穴位叩刺：指在穴位上进行叩刺的一种方法，主要是根据穴位的主治作用，选择适当的穴位予以叩刺治疗，临床常用于各种特定穴、华佗夹脊穴、阿是穴等。

（3）局部叩刺：指在患部进行叩刺的一种方法，如扭伤后局部的瘀肿疼痛及顽癣等。可在局部进行围刺或散刺。

2. 刺激强度与疗程

刺激的强度是根据刺激的部位、患者的体质和病情的不同而决定的，一般分轻、中、重 3 种。

（1）轻刺：用力稍小，以皮肤仅出现潮红、充血为度。适用于头面部、老弱妇女以及病属虚证、久病者。

（2）重刺：用力较大，以皮肤有明显潮红，并有微出血为度。适用于压痛点、背部、臀部、年轻体壮以及病属实证、新病者。

（3）中刺：介于轻刺与重刺之间，以局部有较明显潮红但不出血为度，适用于一般部位以及一般患者。

叩刺治疗，一般每日或隔日 1 次，10 次为 1 疗程，疗程间可间隔 3~5 日。

3. 操作

（1）叩刺：针具和叩刺部位用 75% 乙醇消毒后，以右手拇指、中指、无名指握住针柄，食指伸直按住针柄中段，针头对准皮肤叩击，运用腕部的弹力，使针尖叩刺皮肤后，立即弹起，如此反复叩击（图 4-4-3）。叩击时针尖与皮肤必须垂直，弹刺要准确，强度要均匀，可根据病情选择不同的刺激部位或刺激强度。

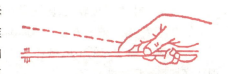

图 4-4-3　皮肤针叩刺法

（2）滚刺：是指用特制的滚刺筒，经 75% 乙醇消毒后，手持筒柄，将针筒在皮肤上来回滚动，使刺激范围成为一狭长的面，或扩展成一片广泛的区域。

（四）注意事项

1. 针具要经常检查，注意针尖有无毛钩，针面是否平齐，滚刺筒转动是否灵活。

2. 叩刺时动作要轻捷，正直无偏斜，以免造成患者痛苦。

3. 局部如果有溃疡或者损伤者不宜使用本法，急性传染病和急腹症也不宜使用本法。

4. 叩刺局部和穴位，若手法重而出血者，应进行清洁和消毒，注意防止感染。

5. 滚刺筒不要在骨骼突出部位处滚动，以免产生疼痛和出血。

皮肤针治疗时，针具要经常保持完好，如有针尖钩毛、生锈等要及时修理或调换。针具要经常浸泡在 75% 乙醇或其他消毒液内。有条件的，应使用一次性灭菌针具。叩刺的部位也应严格消毒。局部皮肤有创伤或溃疡者不宜使用本法。

（五）临床应用

临床多种病证均可应用，如近视、视神经萎缩、急性扁桃腺炎、感冒、咳嗽、慢性胃肠疾病、便秘、头痛、失眠、腰痛、皮肤神经炎、斑秃、痛经等。

六、头针法

（一）概述

头针法又称头皮针法，是通过刺激头部发际区域的特定部位治疗疾病的一种疗法。头针法早在

Note:

20 世纪 50 年代就有人提出,但真正在临床上推广则在 20 世纪 70 年代以后。头针法不仅方法简便安全,而且对脑部多种疾病有独特效果。

(二) 适应证和禁忌证

头针法主要用于脑血管疾病的治疗,对中风(脑出血或脑梗死)引起的偏瘫、脑外伤后遗症、小儿脑性瘫痪、小儿智力障碍、帕金森病、舞蹈病、耳鸣、阿尔茨海默病及各类急性或慢性疼痛等,都有一定效果。

(三) 操作步骤

正确选定头针刺激部位对治疗效果有重要影响。初学者应用卷尺精确测定,并用甲紫溶液做好标记。然后嘱患者取正坐位,局部头皮进行消毒后,方可施术。

1. 进针法　初学者可用指切进针法,进针方向与头皮成 15°~30° 角。熟练后,可用快速进针法以减轻患者疼痛,当针到达帽状腱膜下层后,指下会感到阻力减小,然后将针沿头针穴线推进 0.5~1.5寸,再进行运针。

2. 运针法　运针时只捻转不提插,一般以拇指掌侧面和食指桡侧面夹持针柄,以食指的掌指关节快速连续屈伸,使针身左右旋转,每分钟要求捻转 200 次左右,每次持续捻转 1~2 分钟,头针留针 15~30 分钟,在此期间还需间隔 5~10 分钟运针 1 次。如手捻有困难,也可以电针代替,频率宜在 200~300 次 /min,刺激强度以患者的反应来决定,一般可选择连续波。

3. 出针法　头针的出针比较简单,只需缓慢退针到皮下,然后迅速拔出。因为头皮血管比较丰富,取针后应立即用消毒干棉球按压,以防出血。

头针法每日或隔日 1 次,一般以 10 次为 1 疗程。疗程间隔 5~7 日。

(四) 注意事项

1. 头针的刺激强度较大,应注意防止晕针、滞针。

2. 嘱患者身心放松,并在针体周围轻柔按摩,然后顺着进针方向缓缓退出。

3. 因脑出血引起的中风患者,在急性期有昏迷、发热或者血压忽高忽低不稳定者,不可用头针,须待病情稳定后才能治疗。

4. 对急性发热、高热、心力衰竭者也要慎用头针。

5. 头皮血管丰富,出针时易出血或引起皮下血肿,可用干棉球轻轻按压。

(五) 标准头穴线的定位和主治

目前主要采用的为头针穴名标准化方案。

世界卫生组织西太平洋地区针灸穴名标准化会议按照分区定经、经上选穴的原则,并结合古代透刺穴位方法,制订了头针穴名标准化方案,包括头穴名的英文字母数字编号、穴名汉语拼音和汉字三要素。编号中的英文 MS 是 "microsystem" 和 "scalp points" 的缩写。

1. MS1 额中线 ézhōngxiàn

【部位】在头前部,从督脉神庭穴向下引一直线,长 1 寸(图 4-4-4)。

【主治】头痛,头晕,目赤肿痛,癫痫。

【刺法】沿皮向下刺 1 寸,行快速运针手法。

2. MS2 额旁 1 线 épángxiàn I(胸腔区)

【部位】在头前部,从膀胱经眉冲穴向下引一直线,长 1 寸。

【主治】过敏性哮喘,支气管炎,心绞痛,风湿性心脏病(对心慌、气短、浮肿、尿少有一定的效果),阵发性室上性心动过速。

【刺法】从眉冲穴刺入,沿皮向下刺入 1 寸,行快速运针手法。

3. MS3 额旁 2 线 épángxiàn II(胃区、肝胆区)

【部位】在头前部,从胆经头临泣穴向下引一直线,长 1 寸(如图 4-4-4)。

【主治】对急、慢性胃炎,胃、十二指肠溃疡等疾病引起的疼痛有一定疗效,对肝胆疾病引起的右上腹部疼痛也有一定的疗效。

Note:

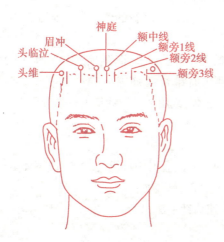
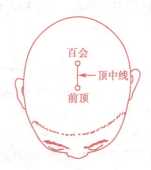

图 4-4-4　额区头穴线

【刺法】从头临泣穴沿皮向下刺入 1 寸，行快速运针手法。

4. MS4 额旁 3 线 épángxiàn Ⅲ（生殖区、肠区）

【部位】在头前部，从胃经头维穴内侧 0.75 寸起向下引一直线，长 1 寸（图 4-4-4）。从额角向上引平行于前后正中线的 4cm 直线即是。

【主治】功能失调性子宫出血。对下腹部疼痛有一定疗效。

【刺法】从此线上端进针，沿皮向下刺入 1 寸，行快速运针手法。

5. MS5 顶中线 dǐngzhōngxiàn

【部位】在头顶部，即从督脉百会穴至前顶穴之段（如图 4-4-4）。

【主治】头痛，眩晕，中风失语，昏厥，癫狂，痫病。

【刺法】从百会穴进针，向前沿皮刺，透至前顶，行快速捻针手法。

6. MS6 顶颞前斜线 dǐngniè qiánxiéxiàn（运动区）

【部位】在头顶部、头侧部，从头部经外穴前神聪至颞部胆经悬厘穴引一斜线，并将其分为 5 等份段（图 4-4-5）。

【主治】上 1/5 段，治疗对侧下肢瘫痪；中 2/5 段，治疗对侧上肢瘫痪；下 2/5 段，治疗对侧面神经瘫痪、运动性失语、流涎、发音障碍。

【刺法】用长针由前神聪沿皮向曲鬓穴方向刺入，或用 2 寸长针由上点向曲鬓分段针刺，行快速运针手法。

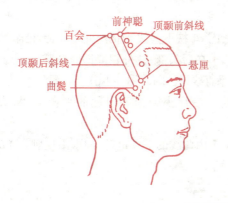
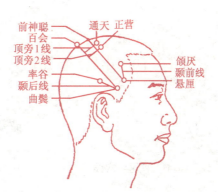

图 4-4-5　颞区头穴线

Note:

7. MS7 顶颞后斜线 dǐngniè hòuxiéxiàn（感觉区）

【部位】在头顶部、头侧部。顶颞前斜线之后 1 寸，与其平行的线。从督脉百会穴至颞部胆经曲鬓穴引一斜线，将全线分为 5 等份段（图 4-4-5）。

【主治】上 1/5 段，治疗对侧腰腿痛、麻木、感觉异常及后头痛、颈项痛和头鸣；中 2/5 段，治疗对侧上肢疼痛、麻木、感觉异常。下 2/5 段，治疗对侧头面麻木、疼痛等。

【刺法】用长针从百会穴刺入，向颞部曲鬓穴透刺，或用 2 寸长针从上点作分段刺入，然后行快速捻针手法。

8. MS8 顶旁 1 线 dǐngpángxiàn Ⅰ

【部位】在头顶部，督脉旁 1.5 寸，从膀胱经通天穴向后引一直线，长 1.5 寸（图 4-4-5）。

【主治】头痛，头晕，耳鸣，视物不明。

【刺法】从通天穴向后沿皮刺入 1.5 寸，行快速捻针手法。

9. MS9 顶旁 2 线 dǐngpángxiàn Ⅱ

【部位】在头顶部，督脉旁开 2.25 寸。由胆经正营穴向后引一直线，长 1.5 寸（至承灵穴）（图 4-4-5）。

【主治】头痛，偏头痛，眩晕。

【刺法】由正营穴向后沿皮刺入 1.5 寸。行快速捻针手法。

10. MS10 颞前线 nièqiánxiàn

【部位】在头的颞部，从胆经颔厌穴至悬厘穴连一直线（图 4-4-5）。

【主治】偏正头痛，目外眦痛，耳鸣，痫病。

【刺法】由颔厌穴进针，沿皮刺入透悬厘穴，行快速捻针手法。

11. MS11 颞后线 nièhòuxiàn

【部位】在头的颞部，从胆经的率谷穴向下至曲鬓穴连一直线（图 4-4-5）。

【主治】头痛，偏头痛，眩晕，小儿惊风，鬓发部疼痛。

【刺法】从率谷穴进针，沿皮向下透曲鬓穴，行快速捻针手法。

12. MS 12 枕上正中线 zhěnshàng zhèngzhōngxiàn

【部位】在后头部，即督脉强间穴至脑户穴之段（图 4-4-6）。

【主治】头痛，头晕，目眩，颈项强痛，癫狂，痫病。

【刺法】从强间穴进针，向后沿皮刺至脑户，行快速捻针手法。

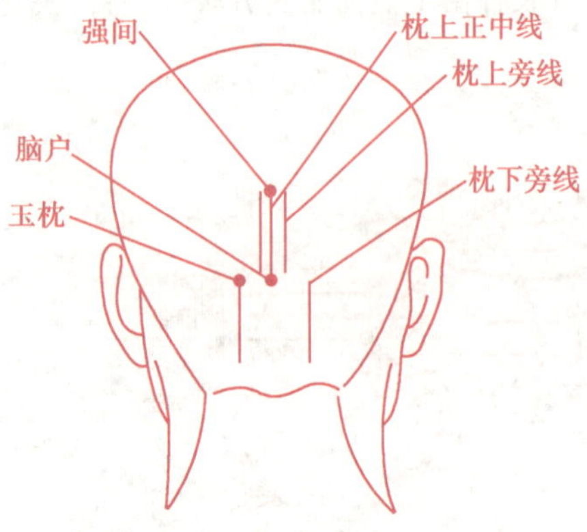

13. MS13 枕上旁线 zhěnshàng pángxiàn

【部位】在后头部，由枕外粗隆督脉脑户穴旁开 0.5 寸起，向上引一直线，长 4cm（图 4-4-6）。

【主治】皮层性视力障碍，白内障等。

【刺法】由此线的下端进针，向上沿皮刺入 15 寸，行快速捻针手法。

14. MS14 枕下旁线 zhěnxià pángxiàn

【部位】在后头部，枕外粗隆即督脉脑户穴外侧 1 寸向下引一垂直线，长 4cm（图 4-4-6）。

【主治】治疗小脑损害引起的平衡障碍，头项痛，眩晕。

【刺法】由此线的上端进针，向下沿皮刺入 1.5 寸，行快速捻针手法。

图 4-4-6　枕区头穴线

（图中标注）强间　枕上正中线　枕上旁线　脑户　枕下旁线　玉枕

七、穴位磁疗

（一）磁疗器具介绍

穴位磁疗是应用磁场作用于人体穴位以治疗疾病的一种疗法。

目前磁疗器具主要有磁片和各种类型的磁疗机等。

1. 磁片　常用的圆形磁片,直径小至 10mm 以下,大至 100mm 左右,磁片的厚度一般为 1.5~6.0mm,亦有 10~20mm 者。

2. 电动旋磁机　电动旋磁机是由一只微型电动机带动磁体在选定的穴位上旋转,以便在人体内产生一个脉动或交变磁场的器械。其构造是在微型电动机轴上,安装一个直径 3~5cm 的不导磁圆盘,在圆盘的边缘部位上,固定 2 块大小、重量、磁强相等的对称强磁体,极面相同(或相异)排列。极面相同的旋磁机产生脉动磁场,极面相异的旋磁机产生交变磁场。磁体表面磁场强度在 0.25T 以上,电机负载后转速要求每分钟 1 500 转以上。为防止擦伤,磁体用有机玻璃与皮肤隔离,但距离不应大于 0.5cm。整个电动机与圆盘用塑料壳密封,电动旋磁机工作时,表面磁场强度为 0.09~0.10T。

3. 交流电磁铁　交流电磁铁由硅钢铁芯和绕在其上面的线圈构成。目前,磁疗中应用的交流电磁铁多种多样,有棒形、H 型及 E 型铁芯交流电磁铁,也有用于某些部位的各种特定型式的交流电磁铁。使用时,将铁芯极面对准穴位,线圈通常是经过调压器输入交流电源,以此控制交变磁场的强度。为了加强磁场的穿透深度,有时在相对部位上放置铁片。由于交流电磁铁能出现振动和发热效应,因此它又有按摩及热敷作用。

4. 振动电磁按摩器　振动电磁按摩器是用电按摩器改装成的。在软橡皮垫上嵌有 2~4 块永磁体(表面磁场为 0.3T),使用时将磁头直接接触穴位或患部,接通 220V 交流电,形成一个脉动磁场。因有机械按摩作用,故适用于治疗软组织扭挫伤。

磁疗器具的类型还有很多,有固定式的如磁椅、磁床、磁被等;携带式的如用于各种特定穴位或部位的磁疗器具、磁性降压带、磁性胸衣、磁腰带、磁帽、磁笔以及综合式磁疗器具等。都是利用上述静、动磁场作用原理制造的。

（二）磁疗的作用机理

1. 镇痛作用　磁疗对损伤性刺激所引起的疼痛和某些内脏疾患引起的疼痛有一定效果,其中对定位明确的浅表部位疼痛效果较好。

2. 镇静作用　磁场不仅对神经中枢有抑制作用,而且对单个中枢神经元放电也有抑制作用。

3. 消炎、消肿作用　磁场有消炎、消肿作用,这主要是通过抗渗出以及轻度抑制炎症发展过程,改善血液循环,促使某些酶活性增强,降低致炎物质浓度,改善病理过程,提高机体的非特异性免疫能力等而起作用的。

4. 降压作用　磁场可加强大脑皮质的抑制过程,使患者睡眠改善,调整了中枢神经系统尤其是自主神经系统的功能,使高血压患者血压下降。此外,磁疗还可使血脂下降。

5. 双向调整作用　应用磁场可以提高面神经的兴奋性,治疗面神经麻痹;同时又可以应用磁场降低面神经的兴奋性,治疗面神经痉挛;又如应用磁场既可提高肠平滑肌兴奋性,增强其活动,治疗便秘;又可降低肠平滑肌兴奋性,减少肠蠕动,治疗腹泻。

（三）磁场类型与磁疗剂量

1. 磁场类型　根据磁场强度、方向与时间的关系,把磁场分为以下几种类型:

(1) 恒定磁场:恒定磁场又称为静磁场,其强度与方向不随时间发生变化,磁场强度保持稳定不变。如各种永磁体及直流电疗机产生的磁场属于此种类型。

(2) 交变磁场:交变磁场的磁场强度与方向均随时间发生变化。其频率属于低频范围,交变电磁疗机与异名极旋转磁疗机产生的磁场属于此种类型。

（3）脉动磁场：脉动磁场的磁场强度随时间发生变化，但方向不改变，脉动磁疗机与同名极旋转磁疗机产生的磁场属于此种类型。

（4）脉冲磁场：脉冲磁场的强度随时间发生变化，磁场强度由零很快上升到峰值，又从峰值很快下降到零。其特点是突然出现，突然消失，在重复出现之前，有一段间歇时间，间歇时间的长短与脉冲频率有关。当频率较高、脉冲宽度较大时，脉冲间歇时间较短；脉冲频率低、脉冲宽度小时，脉冲间歇时间较长。

2. 磁疗剂量　一般以磁场强度作为磁疗剂量的定量标准。

（1）根据磁片的表面磁场强度分级：

小剂量（或称低磁场）：每片磁片的表面磁场强度 20~100mT。

中等剂量（或称中磁场）：每片磁片的表面磁场强度为 100~200mT。

大剂量（或称强磁场）：每片磁片的表面磁场强度在 200mT 以上。

（2）根据人体对磁场的总接受量分级：即将贴敷于人体的各磁片的磁场强度加起来。根据人体对各磁片磁场的总接受量的多少，把磁疗剂量分为三级。

小剂量：人体接受的总磁场强度在 300mT 以下。

中等剂量：人体接受的总磁场强度在 300~600mT。

大剂量：人体接受的总磁场强度在 600mT 以上。

上述磁场强度的分级是指恒定磁场而言。交变磁场、脉动磁场、脉冲磁场等动磁场的分级为：

小剂量（或称低磁场）：磁场强度在 100mT 以下。

中等剂量（或称中磁场）：磁场强度在 100~300mT。

大剂量（或称强磁场）：磁场强度在 300mT 以上。

（3）磁疗剂量的应用：磁疗也与其他的治疗方法一样，治疗剂量是否适当会影响到治疗效果，同时还影响到患者是否能够耐受。因此，确定磁疗剂量时，应根据患者的具体情况进行考虑：①年老体弱及年幼患者，一般宜用小剂量。人体对磁场的总接受量，也应在小剂量范围内，或者开始磁疗时应用小剂量，当磁疗效果不明显同时又没有副反应时，可以适当增加磁疗剂量，由小剂量进入到中等剂量。②头颈部及胸部一般宜用小剂量，或者磁疗开始阶段应用小剂量，如效果不明显又无副反应时，可适当增加磁疗剂量。背部、腹部及四肢等处用中等剂量。对于软组织厚的大腿、臀部，必要时可用大剂量。③对于病灶较深、范围较大的疾患，宜采用电磁法或者采用场强较高的贴敷法，后者主要用在肌肉丰厚的部位。病情较轻、病程较短、病变表浅时，一般多用小剂量。对高血压、神经衰弱等功能性疾病，一般多用低磁场；对疼痛性疾患，一般宜用中磁场或强磁场。

（四）适应证和禁忌证

1. 适应证　适用于机体阴阳失衡所出现的微循环障碍、内分泌的失调和紊乱等。

2. 禁忌证

（1）白细胞总数在 3.5×10^9/L 以下。

（2）急性严重疾患，如急性心肌梗死、急腹症、出血、脱水等。

（3）体质极度衰弱、高热者。

（4）皮肤破溃处。

（5）安装有心脏起搏器者。

（6）磁疗后副反应明显。

（五）操作步骤

1. 静磁法　静磁法是将磁片贴敷在穴位表面，产生恒定的磁场以治疗疾病的方法。

Note:

（1）直接贴敷法：用胶布将直径 5~20mm 的磁片直接贴敷在穴位或痛点上，磁片表面的磁场强度为 10~200mT。或用磁珠贴敷于耳穴。贴敷法根据治疗部位不同，可采用单置法、对置法或并置法。

单置法只使用一块磁片，将其极面正对治疗部位。这种方法局限于浅部病变。

对置法将两块磁片的异名磁极，以相对的方向贴敷到治疗穴位上。如内关和外关、内膝眼和外膝眼等常用这种方法。此法可使磁力线充分穿过治疗部位。

并置法若选用的穴位相距比较近，可根据同性相斥的原理，把磁片的同名极并排贴敷在穴位上，使磁力线深达内部组织和器官。若病变浅且范围较大时，可在病变范围两端贴敷异名极磁片，这种方法可使更多的磁力线穿过病变部位。若两穴相距更远时（如两侧合谷、足三里等），磁场之间的作用影响已不明显，因此极性关系可以不再考虑，如同单置法一样。

（2）间接贴敷法：如患者皮肤对胶布过敏，或磁片较大，用胶布不易固定，或因出汗、洗澡、贴敷磁片有困难，或慢性病需长期贴敷磁片，可用间接贴敷法。即将磁片放到衣服口袋中，或缝到内衣、衬裤、鞋、帽内，或根据磁片的大小和穴位所在的部位缝制专用口袋，将磁片装进口袋，然后穿戴到身上，使穴位接受磁场的作用。

（3）耳磁法：即将磁珠或小磁片用胶布贴敷在耳穴上，使磁场作用于耳郭穴位。耳穴的选取与耳针疗法相同，每次选用 2~4 个穴位。磁珠的表面磁场强度 20~50mT。小磁片的表面磁场强度可达 100mT 以上。

一般每次贴敷一侧耳郭，3~5 日后贴敷另一侧耳郭穴位。15 日至 1 个月为一疗程。此外也可将两个不同极性的小磁片对置于耳郭的前后，小磁片便互相吸附在耳郭上。

2. 动磁法

（1）交变磁场法：一般用电磁感应机进行，多采用 5~100Hz 的低频交变磁场。治疗时选择适合的磁头放置在穴位或患部。磁头表面磁场强度常用 0.03~0.05T。每次治疗时间 20~30 分钟，每日 1~2 次。治疗时磁头可发热，治疗时间较长时更为明显，故应注意防止烫伤。

（2）脉冲及脉动磁场法：①直流电脉冲感应磁疗机可产生脉冲磁场，其磁极有南北之分，两极可在同一磁头上，治疗时将磁头放置在穴位或患部。有的装置则将两极分开一定距离，治疗时将肢体或躯干患部置于两极之间进行。磁极表面的磁场强度最高可达 1T，视需要选择。每次治疗时间一般为 15~30 分钟，也可达 1~2 小时；②同名极旋转磁疗机可产生脉动磁场，治疗时旋磁机磁头尽量贴近患部，但勿触及皮肤（有隔膜板例外），如治疗部位较大或在多个穴位上进行治疗时也可分别进行；③振动电磁按摩器通电后因磁片在电动按摩机的按头上振动而产生脉动磁场。治疗时将按头按压在穴位或患部，固定或轻微移动，每次 15~30 分钟。

磁疗疗程的长短，主要根据病情及治疗方法而定。一般 5~12 日为 1 个疗程。如果是慢性疾病，一般贴敷 3~4 周，必要时，在患者能够耐受的情况下可以适当延长，每个疗程 2~3 个月。

（六）注意事项

1. 首先应明确诊断，根据病情施治。外伤肿痛可取阿是穴；治疗神经衰弱、高血压可将循经取穴与局部取穴两者结合。

2. 磁疗时必须在 2 日内复诊，因为副反应大部分在 2 日内出现。副反应可有心慌、心悸、恶心、呕吐、一时性呼吸困难、嗜睡、乏力、头晕、低热等。如副反应轻微且能坚持者，可继续治疗；若副反应严重、不能坚持者，应停止治疗。

3. 如患者平时白细胞数较低（如在 4.0×10^9/L 左右），在磁疗期间应定期复查血象。当白细胞计数较前更为减少时，应停止治疗。

4. 当磁片贴敷时间较长时，由于汗液浸渍，可使磁片生锈，因此在磁片和皮肤之间应放一层隔垫物,以免磁片或铁锈刺激皮肤。

(七) 临床应用

磁疗剂量的应用:磁疗也与其他的治疗方法一样,治疗剂量是否适当,影响到治疗效果,同时还影响到患者是否能够耐受。因此确定磁疗剂量时应根据患者的具体情况进行考虑。

1. 年老体弱及年幼患者一般宜用小剂量。人体对磁场的总接受量也应在小剂量范围内,或者开始磁疗时应用小剂量,当磁疗效果不明显同时又没有副反应时,可以适当增加磁疗剂量,由小剂量进入到中等剂量。

2. 头颈部及胸部一般宜用小剂量,或者磁疗开始阶段应用小剂量,如效果不明显又无副反应时,可适当增加磁疗剂量。背部、腹部及四肢等处用中等剂量。对于软组织厚的大腿、臀部,必要时可用大剂量。

3. 对于病灶较深、范围较大的疾患,宜采用电磁法或者采用场强较高的贴敷法;病情较轻、病程较短、病变表浅时,一般多用小剂量;对高血压、神经衰弱等功能性疾病,一般多用低磁场;对疼痛性疾患,一般宜用中磁场或强磁场。

八、穴位埋线法

(一) 概述

穴位埋线法是指将羊肠线埋入穴位内,利用羊肠线对穴位的持续刺激作用以治疗疾病的方法。

穴位埋线后,羊肠线在体内软化、分解、液化和吸收时,对穴位产生的生理、物理及化学刺激时间较长,从而对穴位产生一种缓慢、柔和、持久、良性的长效针感效应,从而达到平衡阴阳、调和气血、调整脏腑的目的。

本疗法在古书中并无记载,为近人在长期临床实践中按照经络原理发展起来的一种现代针灸疗法。羊肠线刺激经络穴位后,体内肌肉合成代谢升高,分解代谢降低,肌蛋白、糖类合成增高,乳酸、肌酸分解降低,从而提高了肌肉的营养和代谢。羊肠线的刺激作用还能提高机体免疫力,增强抗病能力,并能改善血液循环。

(二) 适应证和禁忌证

1. **适应证** 由于本法取穴少、刺激持久、节省时间,尤其对某些慢性病疑难病具有速效、长效、特效的优势,因而作为一种深受患者喜爱的方法而广泛应用于针灸临床。常用于治疗内、外、妇、儿、五官、皮肤科等各种慢性疾病、功能失调性疾病、疼痛性疾病等。

(1) 内科病证:多用于哮喘、胃痛、腹泻、面瘫、癫痫、神经症、慢性支气管炎、头痛、高血压、失眠。

(2) 外科病证:腰腿痛、痿证、坐骨神经痛。

(3) 妇科病证:月经不调。

(4) 儿科病证:遗尿。

(5) 皮肤科病证:痤疮、黄褐斑。

(6) 其他:抑郁证、肥胖、慢性疲劳综合征等。

2. **禁忌证** 皮肤局部有感染或有溃疡时不宜埋线,肺结核活动期、骨结核、严重心脏病或妊娠期等均不宜使用本法。

(三) 操作步骤

穿刺针埋线法:常规消毒局部皮肤,镊取一段1~2cm长已消毒的羊肠线,放置在腰椎穿刺针针管的前端,后接针芯,押手拇、食指绷紧或提起进针部位皮肤,刺手持针,刺入到所需深度,当出现针感后,边推针芯,边退针管,将羊肠线埋填在穴位的皮下组织或肌层内,针孔处敷盖消毒纱布。

也可用9号注射针针头作套管,28号2寸长的毫针剪去针头作针芯,将00号羊肠线1.0~1.5cm

放入针头内埋入穴位,操作方法同前。

(四) 注意事项

1. 严格无菌操作,防止感染。羊肠线最好埋入肌层,不宜埋于脂肪组织之中,以防脂肪液化,线头不可露出皮肤。如局部化脓时,有液渗出,或线头露出,可抽出肠线,处理好伤口,无菌包扎,并用抗感染处理。

2. 根据部位的不同,掌握埋线的深度,不要伤及内脏、大血管和神经干(不要直接结扎神经和血管),以免造成功能障碍和疼痛。

3. 皮肤局部有感染或有溃疡时不宜埋线,肺结核活动期、骨结核、严重心脏病或妊娠期等均不宜使用本法。

4. 羊肠线用剩后,可浸泡在 75% 乙醇中,临用时再用生理盐水浸泡。

5. 在 1 个穴位上做多次治疗时应偏离前次治疗的部位。

6. 注意术后反应,有异常现象时应及时处理。异常反应有以下几种情况:

(1) 少数患者因治疗中无菌操作不严或伤口保护不好,造成感染。一般为治疗后 3~4 日出现局部红肿,疼痛加剧,并可伴有发热,应予局部热敷及抗感染处理。

(2) 个别患者对羊肠线过敏。治疗后出现局部红肿、瘙痒、发热等反应,甚至切口处脂肪液化,羊肠线溢出,应适当行抗过敏处理。

(3) 神经损伤。如感觉神经损伤,会出现神经分布区皮肤感觉障碍;运动神经损伤,会出现神经支配的肌肉群瘫痪;如损伤坐骨神经、腓神经,会引起足下垂和足大趾不能背屈。发生以上现象,应及时抽出羊肠线,并予适当处理。

九、穴位贴敷法

(一) 概述

穴位贴敷法是指在一定的穴位上贴敷药物,通过药物和穴位的共同作用以治疗疾病的一种外治方法。某些带有刺激性的药物贴敷穴位可以引起局部发疱化脓如"灸疮",称为"天灸"或"自灸",现代也称发疱疗法。

穴位贴敷法直接作用于体表腧穴或病变部位,通过经络的传导和调整,纠正脏腑阴阳的偏盛或偏衰,改善经络气血的运行。另外,药物透过皮毛腠理由表入里,使局部血管扩张,血液循环加速,起到活血化瘀、清热拔毒、消肿止痛、止血生肌、消炎排脓、改善周围组织营养的作用。

(二) 用药原则

1. 应用通经走窜、开窍活络之品。现代常用的药物有冰片、麝香、丁香、花椒、白芥子、姜、葱、蒜、肉桂、细辛、白芷、皂角等。

2. 多选气味俱厚之品,甚或力猛有毒的药物。现代常用的药物有生南星、生半夏、川乌、草乌、巴豆、附子、大戟等。

3. 补法可用血肉有情之品。现代常用的药物有鳖甲等。

4. 选择适当溶剂调和贴敷药物或熬膏,以达药力专、吸收快、收效速的目的。如醋调贴敷药,可起解毒、化瘀、敛疮等作用,虽用猛药,醋可缓其性;酒调贴敷药,则起行气、通络、消肿、止痛等作用,虽用缓药,酒可激其性;水调贴敷药,专取药物性能;油调贴敷药,可润肤生肌。常用溶剂有水、白酒或黄酒、醋、姜汁、蜂蜜、蛋清、凡士林等,还可针对病情应用药物的浸剂作溶剂。

(三) 适应证和禁忌证

1. 适应证

(1) 适用于养生保健和亚健康状态的调理,在应用时常选用补阴壮阳、益气活血、温经通络的药

Note:

物,穴位多选用关元、膏肓、气海、足三里、五脏的背俞穴等具有强壮作用的穴位,起到增强人体正气、提高抗病能力、预防疾病的作用。

(2) 可用于内、外、妇、儿、皮肤、五官等临床疾病的保健和辅助调理,但使用过程中,可通过药物和穴位的选择,进行辨证论治,施体施养。①呼吸系统疾病,如体虚感冒、支气管哮喘、慢性阻塞性肺病、慢性支气管炎、过敏性鼻炎;②循环系统疾病,如冠心病、脑血管病;③消化系统疾病,如便秘、慢性胃炎、慢性结肠炎、口腔溃疡;④妇科疾病,如痛经、乳腺小叶增生、子宫肌瘤、慢性盆腔炎;⑤运动系统疾病,如股骨头坏死、颈椎病、退行性骨关节病;⑥小儿疾病,如小儿夜啼、小儿反复呼吸道感染、厌食、遗尿、流涎等。

2. 禁忌证

(1) 孕妇的腹部、腰骶部以及某些可促进子宫收缩的穴位(如合谷、三阴交等),应禁止贴敷。

(2) 有些药物如麝香等孕妇禁用,以免引起流产。

(3) 糖尿病,血液病,发热,严重心、肝、肾功能障碍者慎用。

(4) 艾滋病、结核病或其他传染病者慎用。

(四) 操作方法

1. 穴位的选择　穴位贴敷疗法的穴位选择与针灸疗法是一致的,也是以脏腑经络学说为基础,通过辨证选取贴敷的穴位,并力求少而精。此外,还应结合以下选穴特点:

(1) 选择离病变器官组织最近、最直接的穴位贴敷药物。

(2) 选用阿是穴贴敷药物。

(3) 选用经验穴贴敷药物,如吴茱萸贴敷涌泉穴治疗小儿流涎,威灵仙贴敷身柱穴治疗百日咳等。

2. 贴敷方法

(1) 根据所选穴位,采取适当体位。

(2) 定准穴位,用温水将局部洗净,或用乙醇棉球擦净。

(3) 敷药:①使用助渗剂者,在敷药前,先在穴位上涂以助渗剂或与药物调和后再用;②用专用贴敷胶布固定。

如需换药,可用消毒干棉球蘸温水或各种植物油,或液体石蜡轻轻揩去粘在皮肤上的药物,擦干后再敷药。贴敷的时间可视药物特性和患者反应而定。一般刺激性小的药物每隔1~3日换药1次;不需溶剂调和的药物可适当延长至5~7日换药1次;刺激性大的药物要根据患者反应和发疱程度确定贴敷时间,数分钟至数小时不等,如需再次治疗,应待局部皮肤基本恢复正常后再敷药。对寒性病证,可在敷药后,在药上热敷或艾灸。

(五) 注意事项

1. 凡用溶剂调敷药物时,需随调配随敷用,以防蒸发。

2. 若用膏药贴敷,在温化膏药时,应掌握好温度,以免烫伤或贴不住。

3. 对胶布过敏者,可改用曲安奈德新霉素贴膏或用绷带固定贴敷药物。

4. 使用刺激性强、毒性大的药物时,贴敷穴位不宜过多,贴敷面积不宜过大,贴敷时间不宜过长,以免发疱过大或发生药物中毒。

5. 对久病体弱消瘦以及有严重心脏病、肝病等的患者,药量不宜过大,贴敷时间不宜过久,贴敷期间注意病情变化和有无不良反应。

6. 对于孕妇、幼儿,应避免贴敷刺激性强、毒性大的药物。

学 习 小 结

1. 学习内容

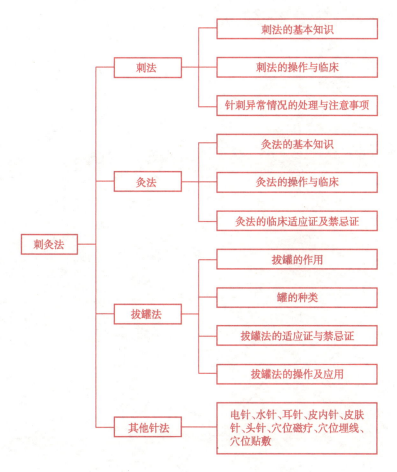

2. 学习方法　通过利用实物、模型、挂图、影像、多媒体教学等方式,加深对课程内容的理解和掌握。在学习过程中需重视刺灸法技术的基本功训练,正确与熟练地掌握针灸操作技术是学好针灸学的关键之一。

（衣华强　雷龙鸣　杨茜芸）

思 考 题

1. 什么是行针? 什么是得气?
2. 常用的毫针补泻法有哪些?
3. 灸法分几类?
4. 试述晕针的原因、症状、处理及预防。
5. 常用的其他针法有哪些? 临床如何应用?

推拿基础篇

推 拿 概 述

05章 数字内容

● 知识目标:

1. 掌握推拿的适应证、禁忌证和注意事项。

2. 熟悉推拿发展简史及推拿的基础知识。

3. 了解推拿与护理的关系。

● 能力目标:

1. 通过学习推拿发展简史及推拿的基础知识,为学习推拿手法及常见病证护理等内容奠定基础。

2. 能使用推拿的作用原理和治疗原则等理论指导实践和科研。

● 素质目标:

1. 具有自主学习能力与终身学习的能力。

2. 具有较为系统的中医推拿学及护理学的基本理论与技能。

推拿是以中医理论为指导,推拿医生运用推拿手法或借助于一定的推拿工具作用于患者体表的特定部位或穴位来治疗疾病的一种治疗方法,属中医学的外治法范畴。"推拿"一词,在汉代以前称"按跷""跷摩",汉代至明代多称"按摩"。数千年来,推拿医学为人类的卫生保健事业做出了极其重要的贡献。今天,人们在重新认识天然药物疗法和非药物疗法的优越性时,将古老的手法、经验、理论与现代生物力学、运动解剖学、生物物理学、生理学、人体工程学、心理学及计算机技术等融为一体,使推拿内容不断充实,治疗范围不断扩大,并且在此基础上研究治疗原理及方法,使这门古老的医术进一步发扬、提高,重新焕发出蓬勃的生机。

第一节 推拿发展简史

一、推拿的起源

推拿,是人类最古老的一门医术,起源于远古时代人类的生产劳动和生活实践。因撞击、扭挫、跌打等而引起疼痛时,人们会很自然地用自己的双手去抚摩、按压受伤部位以减轻疼痛,或摩擦身体以抵御寒冷。经过不断实践、体会和总结,逐渐认识到这些抚摩、按压等动作能够起到一定的治疗作用,这便被视为推拿手法的起源。在长期的实践中,推拿从简单的下意识动作,发展为需要经过刻苦训练才能掌握的一种具有高度技巧性的医疗活动,成为中医学中别具特色的一种治疗与保健方法。

推拿治病的文字记载,始于殷商甲骨文,当时称之为"拊"。长沙马王堆三号汉墓出土的《五十二病方》中记载的推拿手法有 7 种,由于该书随墓主下葬于公元前 168 年,因此,其成书应早于《黄帝内经》,是目前可见的最早记载推拿手法的书籍。不仅如此,该书还记载了我国推拿史上最早的药摩、膏摩及形式多样的推拿工具。帛画《导引图》中则记载了自我保健推拿手法。《黄帝内经》记载的推拿手法有 11 种,同时期的《黄帝岐伯按摩十卷》被认为是最早的推拿专著,惜已佚失。这些记载大多只涉及手法的名称,对手法的具体操作方法缺乏详细描述。

《黄帝内经》云:"中央者,其地平以湿,天地所以生万物也众,其民食杂而不劳。故其病多痿厥寒热,其治宜导引按跷,故导引按跷者,亦从中央出也。"由此可见,推拿起源于中原地区(今河南一带)。此外,古希腊的奴隶制时期,在当时的文化基础上产生了推拿术,对世界推拿学术发展,起到了重大的推动作用。

二、推拿发展简史

秦汉以前,中国医学已从原始阶段上升到一个新的阶段。《五十二病方》有按摩治疗癥闭的记载等。此时各地区的医术,如东方的砭石、西方的药物、北方的熟灸、南方的针刺、中央的按摩,都在互相交流,特别是针灸、按摩和药物的关系较为密切,常常结合使用。《周礼疏》中云:"扁鹊过虢境,见虢太子尸厥,使子明饮汤,子仪脉神,子游按摩。"可见,我国古代人民早已运用按摩作为医疗上的一个重要手段。

秦汉时期,推拿疗法发展比较迅速,已被普遍应用。这一时期产生了我国第一部推拿专著《黄帝岐伯按摩十卷》,此书和《黄帝内经》同期问世,第一次完整地建立了中医学的理论体系,确立了推拿作为一门学科在中医体系中的地位。《史记》记载,名医淳于意用"寒水推"的方法,治疗头痛身热、烦满等症,这是早期治疗医案。长沙马王堆古墓出土文物帛书《导引图》记载了应用捶背、抚胸、按腰等方法进行自我推拿的图形,并注明所防治的疾病,是我国现存最早的推拿实物资料,说明自我推拿在当时已广为流行。甘肃武威出土的汉代医简首先记载了膏摩的方法。东汉张仲景在《金匮要略》中予以发展,提出"膏摩"之名。名医华佗发展了导引按摩的方法,创制了"五禽戏"。

晋隋唐时期,推拿在中医学领域的地位较高,它不仅是医学教育的四大科目之一,而且推拿手法还被应用到骨伤和外科疾病的治疗中。晋代葛洪《肘后备急方》中记载了目前临床广泛应用的下颌

Note:

关节脱位复位法，开创了手法联合运用的先河。唐代孙思邈《备急千金要方·卷二十七·养性·按摩法第四》记有"老子按摩法"，开拓了保健推拿的领域。唐代蔺道人《仙授理伤续断秘方》对手法诊治骨折的论述可谓系统而完备。梁代陶弘景《养生延命录》中载有用"曲折法"治疗"手臂不授""举身不授"等病证，即运用推拿手法使患者关节被动屈伸。

宋金元时期对推拿手法的理论进行了全面总结，推拿手法在治疗骨伤科疾病方面又有新的发展。由宋朝政府组织编纂的《圣济总录》对推拿手法进行了总结、归纳与分析，认为推拿与导引是两门不同的学科，就推拿的含义及按法与摩法的区别进行了阐述，并对推拿的适应证和禁忌证进行了分析，指出了几种"按之痛止""按之无益""按之痛甚"的具体情况。此外，还取宋以前10余家养生学派保健推拿方法之长，编成一套14节的养生功法，其中11节是自我保健推拿方法。宋代《苏沈良方》所载掐法疗脐风，是推拿治疗新生儿破伤风的最早记载；宋代张杲《医说》记载的搓滚竹管治筋缩，开创了用器械代替推拿促进筋腱、关节功能康复的先河。

明清时期，推拿手法有较大发展，其中小儿推拿形成了独立理论体系，成人推拿也形成一些流派。明代徐用宣《袖珍小儿方》的"秘传看惊掐惊口授心法"是最早的小儿推拿文献，后经庄应祺增补的《补要袖珍小儿方论》，载有"龙入虎口""苍龙摆尾"2种复式操作法，是小儿推拿复式操作法的最早记载。明代杨继洲《针灸大成》收录的《按摩经》是现存最早记载小儿推拿的著作。明代龚廷贤《小儿推拿方脉活婴秘旨全书》是现存最早的推拿专著单行本。

清代熊应雄《小儿推拿广意》提出"推拿面部次第""推拿手部次第"等操作顺序。清代骆如龙《幼科推拿秘书》介绍了11种手法，将复式操作法称为"十三大手法"，并对推拿手法的操作次数提出不必拘泥于"一岁三百"，而要审定主穴，多用功夫。清代吴谦等在《医宗金鉴·正骨心法要旨》中将正骨推拿手法归纳总结为"摸、接、端、提、按、摩、推、拿"八法，并对其操作方法与要领、注意事项、使用范畴等做了详细描述，强调医生"必素知其体相，识其部位……以手扪之，自悉其情"。如手法使用不当，也可出现副作用，因此提出"法之所施，使患者不知其苦，方称为手法也"的技术要求，对后世影响较大。

明清时期，以手法为特色形成的流派主要有点穴推拿、一指禅推拿、内功推拿等。点穴推拿是以点法和按法为主要手法，在有关经穴、奇穴、特定穴和特定线路上进行操作。清代同治年间在扬州一带流行的一指禅推拿流派，其手法特点是强调以柔和为贵，要柔中寓刚，刚柔相济，动作连贯细腻，雅而不俗；要求刻苦练习手法，达到"持久、有力、均匀、柔和"的技术要求，使手法的力度深透于内。内功推拿流派是在锻炼"少林内功"的基础上结合推拿治疗内外伤疾病的经验，逐渐形成和发展起来的。手法操作要求刚劲有力，刚中寓柔，操作快速，连贯有序。

民国时期，推拿手法的发展在总体上处于低潮，但推拿流派有所发展，滚法推拿流派即是在继承一指禅推拿的基础上，于20世纪40年代创立的。该流派以滚法和揉法为主要手法，以按、拿、揉、搓、捻5法及被动运动为辅助手法，并强调患者要做针对性的自主性运动锻炼。

1949年以后，推拿古籍的整理和出版、推拿新著和译作出版、推拿科研和教育发展、推拿医师素质的提高等各方面的工作都使推拿学术得到了全面发展。1960年，上海中医学院附属推拿学校编著的《推拿学》是当时很有影响的推拿专著。1975年，由上海中医学院主编，全国25所医学院校协编的《推拿学》作为全国中医学院校的正式教材，首次将20种成人推拿手法归纳成摆动类、摩擦类、振动类、挤压类、叩击类、运动关节类6类；首次提出"持久、有力、均匀、柔和，从而达到深透"的较完整的手法操作技术要求。1979年，在上海召开的全国首届推拿学术经验交流会上，首次提出了"推拿学术流派"的概念，并列出了正骨推拿、点穴推拿、内功推拿、小儿推拿、滚法推拿、一指禅推拿等几大推拿流派，初步构建了中国推拿手法学的学术体系。

20世纪80—90年代，国内和国际上相继成立了手法研究会，对手法的交流和研究等起到了良好的促进作用。以生物力学、生物效应学、生物化学等为切入点，对推拿手法的研究，也取得了一定的研究成果，如"手法测定仪"的研制对规范手法操作进行了有益尝试。这一时期出版了大量

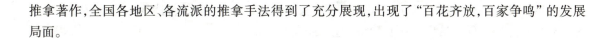

推拿著作,全国各地区、各流派的推拿手法得到了充分展现,出现了"百花齐放,百家争鸣"的发展局面。

第二节　推拿学的特点和训练方法

一、推拿学的特点

推拿学是在中医学和现代科学理论的指导下,阐述和研究运用手法和功法训练防治疾病的方法、规律和原理的一门临床医学学科。推拿学以治疗方法为学科分类的特征。

(一)手法治疗和功法训练是推拿学的基本特征

以操作者的手,或者借用一定的器具达到手的功能的延伸,或者适当运用操作者肢体的其他部分,在受术者的体表做规范性的动作,来达到防病治病的目的。这些作用于受术者体表的规范性动作称为手法。这里还包含多个相关联概念的内涵要素,具体如下:

1. 手法操作以医学理论为指导,以防病治病为目的。
2. 手法操作在受术者的体表,是一种非侵入性、非创伤性的自然疗法。
3. 手法不需借助任何医疗仪器和药物,只需操作者的双手或肢体的其他部位。

功法训练对推拿专业人员来说,有两重意义。一是推拿专业人员本人必须进行功法锻炼,既有利于掌握手法的技巧,也有利于增强体质,有助于长时间的手法操作和施行具有一定力量的手法动作。二是指导患者功能锻炼,以巩固和延伸临床治疗效果。推拿临床工作人员的功法锻炼有动功和静功之分。而患者的功能锻炼则是参照推拿专业人员功法锻炼的方法,并结合不同疾病的病理和症状来进行的。

(二)中医学和现代科学理论的紧密结合是推拿学的理论内涵

推拿是中医外治法之一,其基本理论是以中医基础理论为依据,如阴阳五行、脏腑经络、气血津液等。推拿学的临床治疗特点表现为手法在人体体表上操作以及运动人体肢体的治疗方式;在基础理论应用方面,尤以经络腧穴为重,特别与经络学中的"皮部"和"经筋"密切相关。推拿学不但重视传统的腧穴,而且对一些在十四经穴以外具有自身特色的穴位也很重视,如呈面状穴、线状穴的天河水、三关、六腑、五经穴、板门等。

从现代科学的角度来看,推拿学是一种以力学为特征的物理疗法;为了正确地掌握和操作手法,推拿学十分重视现代生物力学的理论和应用。

(三)适应范围的广泛和严格的禁忌证是推拿学的临床特点

推拿的治疗范围是由推拿手法的作用所决定的。不同的临床学科,如骨伤科、内科、妇科、神经科、儿科等,如手法确能改善疾病的某些病理过程、缓解症状,必然会被采纳。推拿作为一种疗法,适应证广泛,对于运动系统、神经系统、消化系统、呼吸系统、循环系统、泌尿生殖系统等疾病都有一定的疗效。

推拿治疗范围广,但并非对每一种病证均有良好的治疗效果。手法所产生的治疗效果,是由手法的作用原理所决定。当不同的疾病出现同一病理变化,手法作用能产生治疗效果时,临床症状就得以改善和消除。可是,当同一疾病的不同时期,在某一病理阶段,手法无法产生作用时,治疗就无效。因此,手法的临床应用一定要根据不同疾病及不同的病理阶段,把握好手法能产生的主治、辅助、参与的不同作用,进行针对性的治疗;对无效及可能发生有害结果的情况应当清楚,并加以避免。

临床中所产生的异常情况,称之为推拿意外。推拿意外发生的原因不外乎以下几点:①诊断不明或误诊;②对疾病的机制和手法作用的原理缺乏认识;③手法操作或选择不当;④未注意推拿治疗的适应证和禁忌证。

要减少、避免推拿意外的发生,推拿医生要做到以下几方面:①提高自身的理论基础和医疗技能;

②提高诊断的正确率,避免误诊误治;③提高手法操作的正确性和安全性,特别是一些旋转、扳、牵拉等运动关节类手法;④在治疗时需注意保持适当的体位。

鉴于推拿学的上述特点,学习推拿学必须包括两个环节:一是学习和掌握中医学的基础理论,以及现代科学(包括现代医学)的理论和技术;二是刻苦地学习手法、进行功法锻炼,掌握手法操作的基本技能和临床应用。推拿手法具有很强的技巧性,是力与技巧的完美结合运用。严格地说,不讲究技巧的简单动作是不能称之为手法的。手法的技巧是关键,而力量则是发挥技巧的基础,两者缺一不可。因此,不仅要掌握手法的技巧,同时还要注意体力的锻炼。手法的训练和练功,必须经过一段较长时间的艰苦训练,再经过不断的临床实践,才能由生到熟,熟能生巧,乃至运用自如。

二、训练方法

推拿手法操作往往是施术者的一种复合动作,是在身体内外协调一致的情况下,通过手、肢体等部位来完成操作过程。一般认为,推拿手法要均匀、柔和、持久、有力,需要通过较长时间的训练才能掌握。除了推拿手法训练外,同时还要进行推拿功法的锻炼。推拿功法锻炼可以全面提高锻炼者的身体素质,学习并适应推拿手法操作所需要的基本步法、架势和内力,提高推拿者手等部位的柔韧性、灵活性和敏感性。

推拿手法的学习和训练可以分为三个阶段。首先是手法基本动作的学习和训练。学习的方法主要是模仿,根据老师的示范,在米袋等器械上反复模仿老师的动作,并仔细体会其中的要领。其次,将手法和功法结合起来进行练习。一般先摆好一定的姿势,然后再进行手法练习,并持续一定的时间。练习过程中,注意保持身体协调一致,用力自然、持久,动作灵活、连贯;避免局部僵硬,过分用力,造成自我损伤。以上练习达到要求后,最后进行人体操作训练,它与前面练习方法的最大区别是人体各部皮下脂肪肌肉等组织不一样,因此手法的使用方法也有区别,所以要求练习者要时刻注意体会手下的感觉变化,不断提高自己的手感,逐步做到根据手下患者肌肉的反应而及时调整施力的大小。

总之,学习推拿,要勤学苦练,多动手、多实践,可以增强感性认识的积累;多动脑、多思考,能够加快感性认识向理性认识的转化,提高学习的效率,两者相辅相成,互相促进,缺一不可。

第三节　推拿的作用原理和治疗原则

一、推拿的作用原理

推拿手法通过作用于人体体表的特定部位而对机体的生理、病理情况产生影响,从而达到治疗疾病的目的。总的来说,就是通过推拿手法所产生的力学效应,使局部及相关组织产生被动的延伸、滑动、对位等,以起到纠正解剖位置失常的作用,通过推拿手法对穴位、经筋、皮部的不同刺激,激发经络系统或神经系统的调节功能,产生疏通经络、行气活血,理筋整复、滑利关节,调整脏腑功能、增强抗病能力等作用。

(一) 疏通经络,行气活血

推拿手法作用于经络腧穴,可以疏通经络,行气活血,散寒止痛。此处疏通作用有两层含义:其一,通过手法对人体体表的直接刺激,促进了气血的运行;其二,通过手法对机体体表做功,产生热效应,从而加速了气血的流动。

(二) 理筋整复,滑利关节

筋骨、关节是人体的运动器官。气血调和、阴阳平衡,才能确保机体筋骨强健、关节滑利,从而维持正常的生活起居和功能活动。筋骨关节受损,必累及气血,致脉络损伤,气滞血瘀,为肿为痛,从而影响肢体关节的活动。推拿具有理筋整复、滑利关节的作用,表现在以下几个方面:一是手法作用于损伤局部,可以促进局部气血运行,消肿祛瘀,理气止痛;二是推拿的整复手法可以通过力学的直接作

Note:

用来纠正筋出槽、骨错缝,达到理筋整复的目的;三是适当的被动运动手法可以起到松解粘连、滑利关节的作用。

(三)调整脏腑功能,增强抗病能力

疾病的发生、发展及其转归的全过程,是正气和邪气相互斗争、盛衰消长的结果。"正气存内,邪不可干",只要机体有充分的抗病能力,致病因素就不起作用;"邪之所凑,其气必虚",疾病之所以发生和发展,是因为机体的抗病能力处于相对劣势,邪气乘虚而入。推拿手法对脏腑疾病的治疗有三个途径:一是在体表的相应穴位上施行手法,通过经络的介导发生作用;二是脏腑发生器质性病变,手法通过调节其功能来发生作用;三是手法对脏腑功能具有双向调节作用,手法操作要辨证得当。推拿手法通过对脏腑功能的调整,使机体处于良好的功能状态,有利于激发机体内的抗病因素,扶正祛邪。

二、推拿的治疗原则

推拿的治疗原则是以中医基础理论为指导,对临床病证的制定具有普遍指导意义。正确掌握推拿的治疗原则是极其重要的。推拿的治疗原则是:整体观念,辨证施术;标本同治,缓急兼顾;以动为主,动静结合;因时、因地、因人制宜。

(一)整体观念,辨证施术

整体观念、辨证论治是中医治病的根本原则。

机体自身整体性、机体与自然界统一性的思想,贯穿在中医生理、病理、诊法、辨证、治疗等各个方面。整体观念的原则,在推拿临床中,既体现在分析局部症状时要注意机体整体对局部的影响;又体现在处理局部症状时,要重视机体整体的调整。

在推拿临床工作中,辨证论治具体表现为辨证施术,即根据辨证的结果确立治疗法则,选择手法的操作方法、穴位和部位,进行具体的操作治疗。辨证施术的原则表现了同病异治和异病同治的特点。同病异治,即同一疾病采用不同的推拿手法治疗。某些疾病,病变部位和症状虽然相同,但因其具体的病机不同,所以在治疗方法上选用的推拿手法及穴位、部位就因之而异。异病同治,即不同的疾病采用相同的推拿手法治疗。某些疾病,病变部位和症状虽然不同,但因其主要病机相同,所以在治疗方法上可以选用相同的推拿手法及穴位、部位。

(二)标本同治,缓急兼顾

任何疾病的发生、发展,总是通过若干症状表现出来,但这些症状只是疾病的现象,并不都反映疾病的本质,有的甚至是假象。只有在充分了解疾病的各个方面,包括症状表现在内的全部情况的前提下,综合分析,才能透过现象看到本质,从而确定何者为标、何者为本。

由于推拿学具有自身的特点,在"治病必求于本"的原则指导下,应该标本同治、缓急兼顾。既要针对疾病的主要矛盾治疗,又要注重疾病次要矛盾的处理;既要积极治疗疾病的急性发作,又要兼顾疾病慢性症状的处理。同时,在推拿临床中,正确地应用标本同治、缓急兼顾的治疗原则,不仅要制定推拿本身具体的治疗方法,还应该依据这一原则与其他治疗方法合理结合。

(三)以动为主,动静结合

推拿治疗是一种运动疗法。不论手法对机体的作用方式,还是指导患者所进行的功法训练,都是在运动。推拿"以动为主"的治疗原则,是指在手法操作或指导患者进行功法锻炼时,应该根据不同的疾病、不同的病情、不同的病理状况,确定其作用力的强弱、节奏的快慢、动作的徐疾和活动幅度的大小。适宜的运动方式是取得理想疗效的关键。同时,推拿治疗在"以动为主"时,也必须注意"动静结合":一是在手法操作时,要求医务人员和患者都应该情志安静,思想集中,动中有静;二是推拿治疗及功法锻炼后,患者应该注意安静休息,使机体有一个自身调整恢复的过程。医务人员在制订治疗方案时,动和静一定要合理结合。

(四)因时、因地、因人制宜

"因时制宜",就是指手法操作时要考虑到季节因素。夏天炎热,患者皮肤多汗,治疗时手法应较

Note:

轻柔。冬天气候寒冷,患者穿衣较多,手法力度不易渗透,故手法压力应适当加重,还可多配合热敷的辅助治法,以活血散寒。

"因地制宜",就是手法治疗时要注意环境、场所的差异。如在室外进行推拿时应用一些手法(如擦膀胱经)应尽量避免裸露,特别是天气较冷时。如室内温度较低,也应如此。

"因人制宜",就是在手法操作过程中须考虑到患者年龄、体质、性别的不同而采取不同的治疗方法。一般情况下,对体质强壮者、青壮年肌肉发达者手法力量可适当加重;对体质虚弱者、老年人、小儿手法力量宜轻柔。其他如患者的职业、工作条件等亦与某些疾病的发生有关,在诊治时也应注意。

第四节　推拿的适应证、禁忌证和注意事项

推拿是一种物理疗法,属于中医外治法的范畴,对骨伤科、内科、外科、妇科、儿科和五官科等多种疾病有较好的治疗作用。随着推拿技术的不断发展,以前一些推拿疗法的慎用证和禁忌证也逐渐转为适应证;同时,推拿疗法无服药之不便、针刺之痛苦,故易为患者所接受。尽管如此,临床上为了杜绝意外事故的发生,严格地掌握推拿的治疗适应证、禁忌证、注意事项等仍是十分重要的。

一、推拿的适应证

(一) 伤科疾病

各种扭挫伤、关节脱位及半脱位、腰肌劳损、胸胁岔气、椎间盘突出症、颈椎病、落枕、风湿性关节炎、漏肩风、肱骨外上髁炎、腱鞘炎、滑囊炎以及骨折后遗症等。

(二) 内科疾病

胃脘痛、头痛、失眠、胃下垂、肺气肿、胆囊炎、胆道蛔虫、上呼吸道感染、咳嗽、老年人慢性支气管炎、高血压、心绞痛、心肌炎、眩晕、失眠、糖尿病、中风、面瘫、阳痿等。

(三) 外科疾病

乳痈初期、褥疮和手术后肠粘连等。

(四) 妇科疾病

产后少乳、产后身痛、痛经、闭经、月经不调、盆腔炎与产后耻骨联合分离等。

(五) 儿科疾病

小儿发热、咳嗽、腹泻、呕吐、疳积、痢疾、便秘、尿闭、夜啼、遗尿、惊风、百日咳、肌性斜颈、小儿麻痹症后遗症、桡骨小头半脱位等。

(六) 五官科疾病

声门闭合不全、失声、咽喉痛、眼丹、鼻炎、近视、斜视等。

二、推拿的禁忌证

推拿疗法的应用范围很广,对某些疾病的疗效优于药物治疗。但是任何一种医疗方法都有其一定的局限性,推拿疗法也不例外,在某些病理情况下使用时,有使病情加重和恶化的可能,目前大多数学者认为以下情况不适合推拿疗法治疗:

1. 某些感染性疾病,如丹毒、骨髓炎、化脓性关节炎等。
2. 某些急性传染病和恶性肿瘤患者。
3. 有出血倾向或有血液病的患者。
4. 手法治疗部位有严重皮肤损伤或皮肤病的患者。
5. 久病体弱者,如患有严重的骨质疏松症者;或体内有金属固定物者。
6. 骨折部位不能贸然使用推拿手法。

Note:

7. 诊断不明确的急性脊柱损伤或伴有脊髓症状者。

8. 精神病患者、不能配合医生实施操作治疗者。

9. 妊娠 3 个月以内女性的腹部、腰部、髋部，因手法刺激后有流产的可能。

10. 处在经期女性患者的小腹部及腰骶部。

11. 某些急腹症，如胃或十二指肠溃疡穿孔等。

12. 严重心、脑、肺、肝、肾疾病患者。

13. 年老体弱、久病体虚，或极度疲劳后，或剧烈运动后，或过饥、过饱后以及酒醉之人等。

三、推拿的注意事项

1. 治疗前，要选择适当操作体位，以患者感觉舒适、肌肉容易放松，又方便医生操作为原则。

2. 除少数手法如擦、推、捣等法需直接接触患者皮肤操作外，其他手法治疗时必须用治疗巾覆盖被治疗的肢体或局部。

3. 治疗过程中操作认真，态度严肃。

4. 操作者应注意个人清洁卫生，要经常修剪指甲，以免操作时伤及患者皮肤。

5. 在治疗过程中，应随时注意患者对手法治疗的反应，若有不适，应及时进行调整，以防发生意外事故。

6. 每次推拿的时间一般在 5~30 分钟，每日或隔日 1 次，7~10 次为一个疗程，每两个疗程之间间隔 3~5 日。

第五节　推拿与护理的关系

中医护理学的内容十分丰富，涉及基础理论与临床护理实践等方面。它是以中医理论为指导，运用整体观念及独特的传统护理技术，结合预防、保健、康复和医疗等措施，对患者及老、弱、幼、残者予以辨证施护，以促进人们健康的一门应用科学。

推拿学中的基础理论、作用原理以及推拿手法等是中医护理学中不可或缺的重要内容之一。推拿与中医护理在临床的具体实践中常相互联系又相互区别。首先，推拿与中医护理都是中医学的重要组成部分，都是以中医理论为指导，运用整体观念，体现"以人为本"，以因人、因时、因地的原则，来指导推拿治疗和临床护理，做到形神合一，相互配合，共同调节机体生理、病理状态，从而达到防治疾病的目的，以利于疾病的好转和康复。其次，通过中医的望、闻、问、切四诊合参，收集临床资料，为确定推拿治疗原则和实施护理计划提供可靠依据，配合推拿治疗后，确定以何方法护理患者，观察病情，设计饮食调理、康复指导、锻炼计划等。再次，推拿与中医护理都注重预防与保健，在长期的生产活动和医疗实践中积累了许多推拿护理养生等成功的经验，推拿疗法具有疏通经络、滑利关节、舒筋整复、活血祛瘀、调整脏腑气血功能、增强人体抗病能力等作用，中医护理更可以通过对人们进行精神调养、饮食起居调养、身体锻炼等方法，使人体顺应自然规律，调摄神形，培养正气，提高抗病能力。最后，在疾病治疗的过程中，推拿与中医护理密切配合，可以控制和缓解疼痛，提高治疗效果，加速患者康复。推拿是在经络腧穴理论的指导下，通过推拿不同经络的腧穴，来疏通经气、调节人体相应脏腑组织的功能，达到治愈疾病的目的。中医护理更注重情志护理、饮食护理、病情观察、病后调护、药物调理等多角度、全方位的施护。病后应加强患者情志护理，治疗中进行暗示训练、放松训练，并加以语言鼓励，使患者产生良好的愿望，增强运动信心和克服因疼痛而产生的运动障碍，同时给予合理的饮食调护，鼓励适当锻炼以增强体质，使病邪彻底清除，脏腑功能完全恢复。

总之，将推拿与中医护理从理论和方法上结合起来，优势互补，取长补短，医护科学配合完成医疗任务。在护理过程中，既要不断总结、突出传统特点，又要有所创新；既要体现现代护理的先进性和科学性，又必须以中医基础理论为基础，努力挖掘和继承中医学宝库中的护理经验，丰富和完善现代护

Note:

理学的内涵,使之更具客观化和科学化,创建具有中医特色(本土化)的护理模式,为我国护理事业的发展和全人类的健康事业做出重要贡献。

学习小结

1. 学习内容

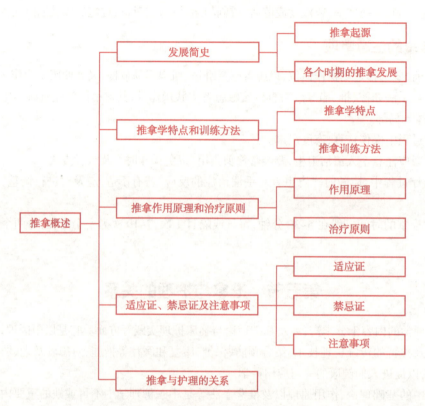

2. 学习方法　本章为针灸推拿与护理的推拿基础部分,可以通过与第九章至十一章内容的对比来理解推拿学的特点、推拿的作用原理和治疗原则,以及推拿与护理的关系。在学习过程中要注意结合中医及现代医学的理论,掌握推拿的适应证、禁忌证及注意事项。

(吴云川)

思 考 题

1. 推拿是什么？推拿在秦汉时期都有哪些发展？
2. 推拿学有哪些特点？
3. 推拿的作用原理和治疗原则是什么？
4. 推拿与护理的关系有哪些？
5. 推拿的禁忌证有哪些？

URSING

第六章

成人推拿手法

06章 数字内容

- 知识目标：
  1. 掌握各种常见成人推拿手法的操作技能。
  2. 熟悉各种常见成人推拿手法动作要领。
  3. 了解各种常见成人推拿手法在临床应用时的注意事项等。
- 能力目标：
  1. 能根据理论知识与操作技术结合的原则开展学习。
  2. 为学习常见病证推拿护理的知识奠定坚实的基础。
- 素质目标：
  1. 具有认真求学、勤奋好学的优秀品质。
  2. 具有为中华民族伟大复兴而奋斗的志向和责任感。

推拿手法是操作者用手或肢体的其他部分,按照特定的技术和规范化动作要求,在受术者体表进行操作,以治疗和预防疾病的一种技巧动作。因其主要用手进行操作,故称为手法。手法是推拿防治疾病的主要手段,其熟练程度、功力深浅和是否能够恰当运用,对治疗效果有直接的影响。手法必须经过长期的训练和临床实践,才能由生而熟,由熟而生巧,得心应手,运用自如,即所说的"一旦临证,机触于外,巧生于内,手随心转,法从手出"。

熟练的手法应符合持久、有力、均匀、柔和、深透的基本技术要求。"持久"是指手法能够严格按照规定的技术要求和操作规范,持续运用一定的时间,保持动作和力量的连贯性,不能断断续续;"有力"是指手法必须具备一定的力量,这种力量不可以是蛮力,而是一种含有技巧的力量,也不是固定不变的,应根据治疗对象、病证虚实、施治部位而辨证运用;"均匀"是指手法动作的节奏性和用力的平稳性,即动作不能时快时慢,幅度不能时大时小,用力不能时轻时重;"柔和"是指手法要轻而不浮,重而不滞,用力不可生硬粗暴或用蛮力,变换动作要自然;"深透"是指手法的刺激要深达机体组织的深层,如筋脉骨肉,甚至脏腑。以上几点是密切相关、相辅相成、互相渗透的。持久能使手法逐渐深透有力,均匀协调的动作则使手法更趋柔和,而力量与技巧的结合则使手法既有力又柔和,即通常所说的"刚柔相济"。

对于运动关节类手法来说,其技术要求可以概括为"稳、准、巧、快"四个字。"稳"是指手法操作要平稳自然、因势利导,避免生硬粗暴;"准"是指手法选择要有针对性,操作定位要准;"巧"是指手法操作时要用巧力,以柔克刚,以巧制胜,不要使用蛮力;"快"是指手法操作时,用力要疾发疾收,即要用"短劲""寸劲",发力不可过长,发力时间不可过久。

临床应用推拿手法时,要贯彻中医辨证论治的精神,才能更好地发挥治疗作用。人有老少,体有强弱,证有虚实,治疗部位有大小,肌肉有厚薄,因此,手法的选择和力量的运用都必须与之相适应,过之或不及都会影响治疗效果。

本章将推拿手法分为摆动类、摩擦类、挤压类、振动类、叩击类和运动关节类等六大类手法,每类由数种手法组成,并选择其中常用手法予以介绍。

第一节　摆动类手法

以指、掌、鱼际部着力,吸定患者体表的穴位或部位,并使指、掌、鱼际部和腕部做连续摆动的一类手法,称为摆动类手法。该类手法通过熟练的技巧,产生一定的深透力,主要有㨰法、一指禅推法、揉法等。㨰法、一指禅推法、揉法是推拿手法中最基本、最重要的手法,其操作难度大、技巧性强、变化较多、临床应用较为广泛,因此,必须认真、刻苦地练习。

一、㨰法

以第5掌指关节背侧吸附于体表施术部位,通过前臂的摆动带动腕关节的屈伸运动,使小鱼际与手背在施术部位上持续不断地来回滚动称为㨰法。㨰法为㨰法推拿流派的代表手法。以其滚动之力作用于体表,刺激平和,舒适安全,易于被人接受,具有良好的调整作用。

(一)操作

拇指自然伸直,余指自然屈曲,无名指与小指的掌指关节屈曲约90°,手背沿掌横弓排列呈弧面,以第5掌指关节背侧为吸点吸附于体表施术部位上。上臂发力带动前臂往返摆动,使腕关节做较大幅度的屈伸运动,则小鱼际和手背尺侧部在施术部位上进行持续不断的来回滚动(图6-1-1)。

掌指关节㨰法和拳㨰法由㨰法变化而来,利用掌指关节和拳顶进行㨰法操作,为㨰法的变化运用。

掌指关节㨰法的操作方法为:以第5掌指关节背侧为吸定点,以小指、无名指、中指及食指的掌指关节背侧为滚动着力面,腕关节略屈向尺侧,余准备形态同㨰法。其手法运动过程亦同㨰法。

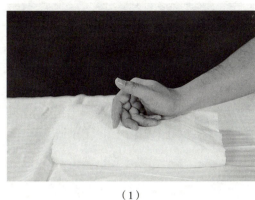
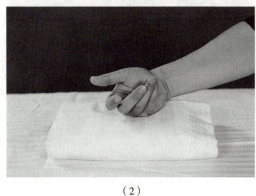

（1）　　　　　　　　　　　　　（2）

图 6-1-1　**滚法**

拳滚法的操作方法为：拇指自然伸直,余指半握空拳状,以食、中、无名和小指的第 1 节指背着力于施术部位上。肘关节屈曲 20°~40°,前臂主动施力,在无旋前圆肌参与的情况下,单纯进行推拉摆动,带动腕关节做无尺、桡侧偏移的屈伸活动,使食、中、无名和小指的第一节指背、掌指关节背侧、指间关节背侧为滚动着力面,在施术部位上进行持续不断地滚动。

（二）要领及注意事项

1. 肩关节放松下垂,肘关节自然屈曲约 40°,上臂中段距胸壁一拳左右,腕关节放松,手指自然弯曲,不能过度屈曲或挺直。

2. 操作过程中,腕关节屈伸幅度应在 120° 左右（即前滚至极限时屈腕约 80°,回滚至极限时伸腕约 40°）,使掌背部分的二分之一面积（尺侧）依次接触治疗部位。

3. 滚法对体表产生轻重交替的刺激,前滚和回滚时着力轻重之比为 3∶1,即"滚三回一"。

4. 第 5 掌指关节背侧吸附体表,上臂为动力源,前臂往返摆动,从而使腕关节产生大幅度屈伸运动。

（三）临床应用

本法为滚法推拿流派的代表手法,其着力面积大,压力也大,刺激柔和舒适,主要用于颈项、肩背、腰臀、四肢等肌肉丰厚处,为伤科、内科、妇科等的常用手法,具有活血祛瘀、舒筋通络、滑利关节、缓解肌肉痉挛等作用。临床主要用于颈椎病、肩关节周围炎、腰椎间盘突出症、半身不遂、痛经、月经不调等的治疗。滚法也是常用的保健推拿手法之一。

肩关节周围炎,常应用滚法在肩关节周围操作,同时配合肩关节各方向的被动活动；颈椎病,常用肩井部到颈根部治疗；落枕,常用轻柔的滚法在患侧颈项及肩背部治疗,同时配合颈部前屈、后伸及左右旋转活动；腰椎间盘突出症,常用滚法在患侧腰部、臀部及下肢治疗,同时配合腰部后伸扳法；半身不遂,常用滚法在患侧肢体反复操作。

二、揉法

以手指罗纹面、手掌大鱼际、掌根或全掌着力,吸定于体表施术部位上,做轻柔和缓的环旋转动,并带动吸定部位的组织运动,称为揉法。揉法是推拿常用手法之一,根据操作时接触面的不同可分为掌揉法和指揉法。掌揉法又可分为大鱼际揉法、掌根揉法和（全）掌揉法；指揉法又可分为拇指揉法、中指揉法和三指揉法。

（一）操作

1. **大鱼际揉法**　沉肩、垂肘,腕关节放松,呈微屈或水平状。拇指内收,余四指自然伸直,用大鱼际附着于施术部位上。以肘关节为支点,前臂做主动运动,带动腕关节摆动,使大鱼际在施术部位上做轻缓柔和的环旋揉动,并带动吸定部位的皮下组织一起运动（图 6-1-2）。

2. **掌根揉法**　肘关节微屈,腕关节放松并略背伸,手指自然弯曲,以掌根附着于施术部位。以肘

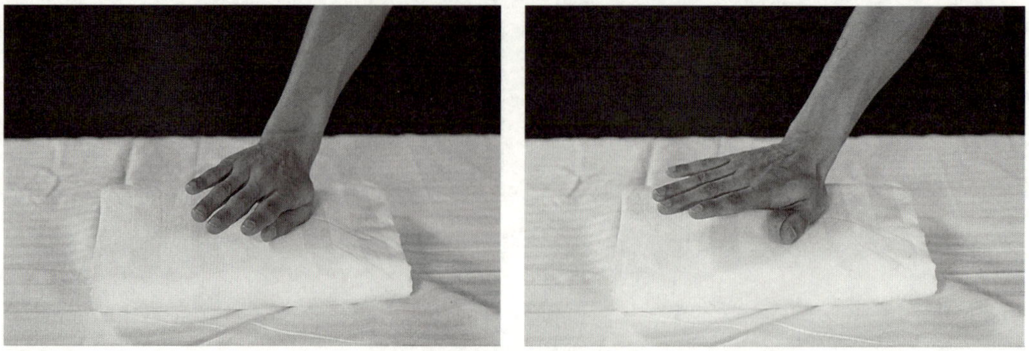

（1）　　（2）

图 6-1-2　大鱼际揉法

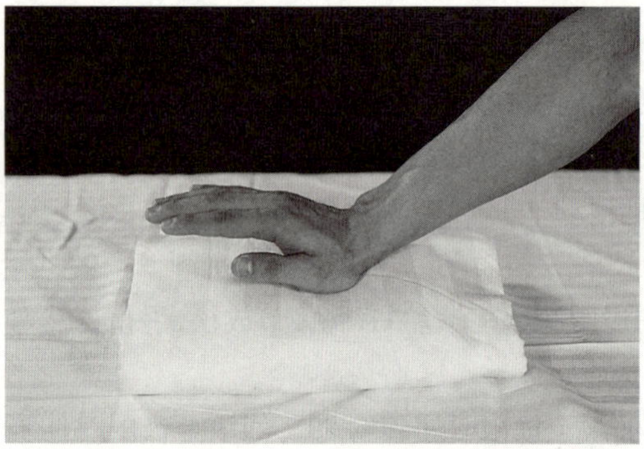

图 6-1-3　掌根揉法

关节为支点，前臂做主动运动，带动腕及手掌连同前臂做小幅度的回旋揉动，并带动吸定部位的皮下组织一起运动（图 6-1-3）。

（全）掌揉法是以整个手掌掌面着力，操作术式与掌根揉法相同。

3. 拇指揉法　以拇指罗纹面着力于施术部位，余四指置于相应的位置以支撑助力，腕关节微悬。以肘关节为支点，前臂做主动运动，带动拇指，使拇指罗纹面在施术部位上做轻柔的环旋运动，并带动吸定部位的皮下组织一起运动。

4. 中指揉法　中指伸直，食指搭于中指远端指间关节背侧，腕关节微屈，用中指罗纹面着力于施术部位。以肘关节为支点，前臂做主动运动，通过腕关节使中指罗纹面在施术部位上做轻柔的小幅度的环旋运动（图 6-1-4）。

5. 三指揉法　食指、中指、无名指并拢，三指罗纹面着力，操作术式与中指揉法相同（图 6-1-5）。

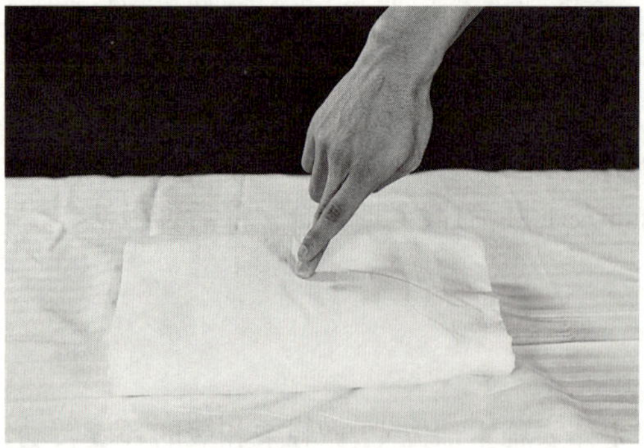

图 6-1-4　中指揉法

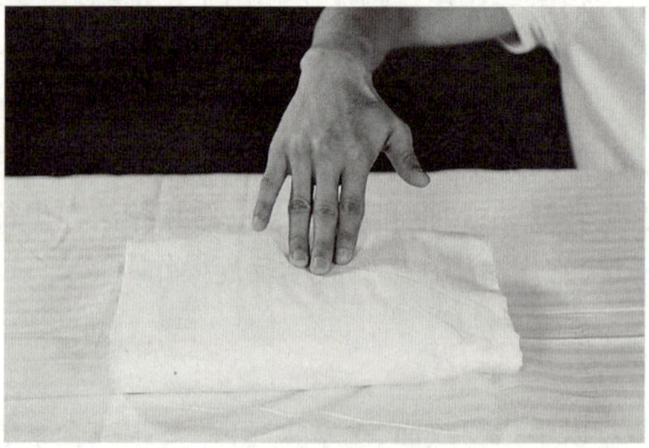

图 6-1-5　三指揉法

（二）要领及注意事项

1. 所施压力要小。《厘正按摩要术》："揉以和之……是从摩法生出者。"揉法和摩法两者区别主要在于：揉法着力较重，操作时指掌吸定一个部位，带动皮下组织运动，和体表没有摩擦动作；摩法则着力较轻，操作时指掌在体表做环旋摩擦，不带动皮下组织。临床应用时，两者可以结合起来操作，揉中兼摩，摩中兼揉。揉法刺激轻柔，为加强刺激，临床上常和按法结合使用而成按揉法。

Note:

2. 操作动作要灵活而有节律性，频率每分钟 120~160 次。

3. 往返移动应在吸定的基础上进行。

4. 大鱼际揉法操作时前臂应有推旋动作,腕部宜放松;指揉法操作时,腕关节要保持一定的紧张度,且轻快;掌根揉法操作时腕关节略有背伸,松紧适度,压力可稍重。

5. 揉法应吸定于施术部位,带动吸定部位的皮下组织一起运动,不能在体表上有摩擦运动。操作时向下的压力不宜太大。

（三）临床应用

本法轻柔缓和,刺激平和舒适,接触面积可大可小,适用于全身各部位。其中大鱼际揉法主要适用于头面部、胸胁部;掌根揉法适用于腰背及四肢等面积大且平坦的部位;掌揉法常用于脘腹部;拇指揉法、中指揉法适用于全身各部穴位;三指揉法适用于脘腹、颈项等部位。本法具有醒神明目、消积导滞、宽胸理气、健脾和胃、活血祛瘀、缓急止痛、调节胃肠功能等作用。临床主要用于脘腹胀痛、胸闷胁痛、便秘、泄泻、头痛、眩晕、软组织损伤等病证治疗。揉法也是保健推拿常用手法之一。

脘腹胀痛,可掌揉或大鱼际揉腹部;胸闷胁痛,可沿任脉或肋间隙用大鱼际揉法;腰痛,可掌根揉肾俞、命门、腰阳关等穴;头痛、眩晕,可指揉印堂、上星、神庭、太阳等穴;小儿先天性肌性斜颈,可三指揉颈部。

三、一指禅推法

以拇指指端、罗纹面或桡侧偏峰着力,通过腕部的往返摆动,使手法所产生的功力通过拇指持续不断地作用于施术部位或穴位上,称为一指禅推法。一指禅推法是一指禅推拿流派的代表手法,其特点是手法操作缠绵,讲究内功、内劲,故初学时形似易、神似难,须刻苦、经久习练才能掌握。

（一）操作

拇指伸直,余指的掌指关节和指间关节自然屈曲,以拇指指端或罗纹面着力于体表施术部位或穴位上。沉肩、垂肘、悬腕,前臂主动运动,带动腕关节有节律地摆动,使产生的功力通过指端或罗纹面轻重交替、持续不断地作用于施术部位或穴位上（图 6-1-6）。

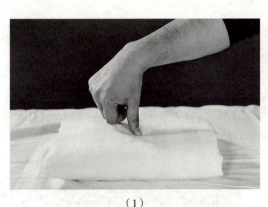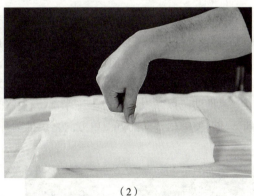

（1）　　　　　　　　　　　　　　　　（2）

图 6-1-6　一指禅推法

由一指禅推法变化而来,利用拇指偏峰和指间关节背侧进行一指禅操作的方法,称为一指禅偏峰推法和一指禅屈指推法。

一指禅偏峰推法,是以拇指偏峰着力,拇指伸直内收,余指掌部伸直,腕关节微屈,前臂主动运动,带动腕关节做轻度摆动,使其功力作用于拇指偏峰部。

一指禅屈指推法,又称跪推法,将拇指屈曲,指端顶于食指桡侧缘,或以罗纹面压在食指的第二节指背上,余指握拳,以拇指指间关节桡侧或背侧着力于施术部位或穴位上,其运动过程同一指禅推法。

（二）要领及注意事项

1. 宜姿势端正,心和神宁。姿势端正,有助于一指禅推法的正确把握;心和神宁,则有利于手法操作的功贯拇指。

2. 操作时必须做到沉肩、垂肘、悬腕、指实、掌虚。沉肩,是指肩关节自然放松;垂肘,是指肘关节自然下垂、放松;悬腕,是指腕关节要自然垂屈、放松,不可将腕关节用力屈曲,否则影响摆动;指实,是指拇指的着力部位,在操作时要吸定,不能滑动、摩擦或离开治疗部位;掌虚,是指操作中手掌与手指都要放松。总之,本法的整个动作都要贯穿一个"松"。

3. 紧推慢移,是指手法操作时前臂的摆动频率较快,每分钟120~160次,但拇指端或罗纹面在施术部位上的移动却较慢。

4. 操作时注意力不可分散,不要耸肩用力,肘部不可外翘,拇指端或罗纹面与施术部位不要形成摩擦移动或滑动。

(三) 临床应用

本法为一指禅推拿流派的代表手法。其接触面积小,刺激偏弱或中等,深透性好,适用于全身各部,以经络、穴位、头面、胸腹部应用较多。其中以指端或罗纹面操作,多用于躯干或四肢部,以偏峰推法或跪推法操作,多用于颜面部、颈项部及四肢部。在经络穴位施用,具有该经络穴位的主治作用。临床以治疗头痛、失眠、面瘫、高血压、近视、月经不调及消化系统病证等见长。

第二节 摩擦类手法

以掌、指或肘贴附在体表作直线或环旋移动称摩擦类手法。本类手法包括推法、摩法、擦法、搓法、抹法等。

一、推法

以指、掌、拳或肘部着力于体表一定部位或经络穴位上,做单方向的直线或弧形推动,称为推法。成人推法和小儿推法有所不同,后者除直线推动外,尚可做弧形推动。

(一) 操作

1. 指推法 以拇指端着力于施术部位或穴位上,余四指置于相应的位置以固定助力,腕关节略屈曲。拇指及腕部主动施力,向食指方向呈单方向直线推动(图6-2-1)。

指推法还可以拇指罗纹面偏桡侧缘为着力面,向食指方向推动。另外,也可食指、中指、无名指并拢,以指端部及罗纹面为着力面进行推法操作,称为三指推法。

2. 掌推法 以掌根部着力于施术部位,腕关节略背伸,以肩关节为支点,上臂部主动施力,通过肘、前臂、腕,使掌根部向前方做单方向直线推动(图6-2-2)。

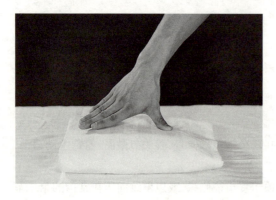

图6-2-1 指推法

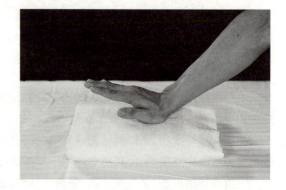

图6-2-2 掌推法

3. 拳推法 手握实拳,以食指、中指、无名指及小指近侧指间关节的突起部着力于施术部位,腕关节挺劲伸直,肘关节略屈。以肘关节为支点,前臂主动施力,向前呈单方向直线推动(图6-2-3)。

Note:

4. **肘推法** 屈肘,以肘关节尺骨鹰嘴突起部着力于施术部位,另一手臂抬起,以掌部扶握屈肘侧拳顶以固定助力。以肘关节为支点,上臂部主动施力,做较缓慢的单方向直线推动(图6-2-4)。

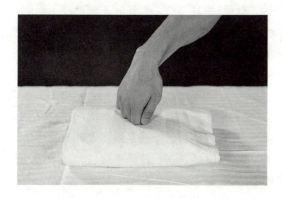
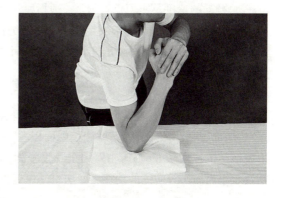

图 6-2-3 **拳推法**　　　　　　　　　　　图 6-2-4 **肘推法**

(二) 要领及注意事项

1. 推法操作时,着力部位要紧贴体表的治疗部位。

2. 操作时向下的压力应均匀适中,过轻起不到治疗效果,过重易引起皮肤折叠而发生破损。

3. 用力深沉平稳,呈直线移动时,不可歪斜。

4. 推成人时,速度宜缓慢均匀,推小儿时速度宜快。

5. 应用推法时,为了防止推破皮肤,一般要使用润滑剂,成人多用冬青膏、凡士林,儿童多用凉水、稀释乙醇、滑石粉。

(三) 临床应用

本法是临床常用手法之一,适用于全身各部,其中指推法多用于头面、颈项、手足部;掌推法多用于胸腹、腰背、四肢部;拳推法多用于腰背、四肢部;肘推法多用于腰背、臀部。具有疏通经络、行气活血、消肿止痛、舒筋缓急、宽胸理气等作用。临床多用于头痛、头晕、失眠、腰腿痛、项强、肌肉痉挛、风湿痹痛、脘腹胀满及软组织损伤等病证治疗。推法也是保健推拿常用手法之一。

二、摩法

用指或掌在体表做环形摩动的手法,称为摩法。摩法分为指摩法和掌摩法两种。

(一) 操作

1. **指摩法** 指掌部自然伸直,食指、中指、无名指和小指并拢,腕关节略屈。以食指、中指、无名指及小指指面附着于施术部位,以肘关节为支点,前臂主动运动,使指面随同腕关节做环形摩动(图6-2-5)。

2. **掌摩法** 手掌部自然伸直,沉肩、垂肘,腕关节放松并略背伸,将手掌平放于施术部位上。以肘关节为支点,前臂主动运动,使手掌随同腕关节做环形摩动(图6-2-6)。

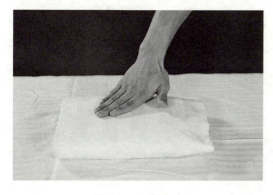
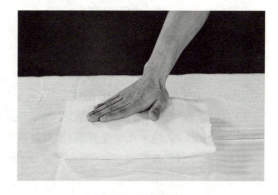

图 6-2-5 **指摩法**　　　　　　　　　　　图 6-2-6 **掌摩法**

Note:

(二) 要领及注意事项

1. 指摩法操作时,腕关节要保持一定的紧张度;掌摩法操作时,腕关节则要放松。

2. 摩动的速度及压力要均匀。一般指摩法宜稍轻快,掌摩法宜稍重缓。摩动时不带动皮下组织。

3. 要根据病情的虚实来决定手法的摩动方向。就环摩而言,有"顺摩为补,逆摩为泻"的传统说法,即虚证宜顺时针方向摩动,实证则要逆时针方向摩动。现代应用时,常以摩动部位的解剖结构及病理状况来决定顺逆摩动的方向。

(三) 临床应用

本法刺激量较小,轻柔而舒适,适用于全身各部,尤以腹部应用较多。指摩法接触面积小,适用于颈项、面部、四肢等部位;而掌摩法接触面积大,多用于胸腹、腰背等部位。摩法是最古老的推拿手法,消瘀散结的作用较好,临床主要用于脘腹胀满、消化不良、泄泻、便秘、咳嗽、月经不调、痛经、阳痿、遗精及软组织损伤等病证的治疗。摩法也是保健推拿常用手法之一。

三、擦法

指或掌贴附于一定部位,稍向下用力做快速的直线往返运动,使之摩擦生热,称为擦法。

(一) 操作

擦法是以食指、中指、无名指和小指指面或掌面及手掌大、小鱼际置于体表施术部位,腕关节放平,以肘或肩关节为支点,前臂或上臂做主动运动,使手的着力部位在体表做均匀的直线往返摩擦移动,使施术部位产生一定的热量。用指面着力称指擦法,用全掌面着力称掌擦法(图 6-2-7),用大鱼际着力称大鱼际擦法(图 6-2-8),用小鱼际着力称小鱼际擦法(图 6-2-9)。

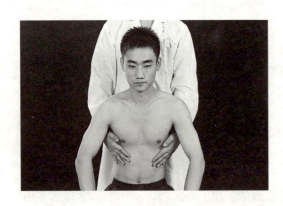

图 6-2-7　掌擦法

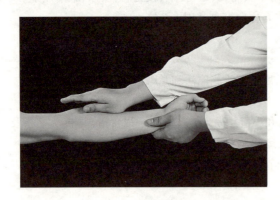

图 6-2-8　大鱼际擦法

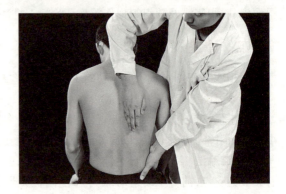

图 6-2-9　小鱼际擦法

(二) 要领及注意事项

1. 着力部分要紧贴体表,直接接触皮肤操作,不宜过度施压,须直线往返快速移动,往返的距离应尽力拉长,力量要均匀,动作要连续不断,有如拉锯状。

2. 擦法操作时应以透热为度,透热后,结束手法操作。

3. 擦法操作时,施术部位应裸露,擦时速度宜先慢后快,并涂少许润滑剂,以防擦破皮肤。

4. 擦法运用后,皮肤潮红,不宜在被擦皮肤再施用其他手法,以免擦破皮肤。擦法一般作为治疗的结束手法。

5. 施术者不可屏气操作。

Note:

（三）临床应用

本法适用于全身各部,其中指擦法主要用于颈、肋间等部位;掌擦法主要用于肩、胸腹部;大鱼际擦法主要用于四肢部;小鱼际擦法主要用于肩背、脊柱两侧及腰骶部。本法具有温经通络、活血化瘀、消肿止痛、宽胸理气、温肾壮阳等作用。临床主要用于消化系统、呼吸系统及运动系统疾病的治疗。

四、搓法

用双手掌面对称地夹住肢体的一定部位,做相反方向的快速搓动,称为搓法。

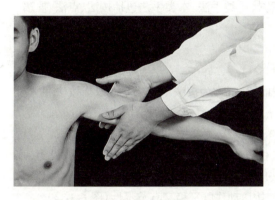

图 6-2-10　**搓法**

（一）操作

以双手掌面夹住施术部位,令受术者肢体放松。以肘关节和肩关节为支点,前臂与上臂主动施力,做相反方向的较快速搓动,并同时缓慢地沿肢体做上下往返移动(图 6-2-10)。

（二）要领及注意事项

1. 操作时双手用力要对称,动作要协调、连贯。搓动时掌面在施术部位体表有小幅度位移,受术者应有较强的疏松感。

2. 搓动的速度宜快,移动速度宜慢。

3. 操作时施力不可过重。双手夹持太紧,会造成手法呆滞。

4. 操作过程中要气沉丹田,呼吸自然,不可屏气发力。

（三）临床应用

搓法是一种刺激较为温和的手法,主要适用于四肢、胸胁、背等部位,尤以上肢部应用较多。具有滑利关节、舒筋通络、调和气血、疏肝理气、消除疲劳等作用,临床常用于肢体酸痛、关节活动不利等病证的治疗。本法常与抖法配合作为推拿治疗的结束手法。

五、抹法

以拇指罗纹面或掌面着力,紧贴于体表一定部位,做上下或左右直线或弧形曲线的往返抹动的手法称为抹法。抹法分指抹法与掌抹法两种。

（一）操作

1. 指抹法　以单手或双手拇指罗纹面置于施术部位上,余指置于相应的位置以固定。以拇指的掌指关节为支点,拇指主动运动,做上下或左右直线或弧形曲线的往返抹动(图 6-2-11)。

2. 掌抹法　以单手或双手掌面置于一定的施术部位上。以肘关节和肩关节为双重支点,前臂主动施力,腕关节放松,做上下或左右直线或弧形曲线的往返抹动。

（二）要领及注意事项

1. 操作时手指罗纹面或掌面要贴于施术部位的皮肤,用力要均匀,动作要和缓灵活,即轻而不浮,重而不滞。抹动时,不带动深部组织。

2. 注意抹法与推法的区别。通常所说的推法是指平推法,其运动特点是单向、直线,有去无回。而抹法则是或上或下、或左或右、或直线往返、或曲线运

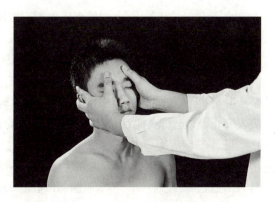

图 6-2-11　**指抹法**

Note:

转,可根据不同的部位灵活变化运用。

(三)临床应用

指抹法适于面部、手足部;掌抹法适于腰背、四肢部。具有镇静安神、疏肝理气、活血通络、解除痉挛等作用。临床主要用于感冒、头痛、面瘫及肢体酸痛等病证的治疗。抹法常用于手足及面部的保健推拿。

第三节 挤压类手法

用指、掌或肢体其他部分按压或对称性挤压体表,称挤压类手法。本类手法包括按法、点法、捏法、拿法、捻法、踩跷法等。

一、按法

以指或掌按压体表一定部位或穴位,逐渐用力,按而留之,称为按法。按法一般以指按法和掌按法应用较多,常与揉法结合应用,组成"按揉"复合手法。

(一)操作

1. **指按法** 以拇指端或罗纹面置于施术部位或穴位上,余指张开,置于相应部位以支撑助力,腕关节悬屈。以腕关节为支点,拇指主动施力,垂直向下按压。当按压力达到所需的力度后,要稍停片刻,即所谓的"按而留之",然后缓慢撤力,再做重复按压,使按压动作既平稳又有节奏性(图6-3-1)。

2. **掌按法** 以单手或双手掌面重叠置于施术部位。以肩关节为支点,利用身体上半部的重量,通过上臂、前臂传至手掌部,垂直向下按压,施力原则同指按法(图6-3-2)。

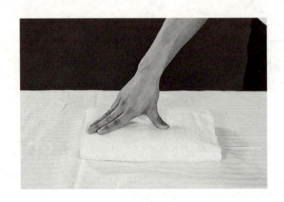

图6-3-1 指按法

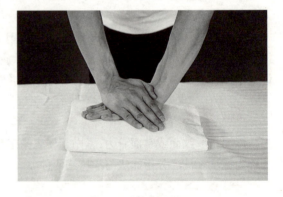

图6-3-2 掌按法

(二)要领及注意事项

1. 操作时按压的方向,应垂直用力向下按压。指按法接触面积小,刺激较强,常在按后施以揉法,有"按一揉三"之说。

2. 用力要由轻到重,平稳而持续,力量逐渐增加,使刺激充分透达到机体组织的深部。

3. 要按而留之,不宜突然松手,应逐渐减轻按压的力量。

4. 不可突施暴力。按法用力的原则是由轻而重,结束则由重而轻。尤其是掌按法,手法操作忌突发突止、暴起暴落,同时一定要掌握好患者的骨质情况,诊断必须明确,以避免造成骨折。

(三)临床应用

指按法适用于全身各部,尤以经络、穴位常用;掌按法适用于腰背部、胸腹部及下肢后侧等。按法具有活血止痛、疏通经络、调节脏腑、开通闭塞、矫正畸形等作用,临床常用于头痛、腰背痛等各种痛症及软组织损伤等病证的治疗。

Note:

二、点法

以指端或关节突起部着力于一定的施术部位或穴位,持续地进行点压,称为点法。点法主要包括指点法和肘点法。

(一)操作

1. 指点法　手握空拳,拇指伸直并紧靠食指中节,以拇指端着力于施术部位或穴位上。前臂与拇指主动发力,进行持续点压(图 6-3-3)。

指点法还可用中指端以及拇指、食指的指间关节背侧进行点压,名为中指点法、屈拇指点法、屈食指点法。

2. 肘点法　屈肘,以尺骨鹰嘴突起部着力于施术部位或穴位上。以肩关节为支点,用身体上半部的重量通过肩关节、上臂传递至肘部,进行持续点压(图 6-3-4)。

点法还可用器具来操作,如用点穴棒点穴等。

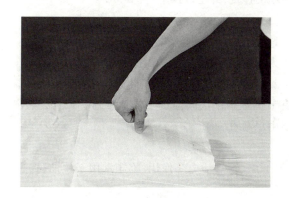

图 6-3-3　指点法

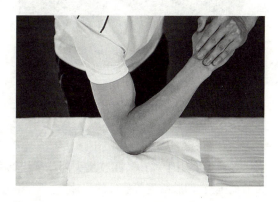

图 6-3-4　肘点法

(二)要领及注意事项

1. 点法操作时,用力方向宜与受力面垂直,点取部位、穴位要准确,用力平稳,由轻到重,以"得气"或患者能忍受为度,不可久点。点后宜加揉,以免造成局部软组织损伤。

2. 术者要呼吸自然,不可屏气发力,也不可施用暴力或蛮力。

3. 对年老体弱、久病虚衰的患者慎用点法。

(三)临床应用

点法从按法演变而来,它较之按法着力面更小,刺激量大,感应强。适于全身各部穴位。点法具有较明显的通经止痛作用,临床主要应用于各种痛症的治疗。

三、捏法

用拇指和其他手指在施术部位做对称性的挤压,称为捏法。

(一)操作

用拇指和食指、中指指面或拇指与其余四指指面夹住施术部位肢体或肌肤,相对用力挤压,随即放松,再用力挤压、放松,重复上述动作并循序移动(图 6-3-5)。

(二)要领及注意事项

1. 拇指与其余手指用力要对称,且均匀柔和,动作要连贯、有节奏性。

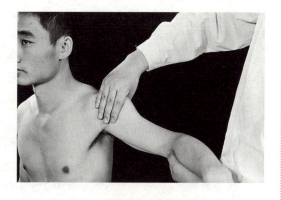

图 6-3-5　捏法

2. 操作时要用指面着力,而不可用指端着力。

3. 挤捏时沿肌纤维方向对称移动,一般由近端向远端。

(三)临床应用

本法主要适用于头、颈项、四肢部。捏法具有舒筋通络、行气活血等作用,临床常用于颈椎病、疲劳性四肢酸痛等病证。

四、拿法

用拇指和其余手指的罗纹面相对用力,有节律性地提捏或揉捏肌肤或肢体,称为拿法。

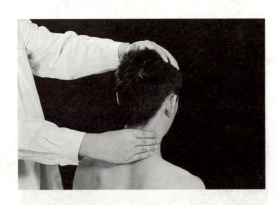

图 6-3-6　拿法

(一)操作

以单手或双手的拇指与其他手指的罗纹面相对用力,捏住施术部位的肌肤或肢体,腕关节适度放松。以拇指同其余手指的对合力进行轻重交替、连续不断的捏提,并施以揉动(图 6-3-6)。

(二)要领及注意事项

1. 捏拿的软组织宜多,捏提中宜含有揉动之力。拿法为复合手法,含有捏、提、揉三种手法。

2. 腕关节要放松,动作柔和而灵活,连绵不断,富有节奏性。拿法同捏法一样要求对称用力,且用力要由轻渐重。

(三)临床应用

本法主要用于颈、肩、四肢及头部。拿法具有舒筋通络、行气活血等作用,临床常用于颈椎病、肩关节周围炎、四肢酸痛等病证的治疗。

五、捻法

用拇指、食指夹住治疗部位进行快速捏揉捻动,称为捻法。捻法一般为推拿辅助手法。

(一)操作

用拇指罗纹面与食指桡侧缘或罗纹面相对捏住施术部位,拇指与食指做相反方向主动运动,稍用力做较快速的捏、揉捻动,状如捻线(图 6-3-7)。

(二)要领及注意事项

1. 操作时拇指与食指的运动方向须相反。

2. 操作时动作要灵活连贯、柔和有力,捻动的速度宜稍快,而在施术部位上的移动速度宜慢。

3. 动作不能呆板、僵硬。

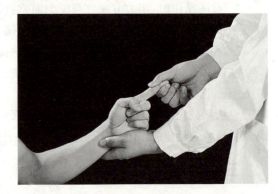

图 6-3-7　捻法

(三)临床应用

本法主要适用于四肢小关节,具有理筋通络的作用,临床常用于指间关节扭伤、屈指肌腱腱鞘炎等病证的治疗。

六、踩跷法

用单足或双足在腰背部做有节律性弹跳踩踏的方法,称为踩跷法。

(一)操作

受术者俯卧,在胸部和大腿部各垫 3~4 个枕头,使腰部腾空。施术者双手扶住预先设置好的横木,以控制自身体重和踩踏的力量,同时用脚踩踏受术者腰部并做适当的弹跳动作,弹跳时足尖不要离开受术者腰部(图6-3-8)。

(二)要领及注意事项

1. 嘱受术者全身放松并张口。踩跷时应配合受术者的呼吸,即施术者跳起时受术者应吸气,施术者踩踏时受术者则呼气,切忌屏气。

2. 踩踏速度要均匀而有节奏。

3. 严格掌握踩跷法的禁忌证与适应证。年老、体弱、孕妇、骨质疏松及内科或妇科杂病等所致的腰痛应禁用。

(三)临床应用

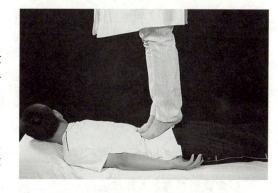

图6-3-8 踩跷法

本法刺激量大,应用时必须谨慎。主要用于腰骶部及臀部,具有理筋整复的作用,临床常用于腰椎间盘突出症的治疗。

第四节 振动类手法

以较高频率的节律性轻重交替刺激持续作用于人体,称振动类手法。本类手法包括抖法、振法等。

一、抖法

以单手或双手握住受术者肢体远端,用力做缓缓的连续不断的小幅度上下抖动,称为抖法。抖法常与牵引法结合应用而成牵抖复合手法。

(一)操作

1. **抖上肢法** 受术者取坐位或站立位,肩臂部放松。施术者站在其前外侧,取马步势,身体略为前倾,沉肩,垂肘,肘关节屈曲约130°,腕部自然伸直。施术者用双手握住受术者腕部,慢慢将被抖动的上肢向前外方抬起至60°左右,然后两前臂微用力做连续的小幅度的上下抖动,使抖动所产生的抖动波似波浪般传递到肩部(图6-4-1)。

2. **抖下肢法** 受术者仰卧位,下肢放松。施术者站立其足端,准备态势同抖上肢法,用双手分别握住受术者两足踝部,将两下肢抬起,踝部离开床面约30cm,然后上臂、前臂部同时施力,做连续的上下抖动,使受术者下肢及髋部有舒松感。两下肢可同时操作,亦可单侧操作(图6-4-2)。

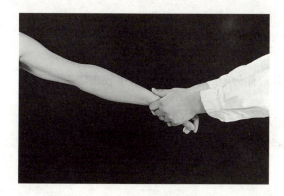

图6-4-1 抖上肢法

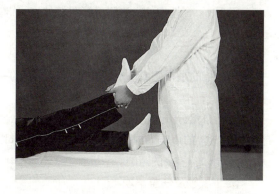

图6-4-2 抖下肢法

(二)要领及注意事项

1. 被抖动的肢体要自然伸直,并使其肌肉处于最佳松弛状态。

2. 抖动的幅度要小,频率要快。一般上肢抖动幅度应控制在2~3cm,频率每分钟250次左右;下

Note:

肢的抖动幅度可稍大,频率宜慢,每分钟 100 次左右。

3. 抖动时所产生的抖动波应由肢体远端传向近端。

4. 操作时施术者不可屏气。

(三) 临床应用

本法适用于四肢、腰部,以上肢最为常用。抖法具有调和气血、舒筋活络、放松肌肉、滑利关节等作用,临床常作为肩关节周围炎、颈椎病、髋部伤筋、腰椎间盘突出症等病证的辅助治疗手法。

二、振法

以掌或指着力于人体体表的一定部位或穴位上,做高频率、小幅度的振动,称为振法。分为掌振法和指振法两种。

(一) 操作

以掌面或食指、中指罗纹面着力于施术部位或穴位上,注意力集中于掌部或指部。掌、指及前臂部静止性用力,产生较快速的振动波,使受术部位或穴位有振动感,或有温热感(图 6-4-3)。

(二) 要领及注意事项

1. 操作时手掌或手指轻按于施术部位,注意力高度集中于手掌或指部,在意念和静止力的结合下,前臂伸、屈肌群同时对抗收缩形成震颤。不可故意摆动,也不要向施术部位施压。

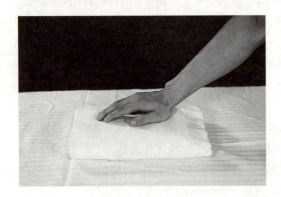

图 6-4-3　振法

2. 操作中,施术者其他部位要尽量放松,呼吸自然,不可屏气发力。

3. 振动的幅度要小,频率要快,每分钟 400 次左右,振动时不可断断续续。

(三) 临床应用

指振法适用于全身各部穴位,掌振法多用于胸腹部。振法具有温中散寒、理气和中、消食导滞、行气活血等作用。临床主要用于头痛、失眠、胃下垂、胃脘痛、咳嗽、月经不调等病证的治疗。

第五节　叩击类手法

用手掌、拳背、手指、掌侧面等叩打体表,称叩击类手法。本类手法包括叩法、击法、拍法等。

一、叩法

以手指的小指侧或空拳的底部击打体表的一定部位,称为叩法。叩法刺激程度较击法为轻。

(一) 操作

手指自然分开,腕关节略背伸。前臂主动运动,用小指侧节律性叩击施术部位。若操作娴熟,可发出"哒哒"的声响。或手握空拳,按上述要求以小鱼际部和小指部节律性击打施术部位。操作熟练者,可发出"空空"的声响。

(二) 要领及注意事项

1. 叩击时节奏感要强,用力要适中。一般双手要同时操作,左右交替,如击鼓状。

2. 不要施重力,一般叩法施用后受术者有轻松舒适的感觉。

(三) 临床应用

本法主要用于肩背、四肢部等,具有舒筋通络、行气活血、消除疲劳等作用,临床上主要用于颈椎病、四肢疲劳酸痛等病证。叩法也是保健推拿手法之一。

二、击法

用拳背、掌根、掌侧小鱼际、指尖及桑枝棒等击打体表施术部位,称为击法。分为拳击法、掌击法、侧击法、指尖击法和棒击法等。

(一)操作

1. **拳击法**　手握空拳,肘关节屈曲,腕关节伸直,前臂主动施力,用拳背有节律地平击施术部位(图 6-5-1)。

2. **掌击法**　手指自然松开,腕关节略背伸。前臂主动施力,用掌根有节律地击打施术部位(图 6-5-2)。

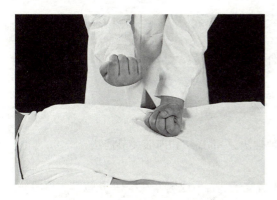

图 6-5-1　拳击法

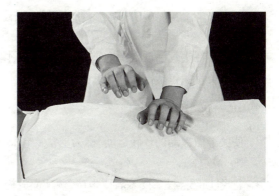

图 6-5-2　掌击法

3. **侧击法**　掌指部伸直,腕关节略背伸,前臂主动施力,用小鱼际部有节律地击打施术部位。

4. **指尖击法**　手指半屈,腕关节放松,前臂主动施力,以指端有节律地击打施术部位。

5. **棒击法**　手握桑枝棒下端的 1/3 为击打着力面,前臂主动施力,节律性平击施术部位。

(二)要领及注意事项

1. 击打时用力要稳,要含力蓄劲,收发自如,力量由轻到重,适可而止,避免暴力击打。动作要连续而有节奏,快慢适中。

2. 击打时要有反弹感,一触及受术部位后即迅速弹起,不可停顿或拖拉。

3. 棒击时,棒体与施术部位面接近平行,不宜形成角度。

4. 本法应用时,要根据受术者体质、耐受力等具体情况使用。对久病体虚、年老体弱者慎用。

(三)临床应用

拳击法适用于腰骶部;掌击法适用于腰骶及下肢肌肉丰厚处;侧击法适用于肩背、四肢部;指尖击法适用于头部;棒击法适用于腰背、下肢部。本法具有舒筋通络、调和气血、缓解痉挛、祛瘀止痛等作用,临床上常用于颈、腰椎疾患引起的肢体酸痛麻木、风湿痹痛、疲劳酸痛、肌肉萎缩等病证的治疗。击法也是保健推拿常用手法之一。

三、拍法

五指并拢用虚掌有节奏地拍打体表,称为拍法。

(一)操作

术者五指并拢,掌指关节微屈,使掌心空虚。上肢放松,肘关节微屈,腕部背伸,前臂主动运动,上下挥臂平稳而有节奏地用虚掌拍打施术部位。拍法可单手操作,亦可双手同时操作(图 6-5-3)。

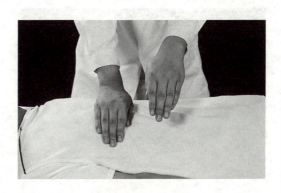

图 6-5-3　拍法

Note:

（二）要领及注意事项

1. 拍打时要使掌、指周边同时接触施术部位，使掌内空气压缩形成较清脆的震空声。

2. 腕关节要放松，上下挥臂时，力量通过放松的腕关节传递到掌部，使刚劲化为柔和。拍打后迅速提起，不要在拍打部位停顿，用力宜先轻后重。

3. 两手操作时，应有节奏地交替拍打。

（三）临床应用

本法主要适用于肩背、腰骶及下肢部。具有消除疲劳、解痉止痛、活血通络等作用。临床上常用于治疗慢性劳损、急性损伤、腰椎间盘突出症等病证。拍法也是常用的保健推拿手法之一。

第六节　运动关节类手法

使关节在生理活动范围内进行屈伸、旋转、内收、外展及环转等被动活动的手法，称为运动关节类手法。本类手法包括摇法、扳法、拔伸法等。

一、摇法

使关节做被动的环转运动，称为摇法。包括颈项部摇法、腰部摇法和四肢关节摇法。

（一）操作

1. **颈项部摇法**　受术者取坐位，颈项部放松。施术者立于其背后或侧方，以一手扶按其头顶后部，另一手托住受术者下颌，两手协调运动，缓缓地使头颈部按顺时针或逆时针方向环形运动（图 6-6-1）。

2. **腰部摇法**　腰部摇法包括仰卧位摇腰法、俯卧位摇腰法等。

（1）仰卧位摇腰法：受术者仰卧位，两下肢并拢，屈髋屈膝。施术者双手分按其两膝部，或一手按膝、另一手握于踝部，两手协调用力，做环形旋转运动（图 6-6-2）。

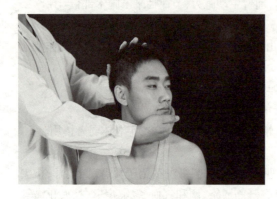

图 6-6-1　颈项部摇法

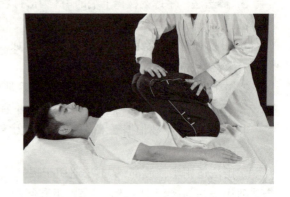

图 6-6-2　仰卧位摇腰法

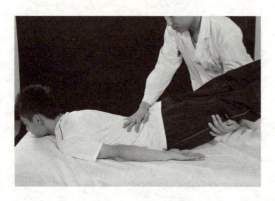

图 6-6-3　俯卧位摇腰法

（2）俯卧位摇腰法：受术者俯卧位，两下肢伸直。施术者一手按压其腰部，另一手托抱住双下肢膝关节稍上方，两手协调用力，做环形旋转运动（图 6-6-3）。

3. **肩关节摇法**　肩关节摇法包括托肘摇肩法、握手摇肩法和大幅度摇肩法等。

（1）托肘摇肩法：受术者坐位。施术者立于其侧方，一手按压肩关节上方以固定，另一手托握肘部，使其前臂搭放于施术者前臂上，手臂部协调施力，使肩关节做中等幅度的环形旋转运动（图 6-6-4）。

Note:

（2）握手摇肩法：受术者坐位。施术者立于其侧方，一手扶其肩关节上方，另一手握住其腕部，做肩关节顺时针或逆时针方向的环形旋转运动（图 6-6-5）。

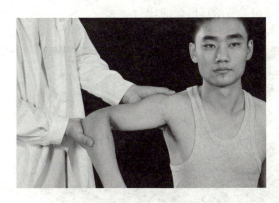

图 6-6-4 托肘摇肩法

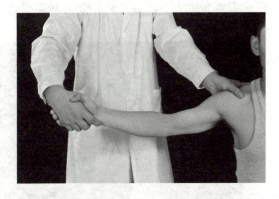

图 6-6-5 握手摇肩法

（3）大幅度摇肩法：受术者坐位。术者立于其侧方，两掌相合，夹持住被施术上肢的腕部，拔伸并抬高其上肢至其前外方约 45°时，将其上肢慢慢向前外上方托起。位于下方的一手逐渐翻掌，当上举到 160°时，即可虎口向下握住其腕部。另一手随其上举之势由腕部沿前臂滑移至肩关节上部。双手协同用力，按于肩部的一手将肩关节略向下按并固定之，握腕一手则略上提，使肩关节伸展；随即握腕之手握腕摇向后下方，经下方复于原位，此时扶按肩部的手也随势沿上臂、前臂滑落于腕部，呈动作初始时两掌夹持腕部状（图 6-6-6）。

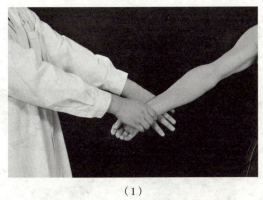

（1）

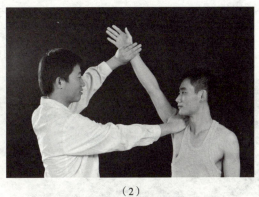

（2）

图 6-6-6 大幅度摇肩法

4. 肘关节摇法 受术者坐位，屈肘 45°左右。施术者一手托其肘后部，另一手握住腕部，双手协调施力，使肘关节做环形运动（图 6-6-7）。

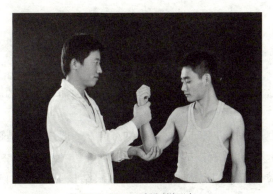

图 6-6-7 肘关节摇法

Note:

5. **腕关节摇法** 受术者坐位，掌心朝下。施术者双手合握其手掌部，以两手拇指分按于腕背侧，余指端扣于大小鱼际部，两手臂协调用力，在稍牵引情况下做腕关节的环形摇动。施术者亦可一手握受术者腕上部，另一手握其掌指部，在稍牵引的情况下做腕关节的环形运动（图 6-6-8）。

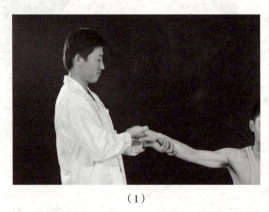 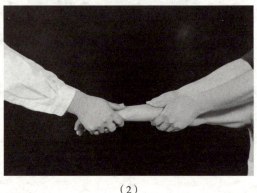

（1） （2）

图 6-6-8 腕关节摇法

6. **髋关节摇法** 受术者仰卧位，一侧下肢屈髋屈膝。施术者一手扶按其膝部，另一手握其踝部或足跟部。将髋、膝关节的屈曲角度调整到 90° 左右，然后两手协调用力，使髋关节做环形运动（图 6-6-9）。

7. **膝关节摇法** 受术者俯卧位，一侧下肢屈膝。施术者一手扶按股后部以固定，另一手握其踝部，做膝关节的环形运动。

8. **踝关节摇法** 受术者仰卧位，下肢自然伸直。施术者位于其足端，一手托住足跟，另一手握其足背，在稍用力拔伸的情况下做环形运动（图 6-6-10）。

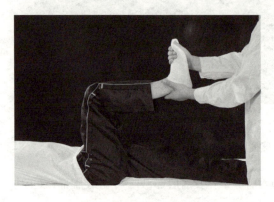 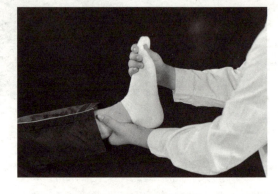

图 6-6-9 髋关节摇法 图 6-6-10 踝关节摇法

（二）要领及注意事项

1. 摇转的幅度应控制在人体生理活动范围内，力量由轻到重，幅度由小到大，做到因势利导，适可而止，切忌使用暴力。

2. 摇转的速度宜慢，尤其是在开始操作时更宜缓慢，可随摇转次数的增加及受术者的逐渐适应而适当增快速度。

3. 摇转的方向可以按顺时针方向，亦可按逆时针方向。一般情况下是顺、逆时针方向各半。

4. 摇转时施力要协调、稳定，除被摇的关节、肢体运动外，其他部位应尽量保持稳定。

5. 对习惯性关节脱位、颈部外伤、颈椎骨折及肿瘤、结核等导致骨侵蚀严重等病证禁止使用摇法。

Note:

（三）临床应用

摇法重在活动关节，属于被动导引手法。具有滑利关节、舒筋活血、分解粘连等作用。适用于全身各关节，临床主要适用于各种软组织损伤及运动功能障碍等病证的治疗。

二、扳法

用双手同时做相反方向或同一方向协调扳动关节，使关节产生伸展、屈曲或旋转等运动形式的手法，称之为扳法。

（一）操作

1. 颈项部扳法　颈项部扳法包括颈项部斜扳法和颈椎旋转定位扳法等。

（1）颈项部斜扳法：受术者坐位，颈项部放松，头略前倾。施术者位于其侧后方，一手扶按头顶后部，另一手扶托其下颌，两手协同施力，使其头部向一侧旋转，当旋转至有阻力时，略停顿片刻，做一突发性的有控制的增大幅度的快速扳动，常可听到"喀"的弹响声（图6-6-11）。

（2）颈椎旋转定位扳法：受术者坐位，颈项部放松；施术者站于其侧后方，以一手拇指顶按病变颈椎棘突旁，另一手托住对侧下颌部，令其低头，屈颈至拇指感到棘突活动、关节间隙张开时，即保持此前屈幅度，再使其向患侧屈至最大限度；然后将头部慢慢旋转，当旋转到有阻力时，略停顿片刻，随即做一突发性的有控制的增大幅度的快速扳动，常可听到"喀"的弹响声，同时拇指下亦有棘突弹跳感。

2. 胸背部扳法　胸背部扳法包括扩胸牵引扳法、胸椎对抗复位法和扳肩式胸椎扳法等。

（1）扩胸牵引扳法：受术者坐位，两手十指交叉扣住置于枕后部。施术者以一侧膝关节抵住其背部胸椎病变处，两手分别握扶住两肘部，先嘱其做前俯后仰运动，并配合深呼吸——即前俯时呼气，后仰时吸气——如此活动数遍后，待其身体后仰至最大限度时，术者将其肘部向后方突然拉动，与此同时膝部向前顶抵，常可听到"喀"的弹响声（图6-6-12）。

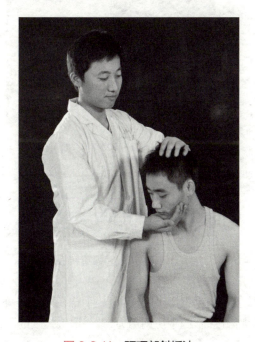

图6-6-11　颈项部斜扳法

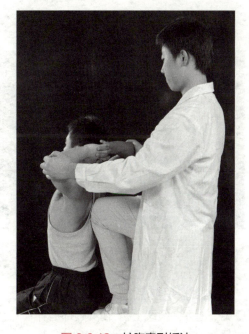

图6-6-12　扩胸牵引扳法

（2）胸椎对抗复位法：受术者坐位，两手十指交叉扣住置于枕后部。施术者立于其后方，两手臂自其两腋下伸入并握住两前臂下段，一侧膝部抵顶病变胸椎棘突处，然后握住前臂的两手用力下压，两前臂则用力上抬，使颈椎前屈并将其脊柱向上向后牵引，而抵顶病变胸椎的膝部也同时向前向下用力,与前臂的上抬形成对抗牵引。持续牵引片刻后,两手、两臂与膝部协同用力,做一突发性的有控制的增大幅度的快速扳动,常可听到"喀"的弹响声。

(3)扳肩式胸椎扳法:受术者俯卧位,全身放松。施术者立其患侧,一手以掌根抵住病变胸椎的棘突旁,另一手扳住对侧肩前上部,将其肩部扳向后上方,两手协调对抗用力,当感到阻力增大时,略停片刻,随即做一突发性的有控制的快速扳动,常可听到"喀"的弹响声。

3. 腰部扳法 腰部扳法包括腰部斜扳法、直腰旋转扳法、腰部后伸扳法和腰部旋转复位法等。

(1)腰部斜扳法:受术者侧卧位,患侧下肢在上并屈曲,健侧下肢在下并自然伸直。施术者面向其站立,以一肘或手抵住其肩前部,另一肘或手抵于同侧臀部。两肘或两手协调施力,先做数次腰部小幅度的扭转活动——即按于肩部的肘或手同按于臀部的另一肘或手同时施用较小的力,对肩部向前下方、臀部向后下方按压,压后即松,使腰部形成连续的小幅度扭转而放松——待腰部完全放松后,再使腰部扭转至有明显阻力时,略停片刻,随即做一突发性的有控制的快速扳动,常可听到"喀"的弹响声(图 6-6-13)。

(2)直腰旋转扳法:以向右侧旋转扳法为例。受术者坐位,双下肢分开与肩等宽,腰部放松。施术者以两下肢夹住受术者的左小腿部及股部以固定,左手抵住其左肩后部,右臂从其右腋下伸入并以右手抵住其肩前部,然后两手协调用力,以左手前推其左肩后部,右手向后拉其右肩,且右臂部同时施以上提之力,如此则使其腰部向右旋转,至最大限度时,做一突发性的有控制的快速扳动,常可听到"喀"的弹响声(图 6-6-14)。

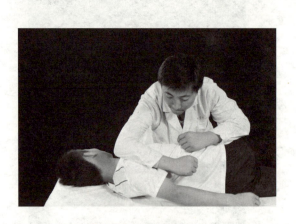

图 6-6-13 腰部斜扳法

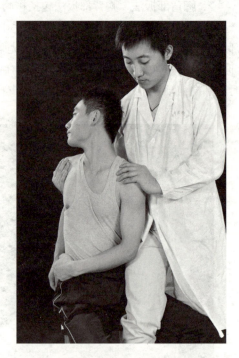

图 6-6-14 直腰旋转扳法

(3)腰部后伸扳法:受术者俯卧位,两下肢并拢。施术者一手按压于腰部,另一手臂托抱住其两下肢膝关节上方并缓缓上抬,使其腰部后伸;当后伸至最大限度时,两手协调用力,做一增大幅度的下按腰部与上抬下肢的相反方向的用力扳动。

(4)腰部旋转复位法:以左侧病变向右侧旋转扳动为例。受术者坐位,腰部放松,两臂自然下垂。施术者助手位于其左前方,用两下肢夹住其小腿部,双手按压于左下肢股部以固定。施术者半蹲于其后侧右方,以左手拇指端或罗纹面顶按于腰椎偏歪的棘突侧方,右手臂从其右腋下穿过并以右掌按于颈后项部;右掌缓缓下压,并嘱其做腰部前屈配合。至施术者左拇指下感到棘突活动、棘间隙张开时,

Note:

则其腰椎前屈活动停止,保持这一前屈幅度;然后施术者右手臂缓缓地施力,以左手拇指所顶住腰椎偏歪的棘突为支点,使其腰部向右屈至一定幅度后,再使其向右旋转至最大限度,略停片刻后,右掌下压其项部,右肘上抬,左手拇指则同时用力向对侧顶推偏歪的棘突,双手协调用力,做一增大幅度的快速扳动,常可听到"喀"的弹响声。

4. 肩关节扳法　肩关节扳法包括肩关节外展扳法、肩关节内收扳法、肩关节旋内扳法和肩关节上举扳法等。

(1)肩关节外展扳法:受术者坐位,施术者半蹲于其肩的外侧,将患侧手臂外展45°左右,受术者肘关节稍上方置于施术者一侧肩上,施术者以两手从前后方向将其肩部扣住锁紧,然后施术者缓缓立起,使受术者肩关节外展至有阻力时,略停片刻,双手与身体及肩部协同施力,做一肩关节外展位增大幅度的快速扳动,如粘连得以分解,可闻及"嘶嘶"声(图6-6-15)。

(2)肩关节内收扳法:受术者坐位,患侧手臂屈肘置于胸前,手搭于对侧肩部。施术者立于其身体后侧,一手扶按于其肩部以固定,另一手托握于肘部并缓慢地向对侧胸前上托至有阻力时,做一内收位增大幅度的快速扳动(图6-6-16)。

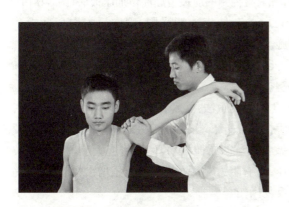

图 6-6-15　肩关节外展扳法

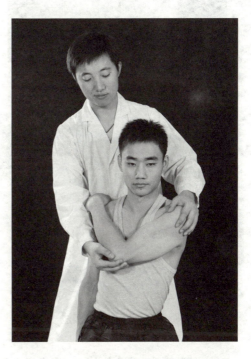

图 6-6-16　肩关节内收扳法

(3)肩关节旋内扳法:受术者坐位,患侧上肢的手与前臂置于腰部后侧。术者立于其患侧的侧后方,以一手扶按其患侧肩部以固定,另一手握住其腕部将患肢前臂沿其腰背部缓缓上抬,以使其肩关节逐渐内旋至最大限度时,做较快速的、有控制的上抬前臂动作,以使其肩关节旋转至极限。如有粘连分解时,可闻及"嘶嘶"声(图6-6-17)。

(4)肩关节上举扳法:受术者坐位,两臂自然下垂。施术者立于其身体后方,一手托握住患肩侧上臂下段,并自前屈位或外展位缓缓向上抬起,至120°~140°时,以另一手握住其前臂近腕关节处;施术者两手协调施力,向上逐渐拔伸牵引,至最大限度时,做一快速、有控制的向上拉扳(图6-6-18)。

5. 肘关节扳法　受术者仰卧位,患侧上肢的上臂平放于床面。施术者坐于其侧,一手托握其肘关节上部,另一手握住前臂远端,先使肘关节做缓慢的屈伸活动,然后视其肘关节功能障碍的具体情况来决定扳法的施力。如系肘关节屈曲功能受限,则在其屈伸活动后,将肘关节置于屈曲位,缓慢地施加压力,使其进一步屈曲,向功能位靠近;当遇到明显阻力时,以握前臂一手施加一个稳定而

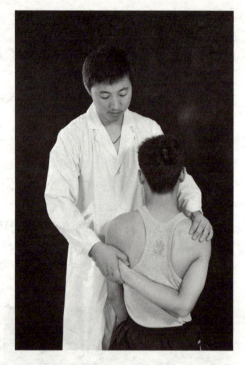

图 6-6-17 肩关节旋内扳法

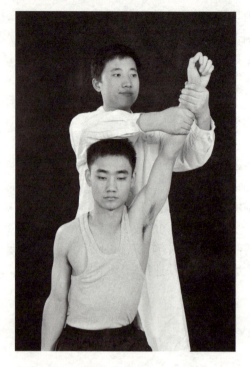

图 6-6-18 肩关节上举扳法

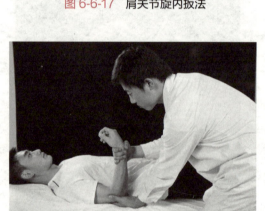

图 6-6-19 肘关节扳法

持续的压力,达到一定时间后,两手协调用力,做一短促的、有控制的肘关节屈曲位加压扳法(图 6-6-19)。如为肘关节伸直功能受限,则向反方向依此扳法实施。

6. **腕关节扳法** 腕关节扳法包括屈腕扳法和伸腕扳法。

(1)屈腕扳法:受术者坐位。施术者立于其对面,一手握住前臂下端以固定,另一手握住指掌部,先反复做腕关节的屈伸活动,然后将腕关节置于屈曲位加压,至有阻力时,做一突发的、稍增大幅度的扳动。可反复操作。

(2)伸腕扳法:受术者坐位。施术者立于其对面,两手握住其指掌部,两拇指按于腕关节背侧,先做拔伸摇转数次,然后将腕关节置于背伸位,不断加压背伸,至有阻力时,做一稍增大幅度的扳动。可反复操作。

7. **髋关节扳法** 髋关节扳法包括屈膝屈髋扳法、髋关节后伸扳法、"4"字扳法、髋关节外展扳法和直腿抬高扳法等。

(1)屈膝屈髋扳法:受术者仰卧位,一侧下肢屈膝屈髋,另一侧下肢自然伸直。施术者立于其侧,以一手按压受术者伸直侧下肢的膝部以固定,另一手扶按屈曲侧膝部,前胸部贴近受术者小腿部以助力。施术者两手臂及身体协调施力,将屈曲侧下肢向前下方施压,使其股前侧靠近胸腹部,至最大限度时,可略停片刻,然后做一稍增大幅度的加压扳动。

(2)髋关节后伸扳法:受术者俯卧位。施术者立于其侧,以一手按于受术者一侧臀部以固定,另一手托住其同侧下肢的膝上部,两手协调用力,使其髋关节尽力过伸,至最大阻力时,做一增大幅度的快速过伸扳动。

(3)"4"字扳法:受术者仰卧位,一侧下肢屈膝,外踝稍上方的小腿下段置于对侧下肢的股前部,摆成"4"字形。施术者立于其侧,一手按于受术者屈曲侧的膝部,另一手按于对侧髂前上棘处,两手协调用力,缓慢下压,至有明显阻力时,做一稍增大幅度的快速的下压扳动。

(4)髋关节外展扳法:受术者仰卧位。施术者立于其侧方,一手按于健侧膝部以固定,另一手握住受术者患侧小腿部或使其踝部贴靠在施术者外侧下肢的股外侧,两手及身体协调用力,使其下肢外展,至有明显阻力时,做一稍增大幅度的快速扳动。

(5)直腿抬高扳法:受术者仰卧位,双下肢伸直,施术者立于其侧方。施术者助手双手按其健侧膝部以固定。施术者将受术者患侧下肢缓缓抬起,小腿部置于施术者近侧的肩上,两手将其膝关节上部锁紧、扣住,肩部与两手臂协调用力,将其逐渐上抬,使其在膝关节伸直位的状态下屈髋,当遇到明显阻力时,略停片刻,做一稍增大幅度的快速扳动。为加强对腰部神经根的牵拉,可在其下肢上抬到最大阻力位时,以一手握足掌前部,突然向下拉扳,使其踝关节尽量背伸。

8. 膝关节扳法 膝关节扳法包括膝关节伸膝扳法、膝关节屈膝扳法等。

(1)膝关节伸膝扳法:受术者仰卧位。施术者立于其侧方,一手按于患侧下肢膝部,一手置于其小腿下端后侧,两手相对协调用力,至有阻力时,做一稍增大幅度的下压扳动。

(2)膝关节屈膝扳法:受术者俯卧位。施术者立于其侧方,一手扶于其股后部以固定,另一手握住其足踝部,使其膝关节屈曲,至阻力位时,做一稍增大幅度的快速扳动。

9. 踝关节扳法 踝关节扳法包括踝关节背伸扳法、踝关节跖屈扳法等。

(1)踝关节背伸扳法:受术者仰卧位,两下肢伸直。施术者以一手托住其足跟,另一手握住其跖趾部,两手协调用力,尽量使踝关节背伸,至有明显阻力时,做一增大幅度的背伸扳动。

(2)踝关节跖屈扳法:受术者仰卧位,两下肢伸直。施术者以一手托住足跟部,另一手握住其跖趾部,两手协调用力,尽量使踝关节跖屈,至有明显阻力时,做一增大幅度的跖屈扳动。

(二)要领及注意事项

1. 要顺应和符合关节的各自生理功能活动度。

2. 扳法操作要分阶段进行。第一步是通过做关节小范围的活动或摇动,使关节放松、松弛;第二步是将关节极度地伸展或屈曲、旋转,使其达到明显的阻力位;在保持明显阻力位置的基础上,再实施第三步扳动。

3. 在实施扳动时,所施之力须用"巧力寸劲"。"巧力"即指手法的技巧力,需经过长期的练习和实践才能获得;"寸劲"即指短促之力,所施之力比较快速,且能充分地控制扳动的幅度,作用得快,消失得也快,做到中病即止。

4. 发力的时机要准,用力要适当。

5. 操作时要因势利导,不可使用暴力和蛮力。

6. 扳动时不可强求关节的弹响及软组织的撕裂声,若反复扳动,易使关节紧张度增加,有可能造成不良后果。

7. 诊断不明的脊柱外伤及有脊髓症状体征者禁用扳法。

8. 有较严重骨质增生、骨质疏松的老年人,以及患有骨关节结核、骨肿瘤者,禁用扳法。

9. 时间久、粘连重的肩关节周围炎在实施扳法时不宜一次性分解粘连,以免关节囊撕裂而加重病情。

(三)临床应用

扳法是以杠杆力或旋转力、压力、拉力等力作用于关节,施力方式简洁明快,以"巧力寸劲"取胜,具有舒筋通络、理筋整复、松解粘连、滑利关节等作用,适用于全身各关节部。临床常用于颈椎病、落枕、肩关节周围炎、腰椎间盘突出症、脊柱小关节紊乱及外伤后关节功能障碍等病证的治疗。

三、拔伸法

固定关节或肢体的一端,应用对抗的力量使关节得到伸展,称为拔伸法。拔伸法为正骨推拿的常

Note:

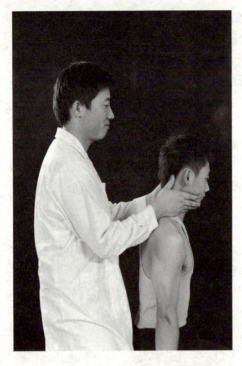

图 6-6-20　颈椎掌托拔伸法

用方法之一。

(一) 操作

1. 颈椎拔伸法　颈椎拔伸法包括颈椎掌托拔伸法、颈椎肘托拔伸法等。

(1) 颈椎掌托拔伸法:受术者坐位。施术者站于其后,以双手拇指端及罗纹面分别顶抵其枕骨下方的风池穴处,两掌分别置于两侧下颌部以托挟助力,两前臂置于受术者双侧肩上部的肩井穴内侧。施术者两手臂协调用力,拇指上顶,双掌上托,同时前臂下压,缓慢地向上拔伸 1~2 分钟,以使颈椎在较短时间内得到持续牵引(图 6-6-20)。

(2) 颈椎肘托拔伸法:受术者坐位。施术者站于其后,一手扶其枕后以固定助力,另一上肢的肘弯部托其下颌部,手掌则扶住对侧头顶以加强固定;托其下颌部的肘臂与扶枕后部一手协调用力,向上缓慢地拔伸 1~2 分钟,以使颈椎在较短时间内得到持续牵引。

2. 肩关节拔伸法　肩关节拔伸法包括肩关节上举拔伸法、肩关节对抗拔伸法等。

(1) 肩关节上举拔伸法:受术者坐低凳。施术者站于其后方,一手托住受术者患肩侧上臂下段,并自前屈位或外展位将其手臂缓慢抬起,另一手握住其前臂近腕关节处,同时握上臂一手上移其下。施术者两手协调用力,向上缓慢拔伸,至阻力位时,以钝力持续进行牵引。

(2) 肩关节对抗拔伸法:受术者坐位,施术者站于其患侧,以两手分别握住受术者腕部和肘部,于肩关节外展位逐渐用力牵引;同时嘱受术者身体向另一侧倾斜,或请助手协助固定受术者身体上半部,与牵引之力相对抗,持续拔伸 1~2 分钟(图 6-6-21)。

3. 肘关节拔伸法　受术者坐位。施术者站于其侧方,将其上肢置于外展位,助手两手握住其上臂上段以固定,施术者一手握其腕部,另一手握其前臂下段进行持续拔伸 1~2 分钟。

4. 腕关节拔伸法　受术者坐位,施术者站于其侧方,一手握住其前臂下端,另一手握住其手掌部。双手同时相反方向用力,缓慢地进行拔伸(图 6-6-22)。

5. 指间关节拔伸法　施术者一手握住受术者腕部,另一手捏住其患指末节,两手同时用力,做相反方向拔伸(图 6-6-23)。

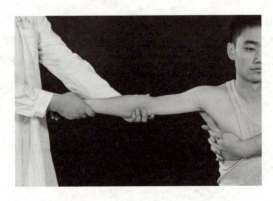

图 6-6-21　肩关节对抗拔伸法

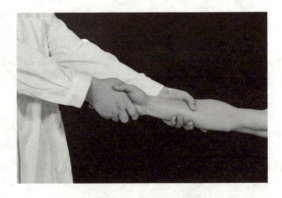

图 6-6-22　腕关节拔伸法

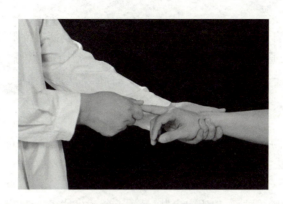

图 6-6-23　指间关节拔伸法

6. 腰部拔伸法　受术者俯卧位,双手抓住床头,或由助手固定其肩部;施术者站于其足端,两手分别握住其两踝部,身体宜后倾,逐渐向其足端用力拔伸。

7. 髋关节拔伸法　受术者仰卧位,施术者站于其侧方,助手双手按于受术者两髂前上棘以固定。使受术者一侧下肢屈髋屈膝,施术者一手扶于膝部,另一侧上肢屈肘以前臂托住其腘窝部,胸胁部抵住其小腿。施术者双手臂及身体协调施力,将其髋关节向上持续拔伸。

8. 膝关节拔伸法　受术者仰卧位,施术者站于其足端,助手以双手握住受术者一侧下肢股部中段以固定,施术者以两手分别握住受术者足踝部和小腿下段,身体后倾,向其足端持续进行拔伸。

9. 踝关节拔伸法　受术者仰卧位,施术者站于其足端,以一手握其小腿下段,另一手握住跖趾部,两手对抗用力,持续拔伸踝关节。

(二) 要领及注意事项

1. 拔伸力量由小到大,不可突发性地猛力拔伸,以免造成牵拉损伤。

2. 拔伸动作要稳而缓,用力要均匀而持续,当拔伸到一定程度后,需要一个稳定的持续牵引力。

3. 拔伸力量大小和方向以受术者的关节生理活动范围或耐受程度而定。

(三) 临床应用

本法主要适用于全身关节,具有舒筋活血、理筋整复、松解粘连、滑利关节等作用。临床主要用于软组织损伤、骨折及关节脱位等病证的治疗。

第七节　其他类手法

一、拨法

以拇指深按于治疗部位,进行单方向或往返的推动,称为拨法。拨法又名"指拨法""拨络法"。

(一) 操作

拇指伸直,以指端着力于施术部位,余四指置于相应的位置以助力,拇指下压至一定的深度,待有酸胀感时,再做与肌纤维或肌腱、韧带成垂直方向的单向或来回推动。若单手指力不足时,亦可以双手拇指重叠进行操作。

(二) 要领及注意事项

1. 用力要轻重得当。太轻则力浮,只能揉动皮肤,起不到对筋腱的刺激作用;过重则力死,使动作滞涩而产生不适感。

2. 按压力与拨动力方向要互相垂直。拨动时拇指不能在皮肤表面有摩擦移动,要带动肌纤维或肌腱韧带一起拨动。

3. 拨动中,施术者腕关节应相对放松,使拨动有力而不失柔和。

（三）临床应用

本法主要适用于颈、肩、背、腰、臀、四肢等部位的肌肉、肌腱、韧带及阳性反应筋索。拨法力量沉实，拨动有力，具有较好的通络止痛和松解粘连的作用。临床常用于颈椎病、肩关节周围炎、腰背肌筋膜炎、第三腰椎横突综合征、腰椎间盘突出症、梨状肌综合征等病证的治疗。

二、勒法

以屈曲的食、中两指的近侧指间关节紧夹住受术者的手指（足趾）根部，并用力向指（趾）端方向迅速捋出的手法，称为勒法。

（一）操作

以一手握住受术者的腕或踝部，以固定患肢，另一手食、中两指屈曲呈钳状，夹持患指（趾）根部，保持一定的勒压力量，由指（趾）根部滑向指（趾）端部。当最后滑移至指（趾）端部时，还要稍加钳力，以加重对指（趾）端部的刺激，并加快滑移的速度，迅速通过指（趾）端，此时往往可听到"嗒"的拔指声。

（二）要领及注意事项

1. 力度要适中，若夹持力量过大会使动作滞涩，以致损伤皮肤；力量太小则对指（趾）端刺激量不够。

2. 动作要协调灵活，滑移的速度要快，尤其至指（趾）端速度宜稍快。

3. 本法操作次数不宜太多，一般 3~5 次即可。

（三）临床应用

本法是一种主要用于四肢指、趾末端的辅助性治疗手法，具有舒筋活血、滑利关节、消麻止痛的功效。临床上常配合捻法、拿法等，以治疗指（趾）关节外伤以及颈椎病、腕管综合征、类风湿关节炎、中风偏瘫等疾病所致的指（趾）关节酸痛、肿胀、麻木及屈伸不利等。

三、插法

以食指、中指、无名指、小指四指插入肩胛胸壁间隙的手法，称为插法。

（一）操作

以插左侧肩胛为例：受术者坐位，左臂后伸，屈肘，将手置于腰骶部；施术者站于其左后外侧，用左手掌心抵住其左侧肩前部，右手食指、中指、无名指、小指并拢伸直，指尖指向肩胛内下缘处斜向上方，此时操作者左手将其左肩向后推动，右手顺势相对用力，将右手四指插入一定深度，并保持半分钟左右，受术者胃脘有上提感。如此反复操作 3~5 次（图 6-7-1）。

（二）要领及注意事项

1. 双手要配合施力，插入之手斜向上用力，抵肩之手向后下推按用力。

2. 插入之食指、中指、无名指、小指之指间关节、掌指关节要用力挺直。

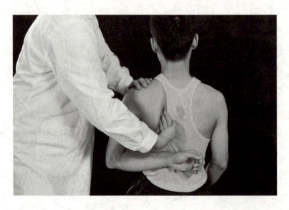

图 6-7-1 插法

3. 动作缓和而连贯,用力由轻到重,再由重到轻,不可突然用力插入,退出动作时亦不宜过快。

4. 受术者全身放松,呼吸自然。

(三) 临床应用

本法是治疗胃下垂的主要辅助手法。仅适用于肩胛胸壁间隙,具有升阳举陷、舒筋活血、宽胸理气等作用。本法也可用于肩关节周围炎、颈椎病、冈上肌劳损等所致肩背疼痛的治疗。

学 习 小 结

1. 学习内容

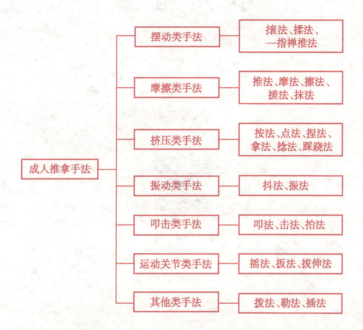

2. 学习方法　本章为推拿基础篇的重点内容,学习本章时,要通过与常见病证护理篇内容的对比来理解成人推拿手法的动作要领,结合临床,掌握成人推拿手法在护理中的应用。在学习过程中要注意掌握手法的技术要领,特别是运动关节类手法如扳法,要加强手法的练习。

(范宏元　王光安)

思 考 题

1. 何谓推拿手法? 推拿手法与疗效之间有何关系?
2. 如何理解推拿手法的基本要求?
3. 扳法的概念、动作要领、注意事项有哪些?
4. 何谓腰部斜扳法?

Note:

NURSING

第七章

小 儿 推 拿

07章 数字内容

学 习 目 标

- 知识目标:
  1. 掌握小儿推拿的常用手法、特定穴位的基本技术要求。
  2. 熟悉小儿推拿各种常见手法的动作要领、临床应用。
  3. 了解小儿推拿的特色与优势。
- 能力目标:
  1. 能根据理论知识与操作技术结合的原则开展学习。
  2. 具备运用小儿推拿治疗方法处理儿童临床疾病的基本能力。
- 素质目标:
  1. 具备良好人文学科、自然科学素养。
  2. 成为医疗及科研工作的高素质应用型人才。

　　小儿推拿是在中医基本理论指导下,根据小儿的生理病理特点,在其体表特定的穴位或部位施以手法以防治疾病或助长益智的一种临床外治疗法,其临床应用最初是从治疗小儿惊风开始的,后来逐渐应用于小儿的其他疾病。

第一节　小儿推拿概述

一、特色与优势

　　小儿推拿在明清形成体系后能够迅速发展,主要在于其自身所具有的特色和优势。

　　1. **疗效确切**　推拿疗法用于防治儿科疾病疗效显著,适应范围很广。

　　2. **无毒副作用**　推拿属于外治物理疗法,且小儿推拿操作一般较轻柔,所以只要操作得当,几乎无毒副作用。

　　3. **易于接受**　小儿推拿治疗疾病时不需要打针或服药,故痛苦小,同时几乎无毒副作用,所以患儿及家长十分容易接受,目前往往作为患儿治疗内科疾病的首选疗法。

　　4. **易于推广**　小儿推拿操作简便,易学易懂,同时不受器具、场地等条件的限制。除了医生外,患儿家长也可在医生的指导下操作,所以容易推广应用。

　　小儿推拿的穴位除了十四经穴及经外奇穴外,本身还有许多特定的穴位(图7-1-1~图7-1-3)。这些特定穴位往往与经络系统无关,互不相连。这些小儿推拿特定穴位不仅有点状,还有线状及面状,且大多分布于双手及前臂,正所谓"小儿百脉汇于两掌"。线状或面状的"穴位",其实并不是严格意义上的穴位,它实际上是手法经过的路线,是由小儿推拿的操作手法决定的。

二、操作特点

　　在明清时期的小儿推拿著作中和临床应用上,小儿推拿手法往往是与所作用的穴位(或部位)结合在一起的。例如"补肺经"表示旋推肺经;"推上七节"表示由下而上直推七节骨;"退六腑"表示自肘至腕推六腑。有人将这种形式称为小儿推拿的处方名。小儿推拿手法比较重视补泻,有旋推为补、直推为泻(消),缓摩为补、急摩为泻等说法,基本上是按照操作方向和轻重缓急来定补泻的。小儿推拿手法补泻一般有以下几种方法:

　　1. **方向**　向心为补,离心为泻;旋推为补,直推为泻;以顺为补,以逆为泻;向里为补,向外为泻。

　　2. **速度**　快疾者为泻,缓慢者为补。

　　3. **力度**　轻为补,重为泻。

　　4. **手法特性**　手法的补泻,除了方向、速度、力度等因素之外,其手法本身也是一种因素,手法不同,刺激效应也不相同。如分推、合推同样用于大横纹处,前者可分利气血,后者则可理气血;而揉法则具有"和"的作用。

　　小儿推拿手法在成人推拿手法基本要求的基础上,特别强调轻快柔和、平稳着实。根据病情的轻重和患儿年龄的大小,在手法操作次数或时间上有明显的区别。一般来说,年龄大、病情重的,操作次数多、时间长;年龄小、病情轻的,操作次数少、时间短。

　　小儿推拿的对象一般为6周岁以下的小儿(学龄前儿童)。超过6周岁者多按成人推拿的方法和穴位治疗。

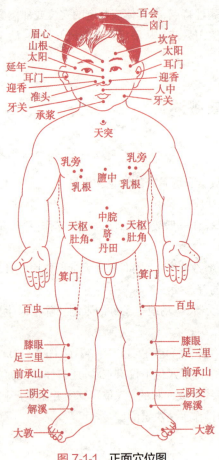

图 7-1-1　正面穴位图

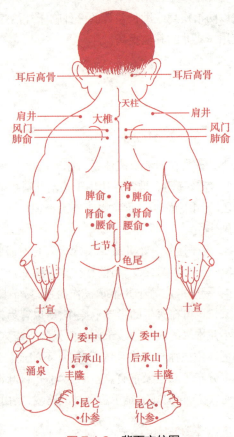

图 7-1-2　背面穴位图

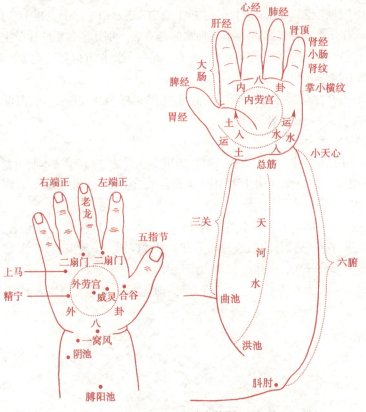

图 7-1-3　上肢穴位图

第二节　小儿推拿手法

一、推法

（一）概念

推法是指用拇指或食指、中指的罗纹面着力,附着在患儿体表一定的穴位或部位上,做直线或旋转推动的手法。临床上根据操作方向的不同,可分为直推法、旋推法、分推法、合推法四种。

（二）操作

1. **直推法**　以拇指罗纹面或桡侧缘,或食、中二指罗纹面在操作部位做单方向的直线推动,频率多在每分钟 200 次左右。

2. **旋推法**　以拇指罗纹面在一定的穴位上做顺时针或逆时针方向的旋转推动,频率每分钟 160~200 次(图 7-2-1)。

3. **分推法**　以双手拇指罗纹面或桡侧缘,或食、中二指罗纹面,自穴位或部位的中间向两旁做反方向直线推动或"八"字形推动,又称为分法。一般可连续分推 120~200 次(图 7-2-2)。

4. **合推法**　以双手拇指罗纹面或双掌,自穴位或部位的两旁向中间做相对方向的直线或弧线推动,又称合法或和法(图 7-2-3)。

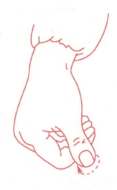

图 7-2-1　旋推法

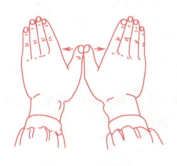

图 7-2-2　分推法

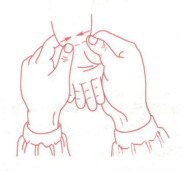

图 7-2-3　合推法

（三）动作要领

1. 操作时,上肢放松,肘关节自然屈曲,直推时拇指或食、中指指间各关节自然伸直,旋推时拇指接触面用力要均匀。肩、肘、腕、指活动要协调。

2. 直推操作时,着力指面要与操作穴位或部位贴紧,用力要着实,而又不可滞涩,动作要轻快连续,一拂而过,如帚拂尘状,以推后皮肤不发红为佳。

3. 操作时,动作要轻快连续、协调、有节律,用力均匀、柔和、有深透感。

（四）适用部位

直推法适用于小儿推拿特定穴中的线状穴位和五经穴,多用于头面部、四肢部、脊柱部;旋推法主要用于手部五经穴及面状穴位;分推法适用于头面部、胸腹部、腕掌部及肩胛部等;合推法适用于头面部、胸腹部、腕掌部。

二、揉法

（一）概念

以手指的指端或罗纹面、手掌大鱼际、掌根着力,吸定于一定的治疗部位或穴位上,带动该处的皮下组织,做轻柔和缓的顺时针或逆时针方向的环旋运动,称为揉法。揉法是小儿推拿的常用手法之一,根据着力部分的不同,可分为指揉法、鱼际揉法、掌根揉法三种。

(二) 操作

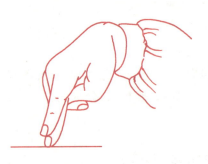

图 7-2-4 指揉法

1. 指揉法 以拇指或中指的指面或指端、或食指、中指、无名指指面着力,吸定于治疗部位或穴位上,带动该处的皮下组织,做轻柔和缓、小幅度、顺时针或逆时针方向的环旋揉动。根据着力部位的不同,可分为拇指揉法,中指揉法,食、中二指揉法和食、中、无名三指揉法(图 7-2-4)。

2. 鱼际揉法 以大鱼际部着力于施术部位上,稍用力下压,腕部放松,前臂主动运动,通过腕关节带动着力部位在治疗部位上做轻柔和缓、小幅度、顺时针或逆时针方向的环旋揉动,使该处的皮下组织一起运动(图 7-2-5)。

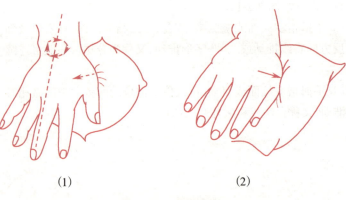

(1)   (2)

图 7-2-5 鱼际揉法

3. 掌根揉法 以掌根部分着力,吸定在治疗部位上,稍用力下压,腕部放松,以肘关节为支点,前臂做主动运动,带动腕部及着力部位做轻柔和缓的、小幅度的、顺时针或逆时针方向的环旋揉动,使该处的皮下组织一起运动。

(三) 动作要领

1. 肩、肘、手腕充分放松,以前臂的主动摆动带动腕、指的回旋运动(两手揉法则以上身主动摆动带动)。

2. 着力点要带动治疗部位的皮下组织做回旋运动,而皮上组织与着力点保持相对不动,尽量不与皮肤发生摩擦,所谓"肉动而皮不动"。

3. 揉动的动作连续而有节律,力由小到大,再由大到小,最后停止。

4. 紧推慢移,在每次吸定揉动的基础上,可逐渐在一定的部位或面上缓慢地移动,回旋的速度快,而移动的速度慢。

5. 揉法的压力要小,着力部位自然放在治疗部位。相对成人推拿,小儿推拿动作更宜轻柔。

(四) 适用部位

拇指与中指揉法适用于全身各部位或穴位。食、中二指揉法适用于肺俞、脾俞、胃俞、肾俞、天枢等穴位。三指揉法适用于胸锁乳突肌及脐、双侧天枢穴。鱼际揉法适用于头面部、胸腹部、胁肋部、四肢部。掌根揉法适用于腰背部、腹部及四肢部。

三、按法

（一）概念

以拇指或中指的指端或罗纹面、或掌面（掌根）着力，附着在一定的穴位或部位上，逐渐用力向下按压，按而留之或一压一放地持续进行，称为按法。根据着力部位不同分为指按法和掌按法。

（二）操作

1. 指按法　指按法又分为拇指按法和中指按法。指按法：拇指伸直，其余四指握空拳，食指中节桡侧轻贴拇指指间关节掌侧，起支持作用，以协同助力。用拇指罗纹面或指端着力，吸定在患儿治疗穴位上，垂直用力，向下按压，持续一定的时间，按而留之，然后放松，再逐渐用力向下按压，如此一压一放反复操作。中指按法：中指指间关节、掌指关节略屈，稍悬腕，用中指指端或罗纹面着力，吸定在患儿需要治疗的穴位上，垂直用力，向下按压；余同拇指按法（图 7-2-6）。

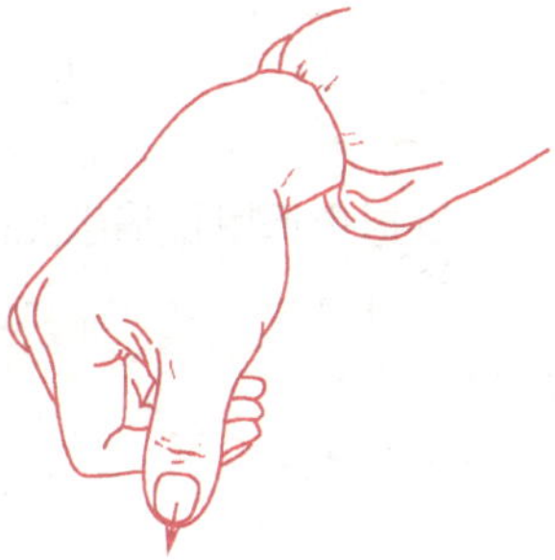

图 7-2-6　指按法

2. 掌按法　腕关节背伸，五指放松伸直，用掌面或掌根着力，附着在患儿需要治疗的部位上，垂直用力，向下按压，并持续一定的时间，按而留之。余同拇指按法。

（三）动作要领

1. 操作时，按压的方向要垂直向下用力。
2. 按压的力量要由轻到重，力量逐渐增加，平稳而持续。
3. 按压时，着力部位要紧贴患儿体表的部位或穴位上，不能移动。

（四）适用部位

指按法适用于全身各部的经络和穴位。掌按法适用于面积大而又较为平坦的部位，如胸腹部、腰背部等。

四、摩法

（一）概念

以食指、中指、无名指、小指的指面或掌面着力，附着在患儿体表一定的部位或穴位上，做环形而有节律的抚摩运动，称为摩法，分为指摩法与掌摩法两种。

（二）操作

1. 指摩法　食指、中指、无名指、小指四指并拢，掌指关节自然伸直，腕部微悬屈，以指面着力，附着在患儿体表一定的部位或穴位上，前臂主动运动，通过腕关节做顺时针或逆时针方向的环形摩动（图 7-2-7）。

2. 掌摩法　指掌自然伸直，腕关节微背伸，用掌面着力，附着在患儿体表一定部位上，腕关节放松，前臂主动运动，通过腕关节连同着力部分做顺时针或逆时针方向的环形摩动（图 7-2-8）。

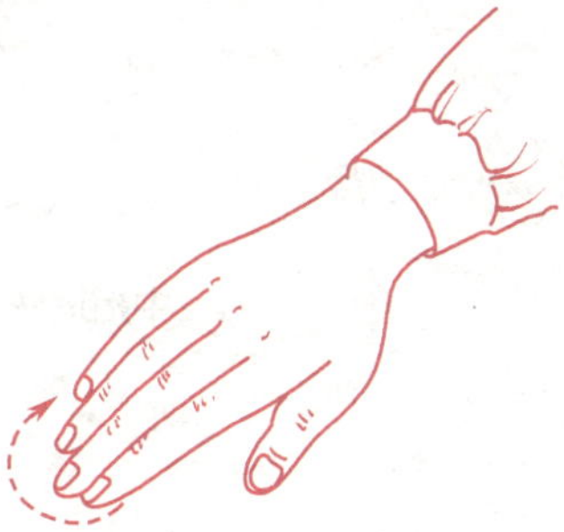

图 7-2-7　指摩法

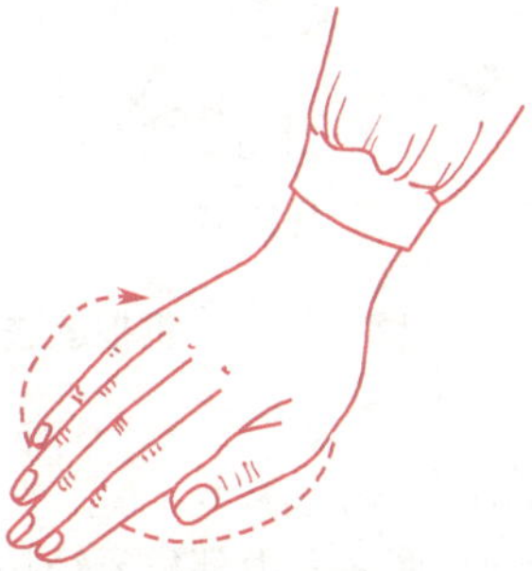

图 7-2-8　掌摩法

Note:

（三）动作要领

1. 肩、肘、腕均要放松。

2. 操作时，前臂要主动运动，通过带动放松的腕关节而使着力部位产生摩动。

3. 动作要和缓协调，用力轻柔、均匀。

（四）适用部位

指摩法和掌摩法主要适用于胸腹部。

五、掐法

（一）概念

以拇指爪甲切掐患儿的穴位或部位，称为掐法。又称切法、爪法、指针法。

（二）操作

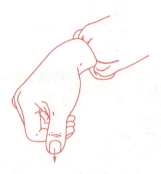

图 7-2-9　掐法

手握空拳，拇指伸直，指腹紧贴在食指中节桡侧缘，以拇指指甲着力，吸定在患儿需要治疗的穴位或部位上，逐渐用力进行切掐（图 7-2-9）。

（三）动作要领

1. 操作时，应垂直用力切掐，可持续用力，也可间歇性用力以增强刺激，取穴宜准。

2. 掐法是强刺激手法之一，不宜反复长时间应用，更不能掐破皮肤。掐后常继用揉法，以缓和刺激，减轻局部的疼痛或不适感。

（四）适用部位

适用于头面部和手足部的穴位。

六、运法

（一）概念

以拇指罗纹面或食指、中指的罗纹面在患儿体表做环形或弧形移动，称为运法。

（二）操作

以一手托握住患儿手臂，使被操作的部位或穴位平坦向上，另一手以拇指或食指、中指的罗纹面着力，轻附着在治疗部位或穴位上，做由此穴向彼穴的弧形运动，或在穴周做周而复始的环形运动，频率为每分钟 60~120 次（图 7-2-10、图 7-2-11）。

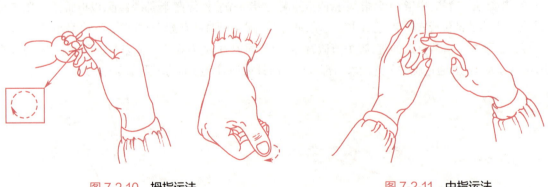

图 7-2-10　拇指运法　　　　　图 7-2-11　中指运法

（三）动作要领

1. 操作时，医者着力部位要轻贴体表。

2. 用力宜轻不宜重，作用力仅达皮表，只在皮肤表面运动，不带动皮下组织。运法的操作较

Note:

推法和摩法轻而缓慢,幅度较旋推法为大。运法的方向常与补泻有关,操作时应视病情需要而选用。

3. 操作频率宜缓不宜急。

(四)适用部位

多用于弧线形穴位或圆形面状穴位。

七、捣法

(一)概念

以中指指端,或食指、中指屈曲的指间关节着力,有节奏地叩击穴位的方法,称为捣法。实为"指击法"或"叩点法"。

(二)操作

患儿坐位,以一手握持住患儿食指、中指、无名指、小指四指,使手掌向上,用另一手的中指指端或食指、中指屈曲后的第一指间关节突起部着力,其他手指屈曲相握,前臂主动运动,通过腕关节的屈伸运动,带动着力部位有节奏地叩击穴位 5~20 次(图 7-2-12)。

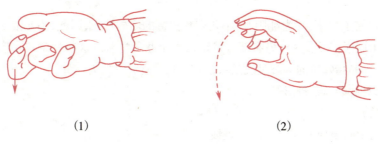

(1)　　　　(2)

图 7-2-12 捣法

(三)动作要领

1. 前臂为动力源,腕关节放松。
2. 捣击时取穴要准确,发力要稳,而且要有弹性。

(四)适用部位

适用于手部小天心穴及承浆穴。

八、捏脊法

(一)概念

以单手或双手的拇指与食指、中指两指或拇指与四指的指面对称性着力,夹持住患儿的肌肤或肢体,相对用力挤压并一紧一松逐渐移动者,称为捏法。小儿推拿时,捏法主要用于脊柱,故称捏脊法。

(二)操作

1. **普通捏脊法** 患儿俯卧,暴露操作部位,医者双手呈半握拳状,拳心向下,拳眼相对,用两拇指指面的前 1/3 处或指面的桡侧缘着力,吸定并顶住患儿龟尾穴旁的肌肤,用食指、中指的指面向前按,拇指、食指、中指三指同时用力将该处的皮肤夹持住并稍提起,然后双手交替用力,自下而上,一紧一松地挤压,向前移动至大椎穴处(图 7-2-13)。

2. **冯氏捏脊法** 患儿俯坐位或俯卧位,暴露操作部位,医者双手呈半握拳状,拳心相对,拳眼向上,食指半屈曲,用食

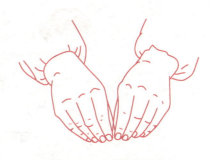

图 7-2-13 普通捏脊法

指中节的桡侧缘及背侧着力,吸定并顶住患儿龟尾穴处的肌肤,拇指端向前按,拇指、食指同时用力将该处的皮肤夹持住并稍提起,然后双手交替用力,自下而上,一紧一松地挤压,向前移动至大椎穴处。

(三)动作要领

1. 肩、肘关节要放松,腕指关节的活动要灵活、协调。

2. 操作时既要有节律性,又要有连贯性。

3. 操作时间的长短和手法强度的轻重及捏挤面积的大小要适中,用力要均匀。

(四)适用部位

捏法多用于脊柱及其两侧。普通捏脊法重在刺激脊旁,可调五脏;冯氏捏脊法重在刺激脊柱,有温补之效。

第三节　小儿特定穴

一、头面部

《颅囟经》有"三岁以下,呼为纯阳"。小儿有其独特的体质特点,因此,小儿推拿使用的穴位,除了与成人相同的固定点穴位之外,另有部分特定穴为小儿所特有。这些特定穴在形态上有"线"和"面"的特点。"线"是指穴位的形态呈线条状,如天门、坎宫、桥弓、天柱骨、三关等;"面"是指穴位的形态是一个部位,如胁肋、腹、丹田等。

1. 天门(攒竹)

【定位】两眉中间至前发际正中成一直线。

【操作】两拇指自下而上交替直推,称开天门,又称推攒竹(图7-3-1)。

【功效】疏风解表,开窍醒脑,镇静安神。

【临床应用】用于外感发热、头痛等症,多与推坎宫、揉太阳等合用;若惊惕不安、烦躁不宁,多与清肝经、按揉百会等合用。

2. 坎宫

【定位】自眉头起沿眉向眉梢成一弧线。

【操作】两拇指自眉心向眉梢做分推,称推坎宫(图7-3-2)。

【功效】疏风解表,醒脑明目,止头痛。

【临床应用】用于外感发热、头痛,多与开天门、揉太阳等合用;若治疗目赤肿痛,多和清肝经、掐揉小天心、清天河水等合用。也可推后点刺放血或用掐按法,以增强疗效。

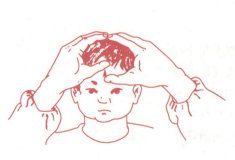

图 7-3-1　开天门

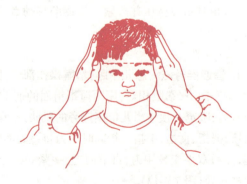

图 7-3-2　推坎宫

3. 太阳

【定位】眉梢与目外眦延长线的交点，约旁开一寸的凹陷处。

【操作】两拇指桡侧自前向后直推，称推太阳。用中指端揉该穴，称揉太阳或运太阳，向眼方向揉为补，向耳方向揉为泻。

【功效】疏风解表，清热，明目，止头痛。

【临床应用】推太阳用于外感发热。若外感表实头痛用泻法；若外感表虚、内伤头痛用补法。

4. 耳后高骨

【定位】耳后入发际高骨下凹陷中。

【操作】两拇指或中指端揉，称揉耳后高骨(图 7-3-3)；掐揉兼用，称为掐揉耳后高骨。

【功效】疏风解表。

【临床应用】治感冒头痛，多与开天门、推坎宫、揉太阳等合用；亦能安神除烦，治神昏烦躁等症。

5. 山根

【定位】面部正中，两目内眦连线上。

【操作】拇指甲掐，称掐山根(图 7-3-4)。

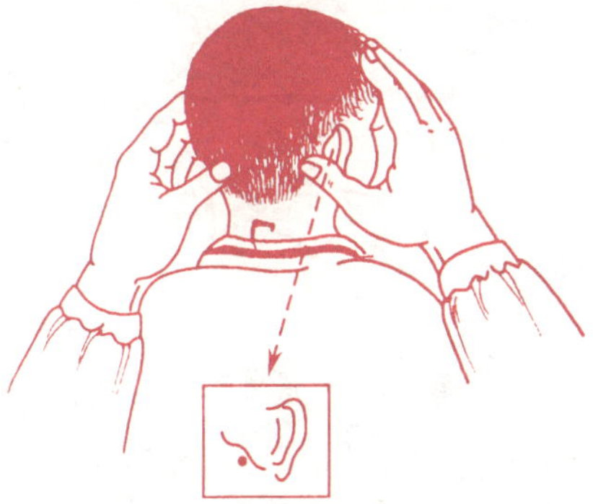

图 7-3-3 揉耳后高骨

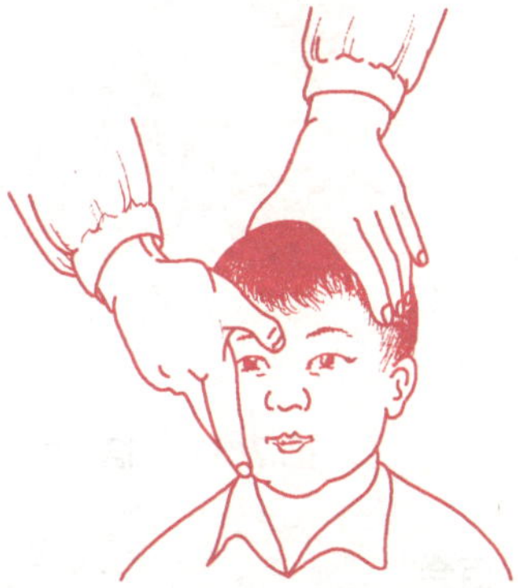

图 7-3-4 掐山根

【功效】开关窍，醒目定神。

【临床应用】对惊风、昏迷、抽搐等症，多与掐人中、掐老龙等合用。

6. 迎香

【定位】鼻翼外缘中点旁开，当鼻唇沟中取穴。

【操作】用食、中二指按揉，称揉迎香(图 7-3-5)。

【功效】宣肺发汗，开鼻通窍。

【临床应用】治疗鼻塞，鼻衄，口眼㖞斜，面痒，鼻流清涕。

7. 鼻通(上迎香)

【定位】面部，当鼻翼软骨与鼻甲的交界处，约鼻唇沟上端处。

【操作】用食、中二指按揉，称揉鼻通。

【功效】宣肺发汗，开鼻通窍。

【临床应用】用于治疗各种原因引起的鼻窍不通。

8. 准头(鼻准)

【定位】鼻子尖端，又名素髎，属督脉。

【操作】用拇指甲掐，称掐准头。

【功效】祛风镇惊。

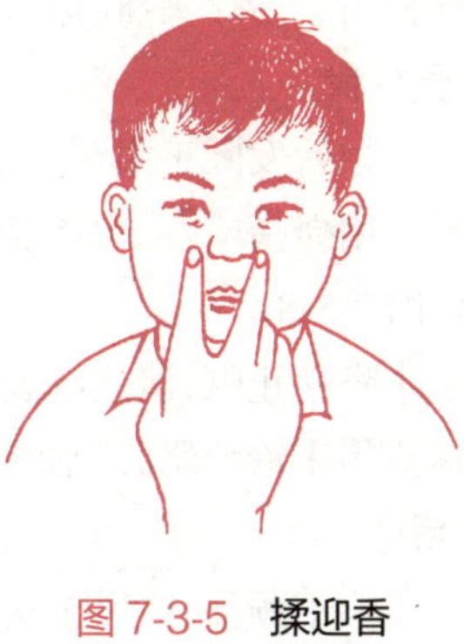

图 7-3-5 揉迎香

Note:

【临床应用】治疗惊风,与掐天庭、掐人中等同用;治鼻出血,与掐上星、掐迎香合用;治昏厥与按揉内关、足三里合用。

9. 人中

【定位】上嘴唇人中沟的上三分之一与中三分之一交界处。

【操作】以拇指甲掐,称掐人中(图7-3-6)。

【功效】醒神开窍。

【临床应用】主要用于急救,如昏迷、窒息、惊风或抽搐等。

10. 牙关(颊车)

【定位】下颌角前上方一横指,用力咬牙时,咬肌隆起最高点处。

【操作】拇指按或中指揉,称点按牙关或揉牙关(图7-3-7)。

【功效】祛风通络,养血和营。

【临床应用】按牙关主要用于牙关紧闭;口眼㖞斜,则多用揉牙关。

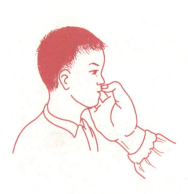

图7-3-6 掐人中

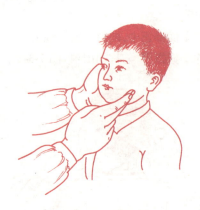

图7-3-7 揉牙关

11. 百会

【定位】头顶正中线与两耳尖连线的交点处。

【操作】拇指按或揉,称按百会或揉百会。

【功效】镇静安神,升阳举陷,为安神定惊首选穴位之一。

【临床应用】主治头痛,惊风,癫痫,休克,遗尿,脱肛等。

12. 囟门

【定位】前发际正中直上2寸,百会前的颅骨凹陷中。

【操作】用两拇指指腹自前发际向该穴轮换推之,囟门未闭时仅推至边缘,称推囟门。拇指指腹轻揉本穴称揉囟门。用食指、中指、无名指三指指腹并拢做指腹摩法,称摩囟门。

【功效】镇惊安神通窍,益智健脑。

【临床应用】治疗头痛、惊风、鼻塞等;健康小儿可用于保健,益智健脑。

13. 天柱骨

【定位】颈后发际正中至大椎穴成一直线。

【操作】用拇指或食、中指自上向下直推,称推天柱。或用刮痧板蘸水自上向下刮,刮至皮下轻度瘀血即可(图7-3-8)。

【功效】降逆止呕,清热解表。

【临床应用】治疗恶心,呕吐,呃逆,溢奶,发热,感冒,项强,惊风,咽痛等症。

14. 桥弓

【定位】位于颈部,翳风至缺盆连线上,于胸锁乳突肌体表。

Note:

【操作】用拇指或食、中二指自上向下直推,称推桥弓;用拇指与食、中二指一松一紧的拿捏,称拿桥弓(图7-3-9)。

【功效】舒筋活血,软坚散结。

【临床应用】主治小儿肌性斜颈。

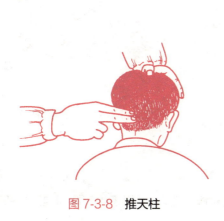

图 7-3-8　推天柱　　　　　　　　　　　图 7-3-9　拿桥弓

二、胸腹部

1. 缺盆

【定位】锁骨上窝中央,距前正中线4寸。

【操作】用中指或拇指按揉;或用拇指指腹弹拨。

【功效】镇咳平喘,通络止痛。

【临床应用】治疗咳嗽,气喘,咽喉肿痛,缺盆中痛,瘰疬等症。

2. 天突

【定位】颈部,当前正中线上,胸骨上窝中央。

【操作】中指端按或揉,称按天突或揉天突(图7-3-10);用双手拇、示二指捏挤本穴,称捏挤天突。

【功效】理气化痰,止咳平喘,降逆止呕。

【临床应用】治疗咳喘胸闷,痰壅气急,恶心呕吐,咽喉肿痛等症。治疗咽喉肿痛时,多使用捏挤法。

3. 璇玑

【定位】胸部,当前正中线上,胸骨上窝中央下1寸。

【操作】两手掌从璇玑穴开始,沿胸肋自上而下向左右分推,至剑突处后向下直推至脐部,再由脐部向左右分推至整个小腹。此法称为开璇玑。

【功效】宽胸理气,止咳平喘,健脾和胃。

【临床应用】主治小儿胸闷咳喘,痰鸣起急,食滞胃痛,恶心呕吐,腹痛腹泻,便秘等症。

4. 膻中

【定位】胸部,当前正中线上,平第4肋间,两乳头连线的中点。

【操作】中指指端揉称揉膻中(图7-3-11);两拇指向两旁分推至乳头称分推膻中(图7-3-12);用食、中指自胸骨切

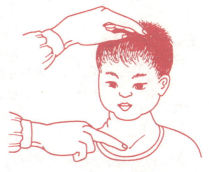

图 7-3-10　揉天突

Note:

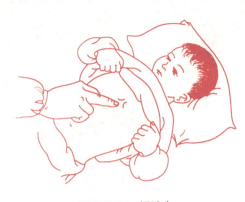

图 7-3-11　揉膻中

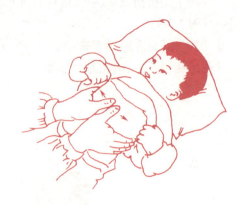

图 7-3-12　分推膻中

迹向下推至剑突称为推膻中。

【功效】宽胸理气,止咳化痰。

【临床应用】膻中为气之会穴,为治疗呼吸系统疾病首选穴,可用于治疗胸闷、吐逆、咳喘、痰鸣等症。

5. 乳根

【定位】乳头直下 2 分,第 5 肋间隙中。

【操作】用双手拇指或中指端,或用单手食、中二指分开放在两穴位上,同时揉动,称揉乳根。

【功效】宽胸理气,止咳化痰。

【临床应用】主治胸闷,咳喘,胸痛,呕吐,痰鸣等症。

6. 乳旁

【定位】乳头旁开 2 分。

【操作】用双手拇指或中指端,或用单手食、中二指分开放在两穴位上,同时揉动,称揉乳旁。

【功效】宽胸理气,止咳化痰。

【临床应用】主治咳喘,痰鸣,胸闷等症。

7. 胁肋

【定位】从腋下两胁至天枢处。

【操作】以两手掌从两胁腋下搓摩至天枢处,称搓摩胁肋,又称按弦走搓摩(图 7-3-13)。

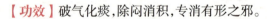

【功效】破气化痰,除闷消积,专消有形之邪。

【临床应用】本穴为消积要穴,常与摩腹配用。主治胸闷,胁痛,腹胀,痰喘,气急,疳积,肝脾肿大等症。本法消导之力较峻烈,故虚弱的小儿慎用。

8. 中脘

【定位】脐上 4 寸,胸骨下端至脐连线之中点。

【操作】用指端或掌根按揉称揉中脘(图 7-3-14)。用掌心或四指摩称摩中脘。自中脘向上直推至喉下或自喉往下推至中脘称推中脘,又称推胃脘(图 7-3-15)。

【功效】健脾益气,消食和胃。

【临床应用】中脘为治疗消化系统病证常用穴,多用于恶心呕吐、胃脘疼痛、嗳气、食欲不振、食积、腹胀、泄泻等症。

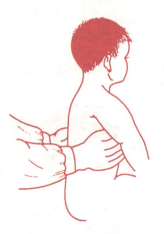

图 7-3-13　搓摩胁肋

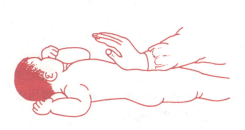

图 7-3-14　揉中脘

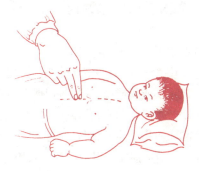

图 7-3-15　推中脘

9. 腹

【定位】腹部。

【操作】有摩腹与分推腹阴阳之分。用两拇指端沿肋弓角边缘至中脘至脐,向两旁分推,称分推腹阴阳(图 7-3-16)。用掌面或四指摩腹,称摩腹(图 7-3-17);逆时针摩为补,顺时针摩为泻,顺逆交替摩之为平补平泻。

【功效】健脾和中,理气消食。

【临床应用】腹为治疗消化系统疾病的效穴,摩腹法为治泻四大手法之一,故常与其他三法(揉脐、推上七节骨、揉龟尾)配合治疗腹泻。主治腹胀、腹痛、腹泻、纳少、便秘、疳积、恶心、呕吐等一切消化系统疾病。

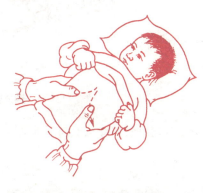

图 7-3-16　分推腹阴阳

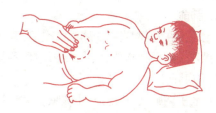

图 7-3-17　摩腹

10. 脐(神阙)

【定位】肚脐。

【操作】用中指端或掌根揉,称揉脐;指摩或掌摩称摩脐;用拇指和食、中指抓住肚脐挤捏抖动,称挤捏肚脐。中指端或掌根在神阙做点、揉、振、摩,为补法;指腹在神阙做抓拿同时抖动的手法以及捏挤,为泻法。

【功效】温阳健脾,散寒祛浊。

【临床应用】治疗腹泻、便秘、腹痛、疳积、四肢厥冷、风痫等症。

11. 肚角

【定位】脐下 2 寸(石门)旁开 2 寸大筋处。

【操作】用拇、食、中三指做拿法,称拿肚角(图 7-3-18);用中指端按,称按肚角。

【功效】止腹痛,通大便。

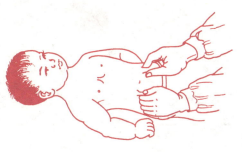

图 7-3-18　拿肚角

【临床应用】止腹痛的要穴,治疗一切腹痛、便秘、腹胀、食积等。拿肚角刺激量较强,不可多拿。

12. 丹田

【定位】小腹部(脐下2寸与3寸之间)。

【操作】或揉或摩,称揉丹田或摩丹田。

【功效】温肾固本,补益脾胃,泌别清浊。

【临床应用】主治疝气,尿浊,遗尿,腹胀,肠鸣,脱肛等。在本穴上做一指禅推法,多用于年龄较大的小儿,治疗遗尿。以手搓热摩丹田,能够培补精气,升提阳气,助儿成长。

三、肩背腰骶部

1. 肩井

【定位】大椎与肩峰端连线之中点,肩部筋肉处。

【操作】用拇指与食、中二指对称用力提拿肩筋,称拿肩井。用指端按其穴称按肩井。

【功效】宣通气血,发汗解表。

【临床应用】拿肩井多于治疗结束时运用,作为结束手法,称总收法。常用于落枕、颈项肌痉挛、肩背痛、小儿麻痹后遗症等。

2. 大椎

【定位】背部正中线上,第7颈椎棘突下凹陷中。

【操作】中指端揉,称为揉大椎(图7-3-19);用拇指和食、中指挤捏该穴,称挤捏大椎。

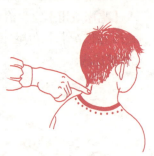

【功效】清热利咽,解表发汗。

【临床应用】治疗感冒,发热,咳嗽,气喘,咽喉肿痛,项强等症。挤捏法刺激量较强,多用于治疗热病重证。

图7-3-19　揉大椎

3. 肺俞

【定位】在背部,当第3胸椎棘突下,旁开1.5寸。

【操作】用两拇指或食、中二指端揉,称揉肺俞;两拇指分别自肩胛骨内缘从上向下推动,称推肺俞或分推肩胛骨。

【功效】调肺气,补虚损,止咳嗽。

【临床应用】多用于呼吸系统疾病,如久咳、久喘、声嘶、喉干、气短、痰浊、胸闷、胸痛等症。久咳不愈,按揉肺俞时可加蘸少许盐粉,效果更好。

4. 脊柱

【定位】背部,大椎至尾椎成一直线。

【操作】有推脊、捏脊、按脊之分。以食指、中指罗纹面着力,自上而下在脊柱穴上做直推法,称推脊(图7-3-20)。以拇指与食指、中指呈对称着力,自龟尾开始,双手一紧一松交替向上挤捏推进至大椎穴处,称捏脊。以拇指罗纹面着力,自大椎穴向下依次按揉脊柱骨至龟尾穴,称按脊。

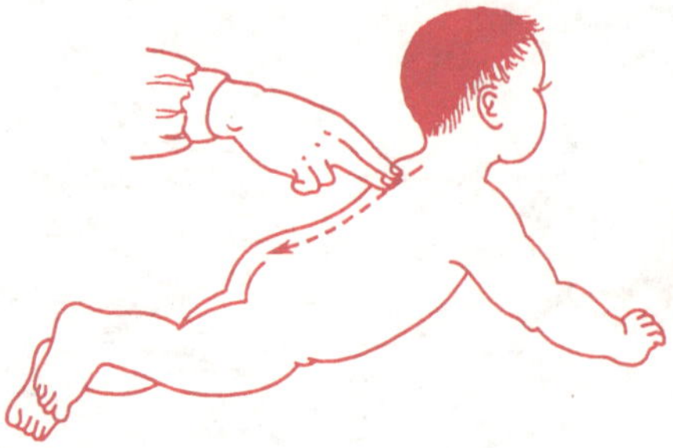

【功效】调阴阳,和脏腑,理气血,通经络。

【临床应用】推脊可治疗小儿消化系统诸病,常用治疗小儿厌食、食积、脾胃虚弱等消化系统疾病,亦可治疗一切脊柱疾病。

5. 七节骨

【定位】第4腰椎(命门)至尾骨端(长强)成一直线。

【操作】用拇指或食、中二指面自下向上,或自上向下

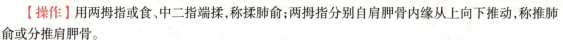

图7-3-20　推脊

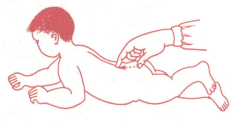

图 7-3-21　推上七节骨

直推,分别称推上七节骨或推下七节骨(图 7-3-21)。

【功效】升降脾胃,补虚泻实,调理二便。

【临床应用】推上七节骨适用于一切虚证、寒证、气陷证,如腹泻、食少、小便清冷、完谷不化、脱肛、遗尿等。推下七节骨适用于一切热证、实证、气逆证,如呕吐、口舌生疮、烦躁不眠、咳喘、痰浊、便秘等。

6. 龟尾

【定位】尾骨尖端凹陷中,属督脉。

【操作】以拇指或中指端揉,称揉龟尾。用拇指指面旋推,称旋推龟尾。

【功效】涩肠止泻,通理大肠。

【临床应用】涩肠止泻,可用于治疗泄泻、慢性痢疾、完谷不化、脱肛等症。通导大肠,可用于治疗大便秘结、肠胀腹痛、热毒痢、湿热泻等症。

四、上肢部

1. 脾经

【定位】拇指末节指纹面。

【操作】旋推或将患儿拇指屈曲,循拇指桡侧边缘向掌根方向直推为补,称补脾经(图 7-3-22);由指根向指尖方向直推为清,称清脾经(图 7-3-23)。补脾经、清脾经,统称推脾经。

【功效】补脾经健脾胃,补气血;清脾经清热利湿,化痰止呕,透疹。

【临床应用】补脾经用于脾胃虚弱、气血不足而引起的食欲不振、肌肉消瘦、消化不良等症;清脾经用于湿热熏蒸、皮肤发黄、恶心呕吐、腹泻痢疾等症。小儿脾胃薄弱,不宜攻伐太甚,在一般情况下,脾经穴多用补法,体壮邪实者方能用清法。小儿体虚,正气不足,患斑疹热病时,推补本穴,可使未发之疹透出,但手法宜快,用力宜重。

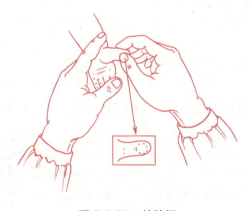

图 7-3-22　补脾经

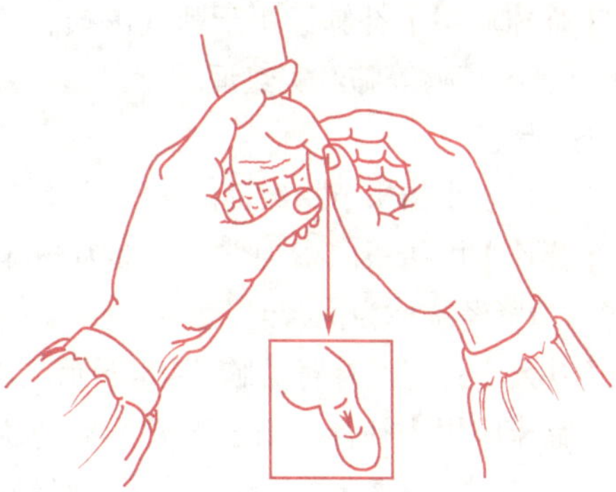

图 7-3-23　清脾经

2. 肝经

【定位】食指末节指纹面。

【操作】旋推为补,称补肝经;由指根向指尖方向直推为清,称清肝经(图 7-3-24)。补肝经和清肝经统称推肝经。

【功效】平肝泻火,息风镇惊,解郁除烦。

【临床应用】清肝经平肝泻火,息风镇惊,解郁除烦。常用于烦躁不安、五心烦热、惊风、抽搐等症。肝经宜清不宜补,若肝虚应补时则需补后加清,或以补肾经代之,称为

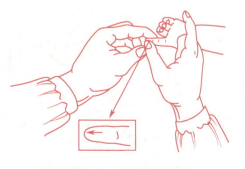

图 7-3-24　清肝经

滋肾养肝法。

3. 心经

【定位】中指末节指纹面。

【操作】旋推为补，称补心经；由指根向指尖方向直推为清，称清心经（图7-3-25）。补心经和清心经统称为推心经。

【功效】清心热，退心火。

【临床应用】清心经用于治疗心火旺盛而引起的高热神昏、面赤口疮、小便短赤等，多与清天河水、清小肠等合用。本穴宜用清法，不宜用补法，恐动心火之故。若气血不足而见心烦不安、睡卧露睛等症，需用补法时，可补后加清，或以补脾经代之。

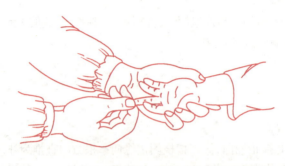

图 7-3-25　清心经

4. 肺经

【定位】无名指末节指纹面。

【操作】旋推为补，称补肺经；由指根向指尖方向直推为清，称清肺经（图7-3-26）。补肺经和清肺经统称为推肺经。

【功效】补肺经补益肺气；清肺经宣肺清热，疏风解表，化痰止咳。

【临床应用】补肺经用于肺气虚损、咳嗽气喘、虚汗怕冷等肺经虚寒证；清肺经用于感冒发热及咳嗽、气喘、痰鸣等肺经实热证。

5. 肾经

【定位】小指末节指纹面。

【操作】由指根向指尖方向直推为补，称补肾经；向指根方向直推为清，称清肾经（图7-3-27）。补肾经和清肾经统称为推肾经。

【功效】补肾经补肾益脑，温养下元；清肾经清利下焦湿热。

【临床应用】补肾经用于先天不足、久病体虚、肾虚久泻，主治多尿、遗尿、虚汗喘息等症；清肾经用于膀胱蕴热、小便赤涩等症。临床上肾经穴一般多用补法，需用清法时也多以清小肠代之。

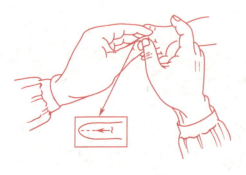

图 7-3-26　清肺经

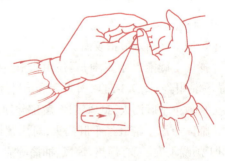

图 7-3-27　清肾经

6. 肾顶

【定位】小指顶端。

【操作】用拇指或中指端按揉本穴,称揉肾顶。

【功效】收敛元气,固表止汗。

【临床应用】为治疗汗证效穴,主治自汗、盗汗、多汗等一切汗证。

7. 肾纹

【定位】手掌面,小指第 2 指间关节横纹处。

【操作】用中指或拇指端按揉本穴,称揉肾纹(图 7-3-28)。

【功效】清热明目,解瘀散结。

【临床应用】为治目疾要穴。主治目赤肿痛、鹅口疮、热毒内陷、瘀结不散等症。

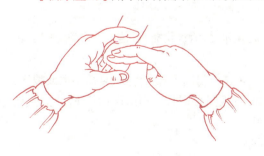

图 7-3-28　揉肾纹

8. 十宣(十王)

【定位】十指尖指甲内赤白肉际处。

【操作】用拇指指甲掐本穴,称掐十宣。

【功效】醒神开窍。

【临床应用】主要用于急救。主治惊风、高热、昏厥等神志病重症。

9. 五经

【定位】拇指、食指、中指、无名指末节罗纹面,即脾、肝、心、肺经;小指末节罗纹面稍偏尺侧至阴池穴,即肾经。

【操作】以一手夹持患儿五指以固定,另一手以拇指或中指端由患儿拇指尖至小指尖作运法,或用拇指指甲逐一掐揉,称运五经、掐揉五经;患儿俯掌且五指并拢,一手持患儿手掌,另一手拇指置患儿掌背之上,余四指在患儿掌下向指端方向直推,称推五经。

【功效】与相关脏腑经穴相配,以治疗相应脏腑病证。

【临床应用】推五经治疗 6 个月之内的婴儿发热。

10. 四横纹

【定位】掌面食指、中指、无名指、小指第 1 指间关节横纹处。

【操作】拇指指甲掐揉,称掐四横纹;四指并拢从食指横纹处推向小指横纹处,称推四横纹。

【功效】掐四横纹退热除烦,散痹结;推四横纹调中行气,行气血,消胀满。

【临床应用】多用于食积、腹胀、气血不和、消化不良等症。常与补脾经、揉中脘等合用。也可用毫针、三棱针点刺本穴出血以治疗疳积。

11. 小横纹

【定位】掌面食指、中指、无名指、小指掌指关节横纹处。

【操作】以拇指指甲掐,称掐小横纹;拇指侧推,称推小横纹。

【功效】退热,消胀,散结。

【临床应用】用于脾胃热结、口唇溃烂及腹胀等症,另可治疗肺部干啰音。

图 7-3-29　揉掌小横纹

12. 掌小横纹

【定位】掌面小指根下,尺侧掌横纹头。

【操作】中指或拇指按揉,称揉掌小横纹(图7-3-29)。

【功效】清热散结,宽胸宣肺,化痰止咳。

【临床应用】用于治疗喘咳、口舌生疮等症,为治疗百日咳、肺炎的要穴;另对肺部湿啰音有一定疗效。

13. 胃经

【定位】大鱼际外侧,赤白肉际之间。亦有拇指近掌面第1节之说。

【操作】用拇指的罗纹面旋推,称补胃经;用拇指罗纹面向指根方向直推,称清胃经。

【功效】补胃经能健脾胃,助运化;清胃经具有清中焦湿热、和胃降逆、泻胃火、除烦止渴的作用。

【临床应用】治疗烦渴喜饮、便秘、呕吐、呃逆、腹胀、厌食等症。

14. 大肠经

【定位】食指桡侧缘,自食指尖至虎口成一直线。

【操作】从食指尖直推向虎口为补,称补大肠(图7-3-30);反之为清,称清大肠。补大肠和清大肠统称推大肠。

【功效】补大肠温中止泻;清大肠清利肠腑,除湿热,导积滞。

【临床应用】补大肠用于虚寒腹泻、脱肛等病证;清大肠用于湿热、积食滞留肠道,身热腹痛、痢下赤白、大便秘结等症。本穴又称指三关,尚可用于小儿疾病的诊断,作用等同于给成人诊断时的诊脉。

15. 小肠经

【定位】小指尺侧边缘,自指尖到指根成一直线。

【操作】从指尖直推向指根为补,称补小肠(图7-3-31);反之则为清,称清小肠。补小肠和清小肠统称推小肠。

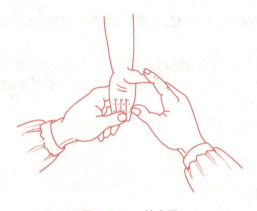

图 7-3-30　补大肠

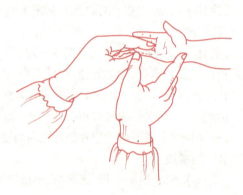

图 7-3-31　补小肠

【功效】清利下焦湿热,泌清别浊,清热利尿。

【临床应用】推小肠多用于小便短赤不利、尿闭、水泻等症。若心经有热,移热于小肠,以本法配合清天河水,能加强清热利尿的作用。若属下焦虚寒,多尿、遗尿,则宜用补小肠。

16. 板门

【定位】手掌大鱼际平面。

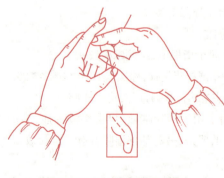

图 7-3-32　板门推向横纹

【操作】指端揉,称揉板门或运板门;用推法自指根推向腕横纹,称板门推向横纹(图7-3-32);反之称横纹推向板门。

【功效】健脾和胃,消食化滞,运达上下之气,止泻,止呕吐。

【临床应用】揉板门用于乳食停积,食欲不振或嗳气、腹胀、腹泻、呕吐;板门推向横纹,用于止泻;横纹推向板门,用于止呕吐。

17. 小天心

【定位】大小鱼际交接处凹陷中。

【操作】中指按揉，称揉小天心（图7-3-33）；拇指指甲掐，称掐小天心；以中指尖或屈曲的指间关节捣，称捣小天心。

【功效】揉小天心清热、镇惊、利尿、明目；掐、捣小天心镇惊安神。

【临床应用】揉小天心主要用于心经有热而致的目赤肿痛、口舌生疮、惊惕不安，或心经有热、移热于小肠而见小便短赤等症，此外对新生儿硬皮症、黄疸、遗尿、水肿、疮疖、痘疹欲出不透亦有效；掐、捣小天心用于惊风抽搐、夜啼、惊惕不安等症。若见惊风眼翻、斜视，可与掐老龙、掐人中、清肝经等合用，眼上翻者则向下掐、捣，右斜视者则向左掐、捣，左斜视者向右掐、捣。

18. 内劳宫

【定位】掌心中，屈指时中指指尖所点之处。

【操作】中指端揉，称揉内劳宫（图7-3-34）。应用运法，自小指根端运起，经掌小横纹、小天心至内劳宫称运内劳宫（即水底捞明月）。

【功效】揉内劳宫清热除烦；运内劳宫清虚热。

【临床应用】揉内劳宫能清热除烦，用于心经有热而致口舌生疮、发热、烦渴等；运内劳宫为运掌小横纹、揉小天心的复合手法，对心、肾两经虚热最为适宜。

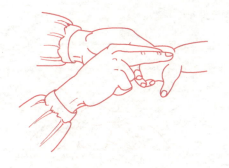

图7-3-33　揉小天心

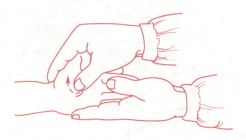

图7-3-34　揉内劳宫

19. 内八卦

【定位】手掌面，以掌心（内劳宫）为圆心，从圆心至中指根横纹约2/3处为半径所作圆周。

【操作】用运法顺时针方向操作，称运内八卦或运八卦（图7-3-35）。

【功效】宽胸利膈，理气化痰，行滞消食。

【临床应用】用于痰结喘嗽、乳食内伤、胸闷、腹胀、呕吐及纳呆等症，多与推脾经、推肺经、揉板门、揉中脘等合用。

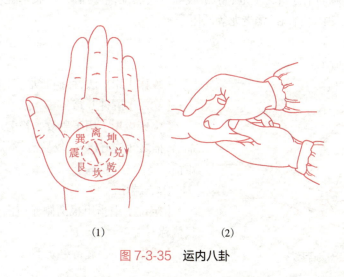

（1）　　　　　　（2）

图7-3-35　运内八卦

20. 天门

【定位】手掌心内侧"乾宫"处。

【操作】以一手持患儿手之四指,使掌心向上,以另一手中指端或拇指端由穴处推向拇指尖,称天门入虎口。由小儿食指尖推向虎口。一手拿天门穴,一手摇肘肘,3~5次。

【功效】天门入虎口健脾消食;拿天门、摇肘肘和气血。

【临床功效】天门入虎口常用治食积、消化不良,常与补脾经同用。

21. 大横纹

【定位】仰掌,掌后横纹。近拇指端称阳池,近小指端称阴池。

【操作】两拇指自掌后横纹中点(总筋)向两旁分推,称分推手阴阳(图7-3-36);自阴池、阳池向总筋合推,称合阴阳。

【功效】分阴阳平衡阴阳,调和气血,行滞消食;合阴阳行痰散结。

【临床应用】分阴阳用于寒热往来烦躁不安,以及乳食停滞、腹胀、腹泻呕吐等症,另治痢疾有一定疗效。合阴阳用于痰结喘嗽胸闷,若配合揉肾纹、清天河水能加强此作用。

22. 总筋

【定位】掌后腕横纹中点处。

【操作】按揉本穴称揉总筋;用拇指甲掐称掐总筋(图7-3-37)。

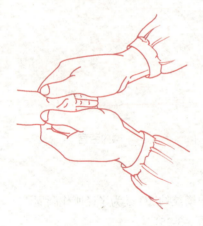
图 7-3-36　分推手阴阳

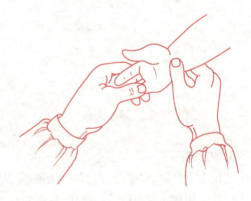
图 7-3-37　掐总筋

【功效】揉总筋能清心经热,散结止痉,通调周身气机;掐总筋镇惊止痉。

【临床应用】揉总筋治疗口舌生疮、潮热、夜啼等实热证,常与清天河水、清心经合用。掐总筋治疗惊风抽搐,常与掐人中、拿合谷、掐老龙等同用。

23. 老龙

【定位】中指甲后1分处。

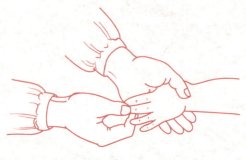
图 7-3-38　掐老龙

【操作】用掐法,称掐老龙(图7-3-38)。

【功效】醒神开窍。

【临床应用】用于急救。若小儿急惊暴死,或高热抽搐,掐之知痛有声音,较易治;不知痛而无声音,一般难治。

24. 端正

【定位】中指甲根两侧赤白肉处,桡侧称左端正,尺侧称右端正。

【操作】一手握持患儿手,另一手以拇指甲掐或用拇指罗纹面揉，称掐揉端正。

【功效】揉右端正降逆止呕；揉左端正升提中气，止泻；掐端正醒神开窍，止血。

【临床应用】揉右端正常用于胃气上逆而引起的恶心、呕吐等症，常与清胃经、横纹推向板门合用；揉左端正用于水泻、痢疾等症，多与推脾经、推大肠合用；掐端正常用于治疗小儿惊风，常与掐老龙、清肝经等同用。

25. 五指节

【定位】掌背五指第1指间关节。

【操作】有掐揉五指节和揉五指节之分。手握患儿手，使掌面向下，另一手拇指甲由小指或从拇指依次掐之，继以揉之，称掐揉五指节（图7-3-39）；以拇指、食指揉之，称揉五指节。

【功效】安神镇惊，祛风痰，通关窍。

【临床应用】掐揉五指节主要用于惊惕不安、惊风等症，多与清肝经、掐老龙等合用；揉五指节主要用于胸闷、痰喘、咳嗽等症，多与运内八卦、推揉膻中等合用。经常揉捻五指节有利于小儿智力发育，可用于小儿保健。

26. 二扇门

【定位】掌背中指根本节两侧凹陷处。

【操作】一手持患儿手，另一手以食指、中指端揉穴处，称揉二扇门（图7-3-40）。两手食指、中指固定患儿腕，令手掌向下，无名指托其手掌，然后用两拇指甲掐之，继而揉之，称掐二扇门。

【功效】发汗透表，退热平喘。

【临床应用】治疗体虚外感常与揉肾顶、补脾经、补肾经等合用。揉二扇门要稍用力，速度宜快，多用于风寒外感。

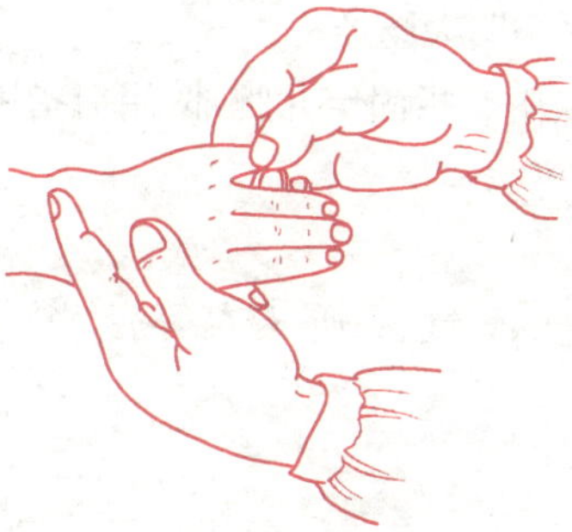

图7-3-39　掐揉五指节

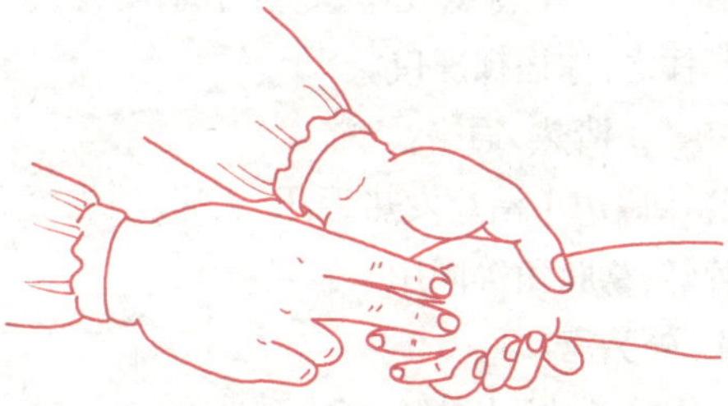

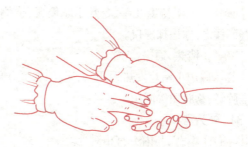

图7-3-40　揉二扇门

27. 二人上马

【定位】手背无名指及小指掌指关节后陷中。

【操作】一手握持患儿手，使手心向下，以另一手拇指指甲掐穴处，称掐二人上马（图7-3-41）。以拇指端揉之，称揉二人上马。

【功效】滋阴补肾，顺气散结，利水通淋。

【临床应用】揉二人上马为补肾滋阴的要法。用揉法为多，主要用于阴虚阳亢、潮热烦躁、牙痛、小便赤涩淋沥等症。与揉小横纹合用，治疗肺部感染有干啰音、久不消失者。治疗湿啰音者可配揉掌小横纹。

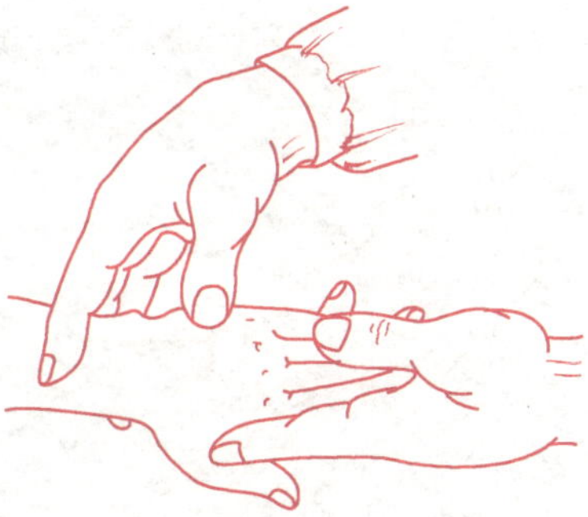

图7-3-41　掐二人上马

28. 威灵

【定位】手背第2、3掌骨歧缝间。

Note:

【操作】用掐法,称掐威灵(图7-3-42)。

【功效】开窍醒神。

【临床应用】用于急惊暴死、昏迷不醒的急救。

29. 精宁

【定位】手背第4、5掌骨歧缝间。

【操作】一手持患儿四指,令掌背向上,另一手拇指甲掐穴处,继以揉之,称掐精宁(图7-3-43)。

【功效】行气,破结,化痰。

【临床应用】多用于痰食积聚、气吼痰喘、干呕、疳积等症。体虚者慎用,若应用则多与补脾经、推三关、捏脊等同用。

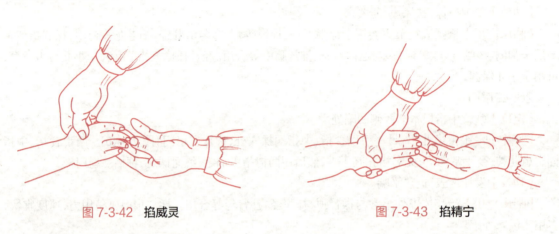

图7-3-42　掐威灵　　　　　　　　　图7-3-43　掐精宁

30. 虎口(合谷)

【定位】手背第1、2掌骨之间,近第2掌骨中点的桡侧。属手阳明大肠经。

【操作】一手持患儿手,令其手掌侧置,桡侧在上,以另手食、中二指固定儿腕部,用拇指甲掐穴处,继而揉之,称掐揉虎口。

【功效】清热,通络,止痛。

【临床应用】治疗发热无汗、头痛、项强、面瘫、口噤、便秘、呕吐、嗳气、呃逆、鼻衄等症。常与推大肠、推脾经、拿肚角等同用。

31. 外劳宫

【定位】掌背,与内劳宫相对处。

【操作】用揉法,称揉外劳宫(图7-3-44);用掐法,称掐外劳宫。

【功效】温阳散寒,升阳举陷,兼能发汗解表。

【临床应用】临床上用揉法为多,揉外劳宫主要用于一切寒证,不论是外感风寒、鼻塞流涕,还是脏腑积寒、完谷不化、寒痢腹痛、疝气等症皆宜,且能升阳举陷,故临床上也多配合补脾经、补肾经、推三关、揉丹田等,治疗脱肛、遗尿等症。

32. 外八卦

【定位】掌背外劳宫周围,与内八卦相对处。

【操作】拇指做顺时针方向掐运,称运外八卦。

【功效】宽胸理气,通滞散结。

【临床应用】多与摩腹、按揉膻中合用,治疗胸闷、腹胀、便结等症。

33. 三关

【定位】前臂桡侧,阳池至曲池成一直线。

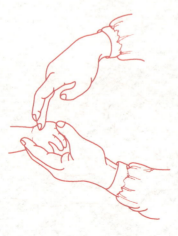

图7-3-44　揉外劳宫

【操作】拇指桡侧面或食、中指面自腕推向肘，称推三关(图7-3-45)；屈患儿拇指，自拇指外侧端推向肘称为大推三关。

【功效】补气行气，温阳散寒，发汗解表。

【临床应用】推三关性温热，主治一切虚寒证，对非虚寒证宜慎用。临床上治疗气血虚弱、命门火衰、下元虚冷、阳气不足引起的四肢厥冷、面色无华、食欲不振、疳积、吐泻等症。多与补脾经、补肾经、揉丹田、捏脊、摩腹等合用。

34. 六腑

【定位】前臂尺侧，阴池至肘尖成一直线。

【操作】用拇指面或食、中指罗纹面自肘推向腕。称退六腑或推六腑(图7-3-46)。

【功效】清热凉血解毒。

【临床应用】对温病邪入营血、脏腑郁热积滞、壮热烦渴、腮腺炎等实热证均可应用。本穴与补脾经合用，有止汗的效果。若平素大便溏薄，脾虚腹泻者，本法慎用。

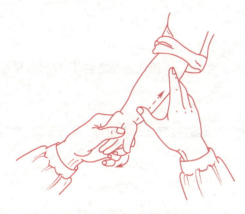

图7-3-45　推三关

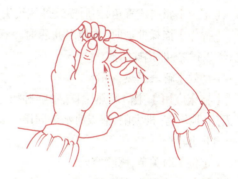

图7-3-46　退六腑

35. 天河水

【定位】前臂正中，总筋至洪池(曲泽)成一直线。

【操作】用食、中二指自腕推向肘，称清(推)天河水(图7-3-47)；用食、中二指蘸水自总筋处，一起一落弹打如弹琴状，直至洪池，同时一面用口吹气随之，称打马过天河。

【功效】清热解表，泻火除烦。

【临床应用】清天河水微凉，较平和，用于治疗热性病证，清热而不伤阴分，可用于五心烦热、口燥咽干、唇舌生疮、夜啼等症；对于感冒发热、头痛、恶风、汗微出、咽痛等外感风热者，也常与推攒竹、推坎宫、揉太阳等合用。

图7-3-47　清天河水

36. 一窝风

【定位】手背腕横纹正中凹陷处。

【操作】一手握持患儿手，另一手以中指或拇指端按揉穴处，称揉一窝风。

【功效】温中行气。

【临床应用】常用于受寒、食积等原因引起的腹痛等症，多与拿肚角、推三关、揉中脘等合用。

37. 螺蛳骨

【定位】屈肘，掌心向胸，尺骨小头桡侧缘骨缝中。

【操作】拇指、食指捏提该处皮肤。

【功效】清热除烦。

Note：

【临床应用】主要治疗消化不良、潮热、惊悸。

38. 外间使（膊阳池、支沟）

【定位】前臂，尺骨与掌骨之间，与内间使相对处。属手少阳三焦经。

【操作】一手持患儿腕，另一手拇指指甲掐穴位处，继而揉之，称掐外间使。用拇指端或中指端揉，称揉外间使。

【功效】解表清热，通络止痛。

【临床应用】治疗小儿感冒头痛、腹泻、腹痛。

39. 洪池（曲泽）

【定位】仰掌，肘部微屈，当肘横纹肱二头肌腱内侧。属手厥阴心包经。

【操作】一手拇指按穴位上，另一手拿患儿四指摇，称按摇洪池。

【功效】调和气血，通调经络。

【临床应用】主要用于关节疼痛、气血不和，多与按、揉、拿局部和邻近穴位配合应用。因本穴属心包经，按之能泄血热，可与清天河水同用，以清心热。

40. 曲池

【定位】屈肘成直角，当肘横纹外侧纹头末端处。属手阳明大肠经。

【操作】掐揉曲池时，先使患儿屈肘，一手托住其腕部不动，另一手握住患儿之肘部，以拇指甲掐之，继以揉之，即掐揉曲池。

【功效】解表退热，利咽。

【临床应用】主治风热感冒、咽喉肿痛、上肢痿软、抽掣、咳喘、嗳气、腹痛、呕吐、泄泻等症，常与开天门、推坎宫、推太阳、清天河水等同用。

41. 肘肘

【定位】肘关节，鹰嘴突处。

【操作】有摇肘肘和掐揉肘肘之分。一手固定患儿臂肘，另一手拇指、食指叉入虎口，同时用中指按小鱼际中心（天门穴），屈患儿之手，上下摇之，称摇肘肘。或用拇指端掐揉穴位处，称掐揉肘肘。

【功效】通经理气，活血生血，化痰。

【临床应用】治疗上肢痿痹与揉曲池、拨小海同用；治疗疳积时与补脾经、运四横纹同用。本穴一般不单用。

五、下肢部

1. 箕门

【定位】大腿内侧，髌骨内上缘至腹股沟成一直线。

【操作】用食、中二指面自内髌骨上缘推至腹股沟，称推箕门（图 7-3-48）；以拇指与食指、中指相对着力，提拿该处肌筋，称拿足膀胱或称拿箕门。

【功效】利尿，清热。

【临床应用】主治小便赤涩不利、尿闭、水泻等症。

2. 百虫

【定位】髌骨内上缘 2.5 寸处。

【操作】用拇指或中指端按揉本穴，称揉百虫（图 7-3-49）；用拇指放在本穴上，中指或四指放于大腿外侧，对拿本穴（同时拿双侧穴位），称拿百虫。

【功效】通经络，止抽搐。

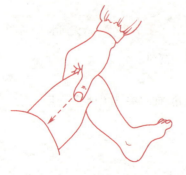

图 7-3-48　推箕门

【临床应用】主治惊风抽搐、昏迷不醒、下肢瘫痪痹痛等症。

3. 足三里

【定位】外膝眼下 3 寸，胫骨旁开 1 寸处。

【操作】用拇指端按揉本穴（双侧同时操作），称按揉足三里。

【功效】健脾和胃，调中理气，导滞通络。

【临床应用】按揉足三里为小儿保健四法之一，故常和其他三法（补脾经、摩腹、捏脊）合用于强身保健。用于治疗恶心呕吐、腹痛泄泻、厌食、疳积、腹胀、下肢痿软乏力等。

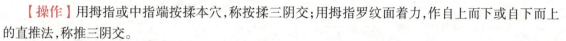

图 7-3-49 揉百虫

4. 三阴交

【定位】内踝直上 3 寸，胫骨后缘凹陷中。

【操作】用拇指或中指端按揉本穴，称按揉三阴交；用拇指罗纹面着力，作自上而下或自下而上的直推法，称推三阴交。

【功效】补益气血，通调水道。

【临床应用】用于治疗遗尿、癃闭、小便频数、尿赤涩痛、下肢痿软、贫血乏力等。

5. 涌泉

【定位】屈趾，足心前正中凹陷中。

【操作】用拇指面向足趾方向直推，称推涌泉；用中指或拇指端揉本穴，称揉涌泉；用拇指甲掐本穴，称掐涌泉。

【功效】安神除烦，引热下行。

【临床应用】推涌泉能引火归原，退虚热，多与揉上马、运内劳宫等相配合，以治疗五心烦热、烦躁不安、夜啼等病证；与退六腑、清天河水等相配合，可用于退实热。揉涌泉能治吐泻，左揉止吐，右揉止泻。掐涌泉能治惊风。

学 习 小 结

1. 学习内容

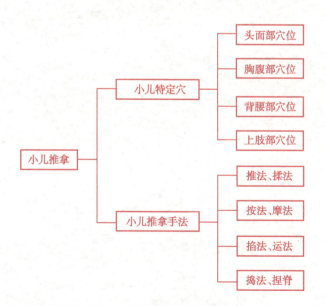

2. 学习方法　本章为推拿基础篇部分的内容，在学习本章时，要通过与常见病证护理篇儿科病证内容的对比来理解小儿推拿手法及特定穴位，结合临床，加强对小儿推拿手法的练习。在学习过程中要注意掌握小儿推拿手法的技术要领及小儿推拿的特色，同时注意与成人推拿的区别与联系。

（林 栋 衣运玲）

Note:

思 考 题

1. 小儿推拿的优势和特点是什么?
2. 小儿推拿常用手法有哪些,动作要领是什么?
3. 小儿推拿手及前臂上有哪些穴位? 作用如何?

NURSING

第八章

保健推拿

08章 数字内容

─── 学习目标 ───

- 知识目标：
  1. 掌握保健推拿的操作及具体方法。
  2. 熟悉保健推拿各种常见手法的动作要领、临床应用。
  3. 了解常规保健推拿套路的编排原则。
- 能力目标：
  1. 能根据理论知识与操作相结合的原则开展学习。
  2. 能运用保健推拿防治临床疾病的基本能力。
- 素质目标：
  1. 具备自我完善及独立思考的能力。
  2. 具备相应综合素质及文化修养。

第一节　保健推拿概述

按照推拿的目的与作用不同,通常将之分为治疗性推拿与保健推拿:以治疗疾病为目的、主要起治疗作用的推拿叫作治疗性推拿;以达到预防疾病、保持健康状态为目的的推拿称为保健推拿。与治疗性推拿不同,保健推拿的手法力度相对较轻,多采用放松肌肉及点按穴位等推拿手法,较少应用整复关节类手法;其操作部位可在全身各部,尤其以头部及背腰部最为常用。

现代社会生活工作节奏加快,人们身体、精神压力加大,出现了身体及精神上的各种不适,如颈肩腰腿不适、焦虑抑郁、头痛、失眠、慢性腹泻等非器质性病变。这些健康与疾病之间的亚健康状态,可通过保健推拿得以解除。同时,保健推拿可在一定程度上保持人体的健康状态。因此,保健推拿的适应对象为健康或亚健康人群,既可以是成人,也可以是儿童,对于因工作原因而长期缺乏运动的亚健康人群尤为适应。

从推拿的历史看,推拿起源于自我按摩。远古时期的人类就发现,有意或无意的自我抚摸往往有减轻病痛的作用。这种有意或无意的自我抚摸可以说是最早的推拿方法。

历代医家十分推崇将推拿按摩应用于防病保健,常与吐纳、导引相结合,正如《保生心鉴·太清二十四气水火聚散图序》所阐述:"是以仙道不取药石而贵导引,导引之上行其无病,导引之中行其未病,导引之下行其已病,何谓也? 二十四邪方袭肌肤,方滞经络,按摩以行之,注闭以改之,吐纳以平之,使不至于浸其荣卫,而蚀其脏腑也。修身养命者,于是乎取之。"唐朝孙思邈在《备急千金要方·养性》中提到:"非但老人须知服食、将息、节度,极须知调节按摩,摇动肢节,导引行气。"并在《备急千金要方》详细记载了"天竺国按摩法""老子按摩法"。孙思邈还提出食后按摩等饭后保健方法,提出"食毕摩腹,能除百病","每食讫,以手摩面及腹,令津液通流。食毕,当行步踌躇,计使中数里来,行毕,使人以粉摩腹上数百遍,则食易消,大益人,令人能饮食,无百病"(《备急千金要方·养性》)。明代朱权著有《活人心法》,其中的"八段锦导引法"是广为流传的自我推拿方法。后冷谦《修龄要旨》中称之为"八段锦法",由于其全部动作进行时均取坐势,故又有"坐式八段锦"之称。清代徐文弼《寿世传真》中将此法易名为"十二段锦。""闭目冥心坐,握固静思神;叩齿三十六,左右抱昆仑;左右鸣天鼓,二十四度闻;微摆撼天柱;赤龙搅水浑,漱津三十六;闭气搓手热,背摩后精门;左右辘轳转;两脚放舒伸,叉手双虚托;低头攀足频……发火遍烧身。"这套从头到足的简易推拿法,在平心静气的基础上,通过叩齿、鸣天鼓、搅赤龙、摇颈、搓手、摩精门、辘轳转、叉手托天、低头攀足等按摩、导引动作,能达到良好的保健效果。清代《卫生要术》中所载的"却病延年法"是以摩腹为主的自我推拿方法,该法又称"延年九转法",对失眠、消化不良、虚劳者效果俱佳。推拿者取平卧位,在腹部施以顺时针、逆时针摩腹和从剑突、肋弓向耻骨、腹股沟的掌推法,操作简便易行。

中医学认为,推拿可刺激体表经穴,疏通经脉,行气活血,对内脏产生补虚泻实的调节作用。因此,保健推拿应建立于中医辨证基础之上,针对常见的气血、脏腑、阴阳偏盛偏衰,从舒筋通络、通经脉、行气血、调脏腑的角度,选择恰当的手法及操作部位,以达到平衡人体状态的目的。现代医学认为,舒适的推拿手法能放松肌肉,舒缓紧张的神经,调节交感神经与副交感神经平衡,促进人体血液循环及代谢,并通过神经 - 内分泌 - 免疫网络的作用来调节人体的免疫,从而达到保健与防病的作用。

保健推拿可由他人操作,也可由本人操作。一般由他人操作者称为保健推拿;由自己操作的称为自我保健推拿。一般而言,保健推拿有相对固定的手法程序,并可以根据受术者的体质及生理病理状况,有所加减。但不同的推拿流派或施术者有相对独立的手法套路,目前并没有形成公认的、规范化的保健推拿程序。

保健推拿不仅有生理作用,同时也有心理作用。因此,施术者的推拿手法应舒适、柔和,同时,受术者应采取舒适的体位,环境也应幽雅、整洁、安静,如此更有助于受术者全身肌肉及心情的放松。

Note:

第二节　保健推拿套路

一、保健推拿套路的编排原则

从受术者体位及人体不同部位的角度而言,保健推拿套路的整体程序一般是先俯卧位,再仰卧位;也可先仰卧位,后俯卧位,最后坐位,可根据施术者的习惯。本教材保健推拿套路的编排顺序是先做受术者俯卧位的颈肩背部、腰臀部及下肢后部,然后做仰卧位的头面部、上肢、胸腹部、下肢外侧与前部,最后可以再做坐位的颈肩背部,也可以不做坐位的操作。远端穴位的选取在保健推拿中也很重要,重点是四肢远端的穴位。在四肢推拿时应注意选取具有显著作用的保健要穴,如足三里与太溪等。

单一部位的手法操作程序,通常遵循“轻→重→轻”的原则,在手法选择上可按照“面→线→点→面”的原则。先以揉法、㨰法等接触面积相对较大的轻柔、舒适手法作为起始放松手法,然后以接触面较小的拇指揉法、一指禅推法循经脉进行线性操作,起到疏通经脉的作用,同时触摸沿经脉可能出现的阳性反应点、敏感点;随后在局部穴位及阳性反应点施以点穴、拨筋手法,以疏通经脉,消除筋结,此时受术者往往有酸痛、胀痛感觉。最后以活动关节类手法及摩擦类手法、振动类手法、叩击类手法温补内脏、调和气血而结束。即每个部位的推拿以轻柔、舒适手法开始,循局部经络一步一步操作,找到穴位及敏感点后施以点法、拨法,需要整复关节的加以关节运动类手法;需要温补的可加以擦法、振法;最后以活动关节类手法及拍法、击法、搓法等结束。

二、保健推拿套路的学习步骤

推拿手法的学习过程是循序渐进的,一般是先学习推拿基本手法的操作,如揉法如何操作。在掌握推拿基本手法操作要领的基础上,练习单一推拿手法在人体不同部位的运用,如揉法如何在肩部、背部、腰部等不同部位恰如其分地熟练操作,充分体现推拿手法与治疗部位的结合及手法变化。同一人体部位的不同手法的联合运用便形成某一部位的常用推拿程序,最后按照各部位不同的时间分配,将各部位推拿程序综合起来,即形成全身推拿套路。对初学者而言,保健推拿套路的练习可进一步提高推拿者的手法熟练度,使手法适应人体不同解剖部位的需要,并熟悉各种不同手法的配合应用、转换衔接。熟能生巧,经过长时间的操作,推拿操作者就会形成自己的惯用保健套路,并根据患者身体情况及总体操作时间恰当加减。

三、保健推拿套路示例

保健推拿套路是指相对固定的推拿操作顺序或程式。它有一定的规律,但没有绝对固定的程式,其一般顺序是:先俯卧位,后仰卧位;俯卧位时,按颈肩背腰部→下肢部的顺序推拿。仰卧位时,按头面部→上肢部→胸腹部→下肢部的顺序操作。

下述保健推拿套路未将㨰法及一指禅推法等专业性较强的推拿手法编排进去,以按法、揉法等简单手法为主,因此易学易用。如能反复练习,熟练掌握,操作时可使受术者舒适感强,有较好的保健功效。

注意下述操作常规与顺序主要是针对初学者,如熟练掌握后,在实践中可大致按此操作步骤,但不必过于拘泥。

(一)仰卧位操作套路

1. 头面部操作套路　操作者取坐位,坐于治疗床床头,按下述顺序进行操作。

(1)开天门:双手拇指交替上推印堂穴,亦可从印堂穴经额前正中线推至神庭穴,反复8~10遍。

(2)分阴阳:双手拇指同时操作,从额前印堂穴向两边分推,称为分阴阳,反复4~5遍。操作时宜推至两侧的太阳穴,并按"额前三线"进行分推,每条线反复4~5遍。"额前三线"是指:印堂穴→鱼腰穴→太阳穴,为第一条线,又称为眉弓线;神庭穴→头维穴→太阳穴沿额前发际为第三条线,又称之为发际线;在第一与第三条线之间并与上述两条线平行的一条线为第二条线,又称为阳白线。

(3) 分抹眼部:用双拇指沿上眼眶下缘、下眼眶上缘及两者之间分别自内向外分抹至两侧太阳穴,各2~4遍。

(4) 按揉印堂、太阳:采用食指、中指并排操作的按揉法,操作印堂穴时可将左手食指、中指叠压于右手上以增加力度。印堂与太阳每穴各按揉半分钟左右。

(5) 按揉前额与眼眶:用一手鱼际按揉前额。双手同时操作的三指(食指、中指与无名指)按揉法按揉双眼眶。各3~5遍。

(6) 按揉头部颞侧:双手同时操作头两侧颞部,用三指(食指、中指与无名指)按揉法,反复操作2分钟左右。

(7) 按压头部颞侧:双手拇指重叠,按压头部一侧颞部2分钟左右,然后再操作另一侧。

(8) 按揉头顶:双手拇指重叠按揉头顶,可沿头顶正中线及左、右各旁开一横指与两横指共五条线分别进行按揉操作,也可以采用拇指按压法,反复4~6遍。

注意:在按揉头部颞侧或按压头部颞侧[见步骤(7)]及按揉头顶[见步骤(8)]等部位时,施术者指下如遇有条索、凹陷及结节状等异物感时,这些异物感所在部位往往是受术者感觉较痛的部位,应该是操作的重点部位,要多加按揉或按压。

(9) 扫散头部:五指微张开并半握拳,用垂直于受术者头皮的五指指尖扫散,以头皮发热发红为佳。

头部分布着五条经脉,即正中的督脉,两边依次为足太阳膀胱经、足少阳胆经,因此又常常将此项操作称之为扫散五经。

(10) 五指拿顶:五指指腹拿头部,自前额发际往头顶方向操作。

(11) 按摩耳部:拇、食指从耳垂至耳尖来回行捻法,以发热发红为度。

注:此处的按摩是指广义的按摩概念,不是指具体的推拿手法中的按法与摩法。

(12) 点按头部穴位:用拇指或中指点按印堂、睛明、鱼腰、丝竹空、太阳、四白、阳白、头维、神庭、百会及四神聪等头部穴位,每穴持续点按10~20秒。

(13) 结束手法:重复"开天门""分阴阳"及"分抹眼部"操作,然后指叩头部、指尖拍头部,最后以叩击百会2次结束。百会穴的叩击方法:左手掌心对着百会穴,右手半握拳,侧拳击叩左手掌背。

2. 上肢操作套路 左、右上肢分开操作。施术者坐或立于受术者一侧进行操作。

(1) 掌揉上臂:一手托住受术者腕部,另一手用掌根揉法从胸大肌至肩前行揉法,然后由上而下揉上臂的三阴经与三阳经,反复3~5遍。

(2) 叠掌按揉前臂:采用叠掌按揉法操作于受术者前臂的掌面与背面,来回反复8~10遍。

(3) 捏拿上肢:一手托住受术者腕部或肘部,另一手用捏中带揉的捏揉法于手三阳经与手三阴经在上肢的循行部位进行操作,来回反复8~10遍。

(4) 按摩手部及五指:采用拇指推法、拇指按揉法、捏拿法操作手的掌面与背面。捻、抻、摇及拔伸五指。

注:此处的按摩是指广义的按摩概念。

(5) 按揉上肢穴位:按揉曲池、手三里、内关、合谷等上肢穴位,每穴10~20秒。

(6) 结束手法:以活动腕关节与肘关节及搓上肢与抖上肢作为结束手法。

3. 胸腹部操作套路 施术者站立在受术者一侧操作,通常站立在受术者的右侧。在做腹部操作时,受术者双膝屈曲,也可以在受术者的膝下垫放一软枕,以放松腹部肌肉。

(1) 按揉双肩:以双手掌根按揉法按揉双肩前侧及双侧胸大肌,时间1分钟左右。

(2) 按揉、分推胁肋:双手掌从正中线向两侧按揉胁肋部位,反复操作3~5遍。然后用双手分推法分推胁肋 3~5 遍。对女性受术者分推时应避开乳房。

(3) 推任脉：用一手小鱼际自天突穴至鸠尾穴沿任脉行推法,5~7 遍。

(4) 按揉膻中：叠掌按揉膻中穴 2 分钟左右。

(5) 揉腹：双手叠掌揉腹,或采用双手相叠并半握拳的拳揉法揉腹。先揉脐中,然后顺时针揉全腹,最后揉小腹,时间 4~6 分钟。

(6) 拿腹肌：双手拇指置于腹部一侧,其余四指伸直置于腹部另一侧,自上而下,拿腹肌 8~10 遍。

(7) 结束手法：以掌震脐中约 1 分钟作为结束手法。

4. 下肢操作套路　施术者取站立位,必要时取坐位。多采用先按摩一侧下肢再按摩另一侧下肢的分开操作方法。

(1) 推下肢：单手掌推法自上而下推下肢前侧与外侧,各 3~5 遍。

(2) 拿下肢：双手拿下肢后侧,自上而下 3~5 遍。

(3) 按压、弹拨下肢：双手拇指按压、弹拨下肢外侧与前侧约当胆经与胃经的循行路线,自上而下,各 3~5 遍。

(4) 按压、弹拨大腿内侧：施术者面对受术者坐在治疗床上,将受术者一侧下肢屈髋屈膝,并将其大腿外侧置于施术者的大腿外侧起固定作用,然后用拇指或掌根按压法及弹拨法操作于大腿内侧部位,时间 2~3 分钟。

(5) 按揉小腿内侧：双小腿可以同时操作,也可以分开先后操作。同时操作时,施术者站立于治疗床尾,双手分别置于受术者小腿内侧,用拇指或掌根按揉法进行操作,上下来回反复操作 2 分钟左右。分开操作时,施术者站立在治疗床一侧,用拇指或掌根按压并配合弹拨施术于受术者对侧小腿内侧,上下来回反复操作,先操作一侧小腿再操作另一侧小腿,时间为 2 分钟左右。

(6) 结束手法：以拍打下肢 3~5 遍、摇髋 3~5 圈和牵抖拔伸下肢 3~5 次作为结束手法。

(二) 俯卧位操作套路

1. 颈肩、背腰部操作套路　施术者取站立位。

(1) 推背部三线：施术者站立于床头,用单掌直推法自上而下推背部三线 3~5 遍。背部三线的定位：后正中线及其两侧的竖脊肌线。

(2) 按揉肩背：施术者站立于床头。采用叠掌按揉法操作于背部约大椎穴处及其两侧的肩背部,每处约 1 分钟。

(3) 按压、弹拨肩背：施术者仍站立于床头。双手拇指相叠,用置于下方的拇指行按压、弹拨手法操作于双侧肩背部约当肩井穴处及上胸段胸椎两侧的夹脊穴一线,时间 2 分钟左右。

(4) 按揉背部三线：施术者站立于床一侧。用叠掌按揉法操作于背部三线,每条线来回操作反复 5~7 遍。

(5) 弹拨竖脊肌：采用拇指弹拨法弹拨一侧竖脊肌,然后操作另一侧,每侧来回 3~5 遍。

(6) 按压、弹拨夹脊穴及背俞穴：自上而下,用双手拇指按压、弹拨夹脊穴及背俞穴,来回 3~5 遍。

(7) 弹拨腰肌：采用拇指弹拨法弹拨一侧腰肌,然后操作另一侧,时间 1 分钟左右。

(8) 点按腰背穴位：自上而下,用双手拇指点按夹脊穴及背俞穴 3~5 遍。重点点按肾俞穴,可采用肘尖点按法,每侧点按时间约 1 分钟。

(9) 结束手法：直推背部三线,分推腰背,然后在腰背部及臀部行拍打、叩击手法,快速而有节律地操作 3~5 遍。

2. 下肢操作套路　施术者取站立位,必要时取坐位。治疗床上垫置一枕头于受术者脚踝处。多采用先按摩一侧下肢再按摩另一侧下肢的操作方法。

(1) 直推下肢：自上而下单掌直推一侧下肢,然后操作另一侧,每侧 2~4 遍。

(2) 按揉臀部及下肢：采用叠掌按揉一侧臀部及下肢,然后操作另一侧,每侧来回操作 3~5 遍。也可以采用叠掌按压法。注意：按揉下肢时应避开腘窝部。

（3）拿下肢：用拿法操作于一侧下肢，然后操作另一侧，每侧 2~4 遍。

（4）按揉臀部及大腿：采用前臂按揉法按揉一侧臀部及大腿后侧约 2 分钟，然后操作另一侧约 2 分钟。

（5）按摩小腿：此处所言按摩亦指广义的按摩。双侧小腿可同时操作，也可以分开操作。同时操作时，施术者立于床尾，用双掌按揉法操作于双小腿，来回反复 4~6 遍。分开操作：施术者站立于治疗床一侧，用拇指或掌根按压、弹拨手法操作一侧小腿，然后操作另一侧，每侧来回操作 4~6 遍。注意：承山穴处用力不宜过大。

（6）点按下肢穴位：肘尖点按环跳、承扶穴，每穴约 1 分钟；拇指点按委中、承山穴，每穴约 30 秒。

（7）结束手法：依次进行下述三个步骤的操作，整套手法操作结束。①拍打、叩击下肢：在臀部及下肢后侧行拍打及叩击手法，快速而有节律地操作 3~5 遍。②后伸扳腿：一手压住腰骶部，用另一手握住对侧踝关节或从膝下穿出扣住大腿下端近膝关节处行单腿后伸扳法；先扳一侧，再扳另一侧。③腰椎斜扳：受术者改为侧卧位，行腰椎斜扳法，先扳一侧，再扳另一侧。注意：部分受术者如严重骨质疏松、腰椎滑脱等慎用或禁用腰椎斜扳法。

第三节　自我保健推拿程序

自我推拿时，操作者应调匀呼吸，心平气和，全身放松。推拿过程中若感觉颈肩上臂疲劳不适，可适当休息，也可通过摇动肩关节、耸肩，达到放松肩背肌肉的目的。

自我推拿可取站立位、坐位或仰卧位。下面介绍头颈部、躯干及四肢部共两套自我保健推拿程序。前者有利于消除脑力疲劳，操作时间不长，尤其适合于常用电脑办公人群保健使用。将前者与后者结合起来，即是一套完整的全身自我保健推拿程序，既能消除脑力疲劳，又具有较好的防病保健功效，但操作时间较长，多适宜于中老年人在睡觉前或晨起后居家操作。

一、头颈部自我保健推拿程序

可取坐位或站立位。

1. **搓手浴面**　双手掌面相对，快速搓擦至发热，然后将发热的双手掌分别抚摩两侧脸部 5~10 遍，至面部、耳部微微红润为佳。抚摩面部过程中可用食指搓擦鼻根。

2. **按揉太阳**　两手分别置同侧面部，拇指置于下颌角处，其余四指相并，用并拢的食指与中指指腹按揉太阳穴 5~10 圈。

3. **五指梳头**　双手呈爪状，放在同侧眉毛上方，用适当的力度从前额往上往后梳推，至头顶时手指伸直，手由爪状变为掌，并用掌心顺势向下推耳背，使耳朵发出"嗡——"的震动音，反复 8~10 遍。以头皮及双耳微微发热为佳。

4. **鸣击天鼓**　双手掌心置于耳郭背面将之盖住外耳道口，手掌掌面紧贴头枕部头皮，将食指叠加在中指上，然后将食指快速向下滑落弹击头皮，使耳朵发出"咚、咚、咚、咚"的震动音，反复操作敲打鸣击 8~10 遍。

5. **横擦项背**　先用一手的手心紧贴颈部，来回横擦颈部至颈部微微发热，然后改用另一手进行同样的操作。

二、躯干及四肢部自我保健推拿程序

取坐位或站立位，但在操作程序 7~10 即"按压小腿""按揉太溪""搓擦足心"及"叩击大腿及小腿内侧"时必须取坐位。

1. **搓擦双手**　取站立位或坐位。先用双手掌面相对搓擦，然后再用一手掌面与另一手掌背相互搓擦，反复操作 3 分钟左右。操作要领：对搓力度宜大，速度稍快，以双手出现热感为准。

2. **拿捏上肢**　取站立位或坐位。一手握住另一侧上肢内侧行拿捏的推拿手法,拿捏末即一次拿捏动作完成后紧接着施以弹拨手法,此为一次操作,然后顺势开始下一次操作,上下来回反复操作8~12遍。操作要领:操作上臂时,拿捏末时用拇指根部行弹拨法;操作前臂时,拿捏末时用掌根行弹拨法。

3. **拳揉膻中**　取站立位或坐位。右手半握拳,握拳时伸直掌指关节,食、中、无名及小指第1指间关节屈曲呈弧面,将此弧形面置于膻中穴,左手自然放在右手手背上,双手配合揉之,揉的时候要配合按法,使局部产生痛感(酸痛或刺痛感)为佳。操作时间:每次2分钟左右。操作要领:①必须用拳的弧形面去按揉,如此方能刚柔相济;②要揉中带按,方能产生痛感。

4. **揉腹推腹**　取站立位或坐位。揉腹方法:右手握拳,左手置于右手手背,用右手拳心揉腹部,以脐为中心,揉脐中及其周围部位,时间3分钟左右。推腹方法:双手叠掌推脐下前正中线,按脐中(神阙)→气海→石门→关元→中极→曲骨方向顺序施以推法,推8~12遍;然后双手掌分推(斜向下推)小腹两侧约当两侧腹股沟上方一手掌宽处,推8~12遍。操作要领:①揉腹时右手手腕要灵活,双手配合犹如狮子滚绣球;②推腹时,推法之中要配合按法,如此手法才沉稳有力。

5. **按摩肾区**　取站立位或坐位。肾区在脊柱两侧近脊柱与脐相同水平区域。分按肾区与摩肾区两步操作。按肾区:双手掌置于肾区向上提按,配合揉法,操作8~12遍。摩肾区方法:双手掌置于肾区行摩法,操作时间至局部微微发热为度。操作要领:①按肾区时要提按,并配合揉法;②摩肾区应使局部有暖暖的感觉。

6. **掌擦命门**　命门穴在第2腰椎棘突下,约与脐相平。左手置于右手手背,用右手掌推命门穴8~12遍至局部微微发热。操作要领:①双手要配合操作,如此力度才沉稳;②应使命门穴局部有暖暖的感觉。

7. **按压小腿**　取坐位。以操作左下肢为例,左下肢屈曲内收,右手操作,左手叠放在右手手背上,采用掌根按压法,按压末时加用掌根弹拨法,沿小腿内侧面上下来回操作8~12遍。操作要领:用叠掌法掌根操作时力度宜大,以出现酸痛、酸胀感为佳。

8. **按揉太溪**　取坐位。以操作左侧穴位为例,左下肢屈曲内收,双手拇指叠置后按揉太溪至局部酸痛或酸胀。每侧穴位操作1分钟左右。

9. **搓擦足心**　取坐位。可以赤脚不穿袜子,如穿有袜子也可以不脱袜子。以操作左侧足心为例,左下肢屈曲内收,暴露足底,右手鱼际(亦有人称之为大鱼际)揉按左侧足心(涌泉穴)处,至局部有微微发热感;然后用右手小鱼际近掌根处搓擦足心,同样要使其有微微发热感。然后用拳击法反复叩击足底2分钟左右。右侧足底用左手操作,方法如上所述。操作要领:①揉搓足心应使局部有发热感;②叩击足底力度宜大。

10. **叩击大腿及小腿内侧**　取坐位。屈膝内收小腿。双手握拳,用双手拳心同时或交替叩击大腿及小腿内侧面,上下往返叩击8~12遍。操作要领:叩击力度宜大,以操作后局部微微发热为佳。

11. **拍打上肢**　取站立位或坐位。一手虚掌拍打法或握拳拳心叩击法,操作于对侧上肢的内侧与外侧,上下来回分别操作8~12遍。操作要领:被操作一侧上肢宜屈肘配合。

12. **叩打臀腿**　取站立位。用双手拳心叩击或双手虚掌拍打,同时操作于双侧臀部及大腿与小腿外侧,上下来回操作8~12遍,环跳、足三里及阳陵泉等穴位处可重点操作。操作要领:力度要大些,以操作完后全身微微汗出为佳。

13. **拳叩腰骶**　取站立位或坐位。一手或双手握拳,用拳背沿脊柱正中叩击腰椎至骶椎,反复8~12遍,力量据个人体质而定,量力而行。操作要领:叩击时动作轻巧有弹性。

14. **单手摇肩**　取站立位。一手叉腰,另一手在体侧做划圈摇肩动作,可配合腕关节与肘关节的屈伸动作也可伸直上肢,可以由前向后划圈也可以反向划圈。操作要领:肩、肘、腕三个关节均要放松,三者协调配合完成动作。

学习小结

1. 学习内容

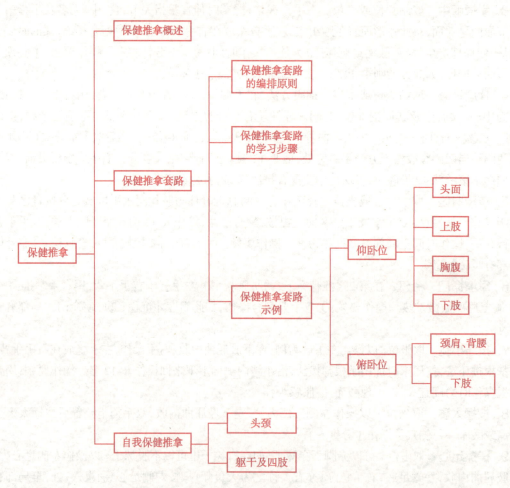

2. 学习方法　本章的学习重在实际操作与反复练习。由于保健推拿套路的编排具有一定的原则，因此要在理解这些编排原则的基础上去记忆课本中所列出的常规保健推拿套路，熟练后大致按此套路操作即可，不必过分拘泥。

（陈邵涛）

思 考 题

1. 治疗性推拿与保健推拿的区别是什么?
2. 保健推拿套路的编排原则是什么?
3. 胸腹部的自我保健推拿程序应如何编排?

常见病证护理篇

骨伤科病证

09章 数字内容

- **知识目标：**
  1. 掌握骨伤科疾病的相关知识及常见病证的护理。
  2. 熟悉骨伤科常见病证的针灸推拿穴位及手法。
  3. 了解骨伤科常见病证的病因病机及症状体征。
- **能力目标：**
  1. 能根据常见病证的病因病机、症状体征等理论知识进行临床辨病辨证。
  2. 根据常见病证相关知识，培养学生初步的研究能力。
- **素质目标：**
  1. 成为具备社会职责、社会参与意识及自我更新要求的医学生。
  2. 具备创新意识及批判性思维能力。

第一节　颈　椎　病

颈椎病是指颈椎椎间盘退行性变及其继发性椎间关节退行性变,刺激或压迫颈神经根、脊髓、椎动脉、交感神经,引起眩晕、肩臂痛或瘫痪及其他一系列综合症状为主要特征的疾病。颈椎病好发部位依次为颈5~6、颈4~5、颈6~7,常在中老年以后发病,40岁以上的患者可占80%,男性多于女性,男女比例约为3:1。颈椎病散见于中医学"痹证""痿证""头痛""眩晕""项强""颈筋急""颈肩痛"等病证中。

一、病因病机

本病主要由于中年以后体质渐弱、正气虚损,风寒湿邪乘虚而入,或跌仆闪挫及劳损等伤及筋骨、气血经络所致。

二、证候分类

1. **风寒湿证**　颈、肩、上肢窜痛麻木,以痛为主,头有沉重感,颈部僵硬、活动不利、恶寒畏风。舌淡红,舌苔薄白,脉弦紧。
2. **气滞血瘀证**　颈、肩、上肢刺痛,痛处固定,伴有肢体麻木。舌暗,脉弦。
3. **痰湿阻络证**　头晕目眩,头重如裹,四肢麻木不仁,纳呆。舌暗红,舌苔厚腻,脉弦滑。
4. **肝肾不足证**　眩晕,头痛,耳鸣耳聋,失眠多梦,肢体麻木,面红目赤。舌红,少津,脉弦。
5. **气血亏虚证**　头晕目眩,面色苍白,心悸气短,四肢麻木,倦怠无力。舌淡,少苔,脉细弱。

三、症状与体征

1. **颈型**　颈部疼痛,常在清晨睡醒后出现,一般均呈持续性疼痛或阵痛,延及上背部,颈活动受限,颈肌僵硬,有相应压痛点。颈椎X线摄片示:颈椎生理曲度在病变节段改变。
2. **神经根型**　颈痛伴上肢放射痛,颈后伸时加重,受压神经根皮肤节段分布区感觉减弱,腱反射异常,肌肉萎缩,肌力减退,颈活动受限,臂丛神经牵拉试验、椎间孔挤压试验阳性。颈椎X线摄片示:椎体增生,钩椎关节增生明显,椎间隙变窄,椎间孔变小。颈椎CT检查示:椎体后赘生物及神经根管变窄。
3. **脊髓型**　早期下肢发紧,行走不稳,如履沙滩;晚期一侧下肢或四肢瘫痪,二便失禁或尿潴留。受压脊髓节段以下感觉障碍,肌张力增高,反射亢进,锥体束征阳性。颈椎X线摄片示:椎间隙狭窄,椎体后缘增生较严重并突入椎管。颈椎CT、MRI检查示:椎管变窄,椎体后缘增生物或椎间盘膨出压迫脊髓。
4. **椎动脉型**　头痛目眩、耳鸣、耳聋,视物不清,有体位性猝倒。颈椎侧弯后伸时,症状加重。颈椎X线摄片示:横突间距变小,钩椎关节增生。颈椎CT检查示:左右横突孔大小不对称,一侧相对狭窄。椎动脉造影见椎动脉迂曲、变细或完全梗阻。
5. **交感神经型**　眼睑无力,视物模糊,瞳孔扩大,眼窝胀痛,流泪,头痛、偏头痛,头晕,枕颈痛,心动过速或过缓,心前区痛,血压增高,四肢凉或手指发红发热,一侧肢体多汗或少汗等。X线摄片示:钩椎关节增生,椎间孔狭窄,颈椎生理曲度改变或有不同程度错位。椎动脉造影有受压现象。
6. **混合型**　临床上最常见的情况是同时存在两型或者两型以上,症状相互掺杂,混合出现,舌、苔、脉象不一,即为混合型颈椎病。比如神经根动脉型、颈动脉交感型等。

四、常用针灸推拿穴位

基本方:以颈项局部、大椎、天柱、颈夹脊穴为主。针刺时,虚补实泻。

Note:

1. **风寒湿证** 基本方加风门、风府。祛风散寒通络。
2. **气滞血瘀证** 基本方加膈俞、合谷、太冲。活血化瘀,通络止痛。
3. **痰湿阻络证** 基本方加足三里、丰隆。益气健脾,化痰利湿。
4. **肝肾不足证** 基本方加肝俞、肾俞、足三里。补益肝肾,生血养筋。
5. **气血亏虚证** 基本方加关元、气海、足三里。补益气血。

五、常用推拿手法

以㨰法、揉法作用于颈项部;点法、按法作用于风池、风府、肩井、天宗、曲池、手三里、小海、合谷等穴位;拔伸法、摇法、扳法作用于颈椎部;拿法、搓擦法等作用于颈肩背及一侧上肢部位治疗。

六、护理

1. 治疗前评估

(1) 询问患者既往史、当前主要症状,查看本次操作所涉及腧穴部位的皮肤情况。

(2) 了解患者的年龄、文化层次、生活方式、工作性质及对颈椎病的认识情况。

(3) 评估患者目前的心理精神状态,了解患者对针灸推拿治疗的认知。

(4) 评估患者是否存在针灸和推拿治疗的禁忌证。

2. 治疗中护理

(1) 观察:①密切观察患者的神志、面色、血压、脉搏及汗出等情况,判断患者是否出现针刺意外情况,一旦发生,立即配合医生进行抢救;②如用电针,应注意观察电流强度是否适宜,并及时调整;③如用灸法,应注意避免烫伤患者或烧坏衣被,并注意室内空气的流通,慎防晕灸的发生;④进行推拿、按摩时,手法宜轻柔缓和,注意观察患者的反应和局部变化情况,要防止手法粗重引起的意外,随时询问患者对推拿力度的感觉并及时调整;⑤如需要拔火罐,应注意保暖。

(2) 心理护理:①针对患者的不同心理,做好安慰解释工作;②告知患者本病有一个慢性发展的过程,既不可能很快治愈,也不会迅速恶化,因此必须注意自我调治,消除不必要的忧虑和烦恼,保持心情开朗,要有长期治疗的思想准备。

3. 治疗后护理

(1) 生活起居护理:①病室内空气宜新鲜,环境舒适安静,温度、湿度适宜。②卧硬床板,让颈部获得充分的休息,睡眠时枕头不宜过高或过低,应选择柔软的圆枕,宽度应超过肩宽 10~20cm,高度以压缩后实际 10~15cm 为宜。睡枕的位置应放在颈部的后方,用以衬托颈生理前屈度,不宜放在后枕部,以免抬高头部,使颈生理曲度改变。颈部肌肉易疲劳,如果颈椎后缘骨刺压迫脊髓,可以降低枕头高度。③保持颈部良好姿态,患者不宜多做颈部旋转动作,避免发生昏厥甚至猝死,不做长时间的低头工作,如织毛衣、打字、缝纫等。④忌风吹受寒或淋雨受湿,尤其是夜间睡眠时要注意颈部的保暖。⑤手部精细动作困难的患者,尽量使用便于自理的用具,如用汤匙进餐,避免用筷子,穿不用系纽扣的衣服和不系带的鞋子等。⑥有痉挛步态的患者,应手杖辅助步行,但应注意清理地面,保持地面干燥、平整无杂物及水渍,避免患者跌倒。⑦防止颈部受任何外伤。因外伤可以破坏颈部的肌肉、韧带、关节、骨骼等结构的内外平衡关系,如肌力的不协调,关节囊、韧带、椎间盘等部位的出血,可以机化、钙化或骨化,加快或导致颈椎病的发生。

(2) 饮食护理:饮食宜清淡,易消化,适当食用羊肉、胡桃、海参等温性食物及甲鱼、木耳、银耳等滋补肝肾之物,忌生冷、肥腻、寒性之食品,禁烟酒。

(3) 健康教育:①预防各种诱因的发生,避免颈部劳累,不要长时间伏案工作,保持正确姿势;②加强体育锻炼,尤其要增加颈部肌肉锻炼,注意颈部保暖;③注意枕头的高低及位置,平卧时枕头不宜过高,侧卧时枕头可与肩同等高度;④保持情绪乐观,避免激动、忧虑、紧张,学会自我心理调节;⑤坚持针灸推拿治疗;⑥饮食宜清淡,富有营养,保持大便通畅,多食壮筋骨、补肝肾之食品;⑦坚持颈部的功能锻炼,并制订科学合理的锻炼计划,不可使用蛮力或强行活动。

第二节　腰椎间盘突出症

腰椎间盘突出症是因腰椎间盘变性、纤维环破裂、髓核突出压迫或刺激相应水平的神经根、马尾神经或脊髓所表现的综合征。好发于30~50岁,男性多于女性。相当于中医的"腰痛""腰痹"的范畴。

一、病因病机

《诸病源候论》说:"肾气不足,受风邪之所为也,劳伤则肾虚,虚则受于风冷,风冷与正气交争,故腰脚痛。"本病多与感受寒凉、外伤、劳损、体质虚弱、运动过量等因素有关,也和体力劳动、职业因素有关。

二、证候分类

1. 血瘀证　腰腿痛如刺,痛有定处,昼轻夜重,腰部板硬,俯仰旋转受限,痛处拒按。舌质暗紫或有瘀斑,脉弦紧或涩。

2. 寒湿证　腰腿冷痛重者,转侧不利,静卧痛不减,受寒及阴雨加重,肢体发冷,舌质淡,苔白或腻,脉沉紧或濡缓。

3. 湿热证　腰部疼痛,腿软无力,痛处伴有热感,遇热或雨天痛增,活动后痛减,恶热口渴,小便短赤。苔黄腻,脉濡数或弦数。

4. 肝肾亏虚证　腰酸痛,腿膝乏力,劳累更甚,卧则减轻。偏阳虚者,面色㿠白,手足不温,少气懒言,腰腿发冷,或有阳痿,早泄,妇女带下清稀,舌质淡,脉沉细。偏阴虚者,咽干口渴,面色潮红,倦怠乏力,心烦失眠,多梦或有遗精,妇女带下色黄,味臭,舌红少苔,脉弦细数。

三、症状与体征

1. 症状

(1)腰背痛:是本病最先出现、最常见的症状。表现为起病缓慢的腰背部局限或广泛的钝痛,活动时加重,卧床休息后减轻。当椎间盘突出时,腰背痛急性发作,剧烈腰痛,不能挺腰或活动。

(2)坐骨神经痛:疼痛部位由腰骶部、臀后部、大腿后外侧、小腿外侧至跟部或足背部,呈神经根性放射痛。当咳嗽、打喷嚏、排便等腹压增加时,可诱发或加重坐骨神经痛。早期疼痛敏感,后期则出现感觉迟钝和麻木。

(3)腰部活动受限:腰肌有保护性痉挛,侧弯使腰僵硬,各方向活动受限,其中前屈受限最明显。

(4)腰椎侧凸:是一种为减轻疼痛而出现的姿势性代偿畸形。如髓核突出在神经根外侧,上身向健侧弯曲,而侧凸突向患侧;当突出髓核在神经根内侧时,上身向患侧弯曲,而侧凸突向健侧,其原因是机体设法避开突出髓核对神经根的压迫。

(5)马尾综合征:突出于椎管前方中部(中央型突出)的髓核或游离的椎间盘组织都可压迫马尾神经,患者可左右交替出现坐骨神经痛或会阴区麻木感。

2. 体征

(1)腰部压痛:本病的压痛常在后正中线的两旁,其特点在于不但有压痛还会向下肢放射。

(2)直腿抬高试验及加强试验阳性:患者仰卧,使膝伸直,将下肢徐徐抬起,至60°~70°出现坐骨神经痛,称为直腿抬高试验阳性。然后将抬高的患肢略降低使坐骨神经痛消失,此时将踝关节背伸,再次出现放射痛,称为加强试验阳性。

(3)神经系统检查:腰4神经根受压时,膝反射减弱或消失;腰5神经根受累时,小腿前外侧和足

Note:

内侧痛,触觉减退,趾背伸力减弱;骶1神经根受累时,外踝附近及足外侧痛,触觉减退,趾与足跖屈力量减弱,跟腱反射减弱或消失。

3. 影像学检查

(1) X线检查:可见脊柱侧弯,椎间隙变窄,椎体边缘唇状增生。

(2) CT、MRI:可见椎间盘后缘或后侧缘有局限性软组织密度影凸向椎管,有时突出物伴有钙化,同时可见黄韧带增厚、侧隐窝狭窄;椎管与硬膜囊之间的脂肪层消失;或可见突出物突破后纵韧带而游离于硬膜外间隙。

四、常用针灸推拿穴位

基本方:以足太阳膀胱经,如大肠俞、委中、局部阿是穴以及悬钟、腰夹脊穴为主。

1. **血瘀证** 基本方加膈俞、次髎。活血化瘀。

2. **寒湿证** 基本方加腰阳关。温阳散寒。

3. **湿热证** 基本方加阴陵泉、三阴交。清热化湿。

4. **肝肾亏虚证** 基本方加肝俞、肾俞、大钟。补益肝肾。

五、常用推拿手法

以㨰法、揉法作用于腰部、臀部及下肢后侧;点、按腰阳关、大肠俞、环跳、委中、承山、阳陵泉、悬钟、丘墟等穴;摇、扳腰部,也可运用踩跷、背法等手法作用于腰部;拍打、推擦腰臀和下肢后等部位。

六、护理

1. 治疗前评估

(1) 询问患者有无腰部外伤史,腰痛放射的部位、时间等,查看本次操作所涉及腧穴部位的皮肤情况。

(2) 了解患者的年龄、文化层次、生活运动习惯及工作性质。

(3) 评估患者的体质,了解患者对针灸推拿治疗是否存在恐惧心理。

(4) 评估患者是否存在针灸和推拿治疗的禁忌证。

2. 治疗中护理

(1) 观察:①密切观察患者的神志、面色、血压、脉搏及汗出等情况,判断患者是否出现针刺意外情况,一旦发生,立即配合医生进行抢救;②如用电针,应注意观察电流强度是否适宜,并及时调整;③如加灸法,应注意避免烫伤患者或烧坏衣被,并注意室内空气的流通,慎防晕灸的发生;④注意观察疼痛部位和肢体麻木的变化及生理反射功能的恢复。

(2) 心理护理:①经常巡视病房,与患者交谈,给予安慰和必要的解释。介绍治疗成功的病例,解除患者的紧张情绪,减少顾虑及担忧,以增强战胜疾病的信心。②帮助患者尽快熟悉和适应环境,保持最佳精神状态,以利疾病的康复。③腰椎疾病患者常有严重的疼痛或久痛不休,多产生焦虑、忧郁、失望等不良情绪,部分患者对针灸存在恐惧心理,因此,可采取分散患者注意力的方法,如听音乐、看电视、聊天、看书报等,转移其对疼痛的注意力,提高疼痛阈值,增强耐受力。护士应及时把握患者心理变化,进行有针对性的疏导与解释。

3. 治疗后护理

(1) 生活起居护理:①治疗室环境应安静、舒适,阳光充足,空气新鲜流通,避免对流风。患者居住地一定不能潮湿,注意保持干爽。②患者应卧硬板床休息,以减轻体重对破裂的腰椎间盘的压力,减少损伤和神经根的刺激,使早期突出的髓核还纳。要求绝对卧床休息至少3周。常应用木板床,上铺10cm厚的棉垫,采取自由体位,3周后可起床戴腰围3个月。半年内不屈腰,不做中等以上体力劳动。腰痛及坐骨神经痛时,平卧抬高床头30°,同时轻屈膝位,有利于减少脊椎前凸,缓解背肌痉挛,减轻疼痛的程度。坐位时应使髋、膝关节处于同一水平,并且要足底踏于地面。若坐位过高,足不着地,容易因疲劳而引起疼痛。起床时由侧卧位起床较为安全,不易招致疼痛,正确的动作是下床前患者先取侧卧位,两膝半屈位,用上方的手抵住床板,同时用下方的肘关节将半屈的身体支起,当身体离床,半屈的髋膝关节即可移于床边坐起;不正确的下床动作,常引起症状加重。同时,患者应避免俯卧,以防诱发疼痛。③急性期过后,剧烈的疼痛基本消失,可适当下地活动。必要时,可戴腰围,对腰部进行保护。④协助患者定时翻身,翻身时注意保持躯干上下一致,切忌脊柱扭转或屈曲。

(2)饮食护理:选择高蛋白、高纤维素、易消化的食物,多食新鲜蔬菜、水果。椎间盘术后饮食宜清淡,待二便正常后,可逐步增加血肉有情之品及滋补肝肾之食物,如动物肝、肾及核桃、枸杞子等。禁烟酒及兴奋性饮料如咖啡、浓茶等,多食富含维生素及钙的食物,如牛奶、豆制品、鱼肉、牛肉等。

(3)健康教育:①腰椎间盘突出症只要注意保护,是可以预防和控制的。②遵从医嘱坚持针灸和推拿治疗。③生活和工作中注意劳动姿势,避免久坐,忌坐沙发矮凳,避免腰部遭受震荡,不宜重体力劳动或剧烈运动,避免剧烈咳嗽或打喷嚏,保持大便通畅,注意腰部保暖,睡硬板床。④在劳累出汗时要注意腰部保暖,避免感受风寒湿邪的侵袭,尤其是在阴雨季节或居住环境地较潮湿的患者更应注意。平时注意多晒太阳,避免骨质软化。⑤伤后疼痛者,可做腰骶部热敷或进行腰部肌肉放松性按摩,但注意用力要均匀柔和,也可于疼痛部位拔火罐(先在疼痛处涂上一层舒筋活络、行气活血的中成药,然后行走罐,对腰部酸痛者疗效较好)。⑥坚持腰部功能锻炼,制订锻炼计划,循序渐进,避免强行活动。⑦治疗期间可用腰围保护,但不宜长期使用。⑧生活有规律,饮食以补肾、补钙、壮筋骨为原则,如蔬菜、水果、豆类、奶制品、精肉、鱼虾等。

第三节　腰部扭挫伤

腰部扭挫伤是因腰部活动不当引起的腰部软组织损伤。好发于下腰部,常包括肌肉、韧带、筋膜、小关节突、椎间盘等组织的急性扭伤,90%发生于腰骶关节或骶髂关节,是伤科常见和多发疾病,多见于体力劳动者,尤其是青壮年,男性多于女性。急性腰部扭挫伤可因治疗不当而转变为慢性劳损,慢性劳损可稍受外力损伤而急性发作,两者可以相互转化。本病属于中医学"腰部伤筋"范畴。

一、病因病机

中医学称急性腰扭伤为"闪腰""岔气",其病因主要是患者在劳动或生活中由于体位或姿势不当,动作不协调,用力不均匀,如在肩扛重物途中失足,身体重心突然转移,身体失去平衡;在平滑地面上行走或下楼梯时突然失足滑倒,以及在日常生活中如倒水、弯腰、起立甚至咳嗽、打喷嚏时,腰部肌肉在无准备的情况下突然收缩,超过局部软组织的生理负荷,而造成纤维组织不同程度的扭伤及撕裂伤。

二、症状与体征

1. 症状

(1)腰背部疼痛:腰部扭伤后,腰背部有剧烈疼痛,活动受限,常呈被动体位。

(2)腰部肌肉痉挛:患者有一侧或两侧竖脊肌或臀大肌痉挛,腰部前屈时肌肉痉挛加重,并有疼痛,局部按摩后可缓解。

(3)神经根放射性疼痛:不少患者在腰部扭伤后出现臀部、大腿后侧或大腿前内侧有放射性疼痛,在做腹压增高动作时,疼痛明显加重。腰4、5神经和骶神经支配腰骶部和骶髂关节周围的软组织,当这些组织受伤水肿或渗出时,渗出物刺激神经则出现疼痛;坐骨神经和股后皮神经紧贴骶髂关节和梨状肌前缘,当出血或渗出物刺激神经后亦可产生疼痛;当椎间孔周围的软组织发生水肿,刺激压迫神

Note:

经根时亦可产生相应部位症状。

2. 体征

(1) 局部压痛:受伤早期,腰部有局限性的压痛点,多见于下腰部的两侧腰肌及骶髂关节处。

(2) 脊柱侧弯:急性骶髂关节扭伤与急性椎间小关节扭伤后,脊柱可侧弯,棘突偏歪,患者不做一般腰部试验检查,以免加重关节扭伤。急性椎间小关节扭伤患者的 X 线平片常见腰椎前凸消失,椎间隙左右宽窄不等,有时可见椎间小关节错位。被动性的脊柱侧弯是一种保护性姿势,如扭伤在左侧,身体向右侧屈及向右后方旋转时腰部疼痛加重。

(3) 直腿抬高试验及骨盆回旋试验阳性:患者仰卧,使膝伸直,将下肢徐徐抬起,至 60°~70° 时出现坐骨神经痛,称直腿抬高试验阳性。让患者坐于小椅子上,检查者面对患者,以两大腿内侧夹住患者两膝稳定骨盆,两手分别扶住患者两肩,将躯干左右旋转,骶髂关节有疾患时,患侧疼痛,即为骨盆回旋试验阳性。

三、常用针灸推拿穴位

以局部阿是穴、委中、后溪为主,加水沟活血化瘀。

配合刺络拔罐,后期可用灸法,施灸时注意距离施灸穴位皮肤 3cm 左右处进行熏灸,以局部温热或无灼痛为宜。

四、常用推拿手法

以㨰法、按法、揉法、点压法、弹拨法、扳法、擦法等在肾俞、命门、腰阳关、大肠俞、环跳、委中等穴位及腰臀部治疗。

可采取多种手法如指按法(患者取俯卧位,施术者站立于患者两侧,用同侧拇指按压肾俞、关元俞、环跳、委中、承山、昆仑等穴或直接取阿是穴,以患者得气为度)、揉背法、拨筋法、㨰法(患者取俯卧位,施术者站立在患者患侧,从患者肩背部沿足太阳膀胱经循行部位施用㨰法至小腿后侧,反复多次)等,以缓解腰背部肌肉的痉挛,达到舒筋通络、活血止痛的目的。

五、护理

1. 治疗前评估

(1) 询问受伤史、疼痛部位、持续时间,查看本次操作所涉及腧穴部位的皮肤情况。

(2) 了解患者的年龄、文化层次、二便情况及生活运动方式。

(3) 评估患者当前的心理精神状态。

(4) 了解患者曾经是否接受过针灸推拿治疗。

(5) 评估患者是否存在针灸和推拿治疗的禁忌证。

2. 治疗中护理

(1) 观察:①严密观察腰部疼痛、肿胀及活动受限的程度。必要时观察生命体征及神色的变化,发现异常及时报告医师。②扭伤部位避免寒冷、潮湿侵袭。按医嘱配合使用通经活血、舒筋活络之中药外敷、熏洗或行药浴,注意观察患者用药后的反应。③针刺远端穴位时,可边捻转边嘱患者做弯腰的动作。④针灸治疗腰扭伤,易引起晕针反应,故应注意观察患者的神志、面色、头晕、心慌、冷汗等情况,一旦出现晕针现象,及时给予处理。⑤如加用电针,应注意观察电流强度是否适宜,并及时调整。⑥如加灸法,则应注意避免烫伤患者或烧坏衣被,并注意室内空气的流通,慎防晕灸的发生。⑦进行推拿、按摩时,手法宜轻柔缓和,注意观察患者的反应和局部变化情况,要防止手法粗重引起的意外,随时询问患者对推拿力度的感觉并及时调整。

(2) 心理护理:①腰部损伤者常有严重的疼痛或久痛不休,多产生焦虑、忧郁、失望等不良情绪,而应用镇痛药或麻醉药后疼痛虽可减轻,但易成瘾。因此,可采取分散患者注意力的方法,如听

Note:

音乐、看电视、聊天、看书报等,转移其对疼痛的注意力,提高疼痛阈值,增强耐受力。②腰肌劳损者在急性期过后,往往忽略腰肌锻炼或错误地依赖医师的治疗,而不重视预防和功能锻炼,易造成病痛迁延不愈,成为慢性之患。护士应及时掌握患者的心理变化,进行有针对性的疏导、解释,并指导患者进行正确的腰部肌肉锻炼。③疼痛剧烈,影响生活和休息者,给予止痛剂,有利于缓解患者的紧张情绪。

3. 治疗后护理

(1) 生活起居护理:①病室环境应安静,舒适,阳光充足,空气新鲜流通,避免潮湿,保持干爽;②患者应卧硬板床休息,避免过早活动和负重,坐起或下床时应有人搀扶,以防再次受伤;③急性期限制腰部过度活动,以利于腰部软组织损伤的修复。注意局部保暖,以免受风寒侵袭,引起病情加重。

(2) 饮食护理:选择高蛋白、高纤维素、易消化的食物,多食新鲜的蔬菜、水果,保持大便通畅。急性期可适当摄入活血祛瘀之食品或药膳,如石斑鱼粥、薏苡仁粥、田三七鲫鱼汤等,同时可增加钙的摄入,可食奶制品、鱼虾、骨头黄豆汤等,忌食油腻、生冷、酸辣及发物,禁烟、酒及兴奋性饮料如咖啡、浓茶等。

(3) 健康教育:①让患者了解本病的预防措施,在体力劳动或剧烈活动前应先做好准备活动,行弯腰、持重物等活动时,要保持正确姿势,如扛抬重物时要尽量保持胸、腰部挺直,髋、膝部屈曲,起身应以下肢用力为主,站稳后再迈步;搬提重物时,应取半蹲位,使物体尽量贴近身体。②急性期宜卧硬板床休息,限制腰部活动。③劳动时注意力一定要集中,应当避免打闹谈笑,避免过度疲劳,对力所不及之事不可勉强行之。④加强劳动防护,在做扛、抬、搬、提等重体力劳动时,最好使用腰围,同时尽量避免在弯腰性强迫姿势下工作过久。⑤经常轻揉腰背部肌肉,或行腰部热敷,或拔火罐。⑥劳动出汗时注意腰部保暖,避免风寒湿邪的侵袭。⑦注意动静结合。早期肿痛时,睡硬板床,可做上肢、下肢大关节及远端关节的屈伸运动,或肌肉的收缩运动;肿痛好转后,即做腰伤部的伸屈、环转运动,但应以不引起疼痛为宜。⑧生活有规律,避免用力咳嗽、打喷嚏,尽量少做弯腰动作,保持大便通畅。⑨饮食以清淡、营养丰富、易消化为原则,适当增加钙剂及强腰壮筋之食品。⑩保持心情愉快,增强体质,达到理气活血、舒筋活络之功效。⑪按医嘱正确服药及治疗,定时到医院复查并坚持针灸推拿治疗。

第四节 肩关节周围炎

肩关节周围炎是中老年人的常见病,是肩关节及周围软组织退行性改变所引起的广泛的无菌性炎症反应,是以肩关节疼痛、活动受限为主要特征的慢性疾患。常于一次急剧的肩部创伤后发病,或因风寒湿邪的侵袭,积久筋凝气聚,肩部韧带、肌腱、腱鞘、滑囊或关节囊等软组织充血、肿胀、局部渗液、组织痉挛、缺血、变性或瘢痕化。多发于 50 岁左右,女性多于男性。中医称此病为"漏肩风""肩凝症""五十肩"等,属于"肩痹"范畴。

一、病因病机

1. **体虚感邪** 五旬以上之人年老体虚,肝肾亏虚,筋脉失于濡养,加上肩部过度劳伤,又露卧感受风寒湿邪导致血不荣筋,寒凝筋膜。《诸病源候论》:"此由体虚,腠理开,风邪在于筋故也。"因此体虚是导致本病的重要因素之一。

2. **跌仆闪挫** 由于外伤而发病,如肩关节脱位,锁骨骨折、肱骨外科颈骨折,上肢骨折固定时间太长,或固定期间不注意肩关节功能锻炼等,造成气血壅滞不通,不通则痛,《素问·阴阳应象大论》言:"气伤痛,形伤肿。"经脉损伤日久,血气瘀滞,筋脉失养则拘挛,痿废不用,则骨肉萎缩而发本病。

二、症状与体征

1. **肩部疼痛** 肩部疼痛是本病的典型症状。早期逐渐加重,可放射至颈部和上臂中部,过度活动后或夜间明显,影响睡眠。

2. **肩关节僵硬** 后期逐渐出现,直至肩关节各个方向活动均受影响。

3. **肩部压痛** 由于肩部肌肉萎缩,可出现广泛压痛,以肩前及肩外侧压痛明显。

4. **肩关节活动受限** 以肩关节外展、外旋、后伸受限最明显。久之三角肌出现萎缩,患者多不能抬臂、洗脸或梳头。

三、常用针灸推拿穴位

1. **体虚感邪** 以肩关节局部肩髃、肩前、肩贞、阿是穴、阳陵泉为主,加肝俞、肾俞、足三里、风门、风府补益肝肾,生血养筋,祛风通络。

2. **跌仆闪挫** 以肩关节局部肩髃、肩前、肩贞、阿是穴以及阳陵泉为主。疼痛以肩前外部、肩外侧部为主者加手三里、外关;以肩前外部、肩后部为主者,加条口透承山;以肩前部为主者加尺泽、阴陵泉;以肩后部为主者加后溪、大杼、昆仑。

四、常用推拿手法

滚、拿揉肩前部,三角肌部及肩后部,点压、弹拨肩井、秉风、天宗、肩内陵、肩贞、肩髃各穴,扳、摇肩关节,拔伸、抖上肢,搓揉上肢。初期对疼痛较甚者,宜提高局部组织痛阈,改善局部血液循环,加速渗出的吸收和排泄,促进病变组织的修复;后期以改善肩关节活动为主,松解关节粘连,加大关节活动度,滑利关节,促进关节功能恢复。

五、护理

1. **治疗前评估**

(1) 评估本次操作所涉及腧穴部位的皮肤情况。

(2) 了解患者的年龄、文化层次、生活工作环境及对本病的认识情况。

(3) 评估患者的心理精神状态及了解患者对此项操作技术的认知。

(4) 评估患者是否存在针灸和推拿治疗的禁忌证。

2. **治疗中护理**

(1) 观察:①注意观察疼痛的部位、时间、性质、程度及放射的部位;②观察压痛及肩关节活动受限的范围、程度,以了解疾病的发展;③留针期间应加强巡视,调节针感;④如加灸则应注意避免烫伤患者或烧坏衣被,并注意室内空气的流通,慎防晕灸的发生;⑤进行推拿、按摩时,手法宜轻柔缓和,注意观察患者的反应和局部变化情况,要防止手法粗重引起的意外,随时询问患者对推拿力度的感觉并及时调整;⑥针灸时,应注意观察患者的神志、面色、血压、呼吸等情况,慎防针刺意外情况的发生。

(2) 心理护理:①本病好发于 50 岁左右的人,该年龄段的人多因生活或工作负担重而易产生急躁或忧虑情绪,尤其是女性患者,此时正处于更年期,易导致情绪低落。故应经常巡视病房,与患者交谈,细心观察,认真分析患者存在的心理问题,有针对性地进行心理护理。②介绍治疗成功的病例,让患者之间交流本病发生、发展及康复的过程,减少顾虑及担忧,以增强患者战胜疾病的信心,从而积极配合治疗并自觉进行功能锻炼。

3. **治疗后护理**

(1) 生活起居护理:①病室环境应安静、舒适,阳光充足,空气新鲜流通,同时注意肩关节的保暖,避免风寒湿邪侵袭;②协助患者做好生活起居护理,如穿衣、梳头、系腰带等。

Note:

（2）饮食护理：选择清淡、营养丰富、易消化之食物，多食新鲜蔬菜、水果，忌辛辣、炙煿之品，禁烟、酒。可适当摄入养肝壮筋的食物，如动物的肝、肾、骨头汤等。多食粗纤维食物，保持大便通畅。

（3）健康教育：①注意夜间局部保暖，夏季不要让空调、电风扇等直接吹向肩部；②饮食宜清淡、营养丰富、易消化，适当补以养肝壮筋补益气血之食品，如红枣、饴糖、动物的肝肾、排骨等；③坚持功能锻炼不少于 2 年，注意循序渐进，量力而行；④避免强行活动，避免劳累，不宜用患肢提重物，注意休息，以免加重病情；⑤按医嘱正确服药及针灸推拿治疗，定时到医院复查。

第五节　踝关节扭伤

踝关节扭伤是指因扭伤造成踝关节韧带的损伤。患者具有明显的内翻或外翻的扭伤史，扭伤后的踝部立即疼痛、肿胀、皮下紫斑、活动受限。临床上最常见的是踝内翻扭伤，引起距腓前韧带扭伤；踝外翻扭伤可引起三角韧带扭伤，但较少见。一般多为撕裂伤，严重者韧带可完全断裂。本病属于中医药学"踝部扭伤"范畴。

一、病因病机

踝关节扭伤，多由在不平的路面行走、跑步、跳跃和下楼梯，或者高处坠下时，踝跖屈位，足突然向内或者向外翻转，踝外侧或者内侧韧带受到强大的张力作用而致。在内翻位受伤时，外侧韧带以距腓前韧带和跟腓韧带最容易受伤，距腓后韧带往往幸免。外翻扭伤时，三角韧带比较坚韧，不易发生断裂，但可引起下胫腓联合韧带撕裂而造成下胫腓联合分离。扭伤严重者可合并骨折脱位。

二、症状与体征

1. **症状**　症状包括疼痛、肿胀、活动障碍（受限）。受伤后踝部关节立即出现疼痛、肿胀，不能走路或勉强行走，2~3 天后局部可出现青紫瘀斑。

2. **体征**　内翻扭伤时，可在外踝前下方压痛肿胀明显，若做足内翻动作，则外踝前下方疼痛加重。外翻扭伤时，在内踝前下方压痛，肿胀明显，若做足外翻动作，则内踝前下方疼痛加重。

三、常用针灸推拿穴位

以踝关节局部申脉、丘墟、悬钟、阿是穴为主。加血海、水沟、膈俞、合谷活血化瘀；加肝俞、肾俞、足三里、阳陵泉生血养筋，舒筋活络。

四、常用推拿手法

点按丘墟、阳陵泉、太溪、昆仑、绝骨、太冲及阿是穴等穴，初期以推、按为主，中后期点揉、按摩并结合摇摆屈伸活动关节。

五、护理

1. 治疗前评估

（1）评估患者的受伤史、当前的主要症状及部位。

（2）评估本次操作所涉及腧穴部位的皮肤情况。

（3）评估患者的心理精神状态，了解患者对针灸推拿治疗的认知。

（4）评估患者是否存在针灸和推拿治疗的禁忌证。

2. 治疗中护理

（1）观察：①观察局部疼痛、肿胀及活动受到限制的程度，发现异常及时报告医师；②扭伤部位避免寒冷、潮湿刺激，按医嘱配合使用外敷药，肿消痛减后开始练习患部关节屈伸活动，注意观察患足功能恢复情况;③进行推拿、按摩时,手法宜轻柔缓和,注意观察患者的反应和局部变化情况,要防止手法粗重引起的意外,随时询问患者对推拿力度的感觉并及时调整;④针灸时及留针期间,应注意观察患者的神志、面色、血压、呼吸等情况,慎防针刺意外情况的发生;⑤如采取针罐治疗,应注意无菌操作,避免交叉感染。

(2) 心理护理:①突然受伤且伤后肿胀、疼痛、活动受限,患者一时难以适应,可能表现出急躁的情绪。护士需要及时把握患者的心理变化,给予针对性的解释和安慰,以稳定其情绪。②患者因伤肢疼痛或担心活动影响预后,而不愿进行患足的功能锻炼。护士应把骨伤科"动静结合"的重要意义、锻炼方法、注意事项等对患者做充分解释,并指导和协助患者进行及时有效的锻炼,促使肢体功能早日恢复。

3. 治疗后护理

(1) 生活起居护理:①病室环境宜安静舒适,温度、湿度适宜,空气新鲜,阳光充足,避免潮湿;②急性期患者应限制活动,加压包扎固定,用软枕垫抬高患肢,有利于肿胀的消退、减轻疼痛;③注意患处局部保暖,避免风寒湿邪的侵袭;④关节损伤早期应冷敷,以使血管收缩,不宜热敷,以免出血、渗出液增加,加重肿胀疼痛。

(2) 饮食护理:饮食以清淡、易消化为原则。急性期瘀血、肿胀严重者可增加活血祛瘀、利水消肿之食物或者药膳,如赤小豆鲫鱼汤、猪骨冬瓜汤等。中后期可适当增加养肝壮筋之食品,如蹄筋、骨头汤、猪肝汤等。忌食生冷、酸辣、肥腻、香燥及发物。

(3) 健康教育:①注意休息,劳逸结合,不可过多行走或负重;②加强劳动防护,注意安全,尤其是上下楼梯或在路面不平之处行走或跳跃时,须小心防滑倒,平时应穿舒适的鞋子,以免再次扭伤;③注意保暖,防止外感寒湿引起关节的酸痛;④坚持做踝部的各种功能锻炼,制订锻炼计划,循序渐进、量力而行,避免强行活动;⑤注意加强身体锻炼,以增强体质;⑥生活有规律,饮食以清淡、营养丰富、易消化为原则,适当增加补肾、补钙、壮筋骨之食物,如豆类、奶制品、动物的肝肾、鱼虾等;⑦按医嘱正确服药及坚持针灸推拿治疗,定时到医院复查。

学 习 小 结

1. 学习内容

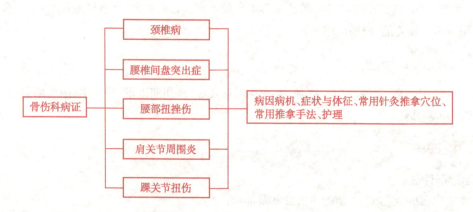

2. 学习方法　学习本章时应紧密结合《中医护理学基础》中针灸与推拿法的护理章节,同时需要熟悉各种疾病所在部位的解剖特点。注重结合临床,中西医结合双向把握。在熟悉临床病证概述及中医辨证分型的基础上,结合以往的针灸推拿知识,综合学习临床病证的治疗,结合护理特点来掌握各病证的临床护理措施。

（卢咏梅）

思 考 题

1. 颈椎病的病因病机与护理要点分别是什么？
2. 腰椎间盘突出症的症状体征包括哪些？
3. 腰部扭挫伤、肩关节周围炎的常用针灸推拿穴位和推拿手法有哪些？
4. 踝关节扭伤的护理要点包括哪些？

URSING

第十章

内 科 病 证

10章 数字内容

第一节 高 血 压

高血压是以体循环动脉血压升高为主要表现的临床综合征,分为原发性高血压和继发性高血压两大类。病因不明的血压升高称为原发性高血压,占高血压患者总数的 95% 以上;有明确病因,血压升高仅是某些疾病的一种症状,称为继发性高血压,占高血压患者总数的 5% 以下。

根据 2020 年国际高血压学会(ISH)制定的世界范围内适用的《ISH 2020 全球高血压实践指南》,高血压定义为 18 岁及以上成人多次重复测量后诊室收缩压≥140mmHg 和 / 或诊室舒张压≥90mmHg。本病属于中医学眩晕等病的范畴。

一、病因病机

本病主要由于素体阳亢火旺,鼓动过强,心营过劳,营血迫急,血壅经脉,导致血压升高;脏腑气机运化失常,导致水湿内停,或瘀血内阻,脉中营血壅实,阻滞络脉,导致血壅经脉而引起血压升高;各种原因导致的脏腑气机失调,脉络气机不畅而拘急,使血脉壅滞导致血压升高。

二、证候分类

1. **肝火亢盛** 头痛头昏,耳鸣目眩,面红目赤,口干舌燥,性急易怒,形体俱实,腰酸肢麻,便干溲赤,舌红苔黄,脉弦或弦数。

2. **肝肾阴虚** 头痛头晕,耳鸣目眩,手足心热,心烦意乱,失眠多梦,腰酸尿频,咽干口苦。舌红苔白,脉弦数或弦细。

3. **阴阳两虚** 头昏目眩,心悸气短,步履不稳,失眠易惊,形寒肢冷,便溏纳差,遗精阳痿。舌质淡红,舌苔薄白,脉细弱或细弦。

4. **痰湿壅盛** 头昏蒙,头痛如裹,胸闷脘痞,体多肥胖,肢倦嗜睡,口多痰涎,舌质红,苔白腻或黄,脉弦滑。

三、症状与体征

1. **症状**

(1) 脑部表现常有头痛、头晕、头昏、头胀,可出现一过性肢体瘫痪、失语,严重时可发生脑血栓形成和脑出血。

(2) 肾脏表现多尿、夜尿增多,晚期可出现氮质血症和尿毒症。

(3) 眼底表现眼底出血或渗出,视物模糊。

(4) 高血压脑病患者血压突然升高,可达(200~260)/(140~180)mmHg,剧烈头痛、呕吐、烦躁、抽搐、意识模糊甚至昏迷。

(5) 高血压危象血压可达 260/120mmHg 以上,患者可出现头痛、恶心、呕吐、烦躁、心悸、多汗、面色苍白或潮红,视物模糊等征象。

2. **体征** 体格检查时听诊可有心尖区第一心音亢进、主动脉瓣区第二心音亢进,少数患者在颈部或腹部可听到血管杂音。

3. **辅助检查**

(1) 血常规、尿常规。

(2) 血液生化:包括血浆钾、肌酐、尿素氮、尿酸、空腹血糖、甘油三酯、总胆固醇、高低密度脂蛋白等。

(3) 心电图:临床估计有靶器官损害或提示左心室肥厚,或有其他心脏病时,应当做超声心动图。

(4) 当怀疑主动脉、颈动脉或外周动脉有病变时,应当做血管超声。

Note:

四、常用针灸推拿穴位

1. **肝火亢盛**　百会、曲池、太冲、合谷、三阴交,加风池、行间平肝泻火。
2. **肝肾阴虚**　百会、曲池、太冲、合谷、三阴交,加太溪、肝俞滋阴潜阳。
3. **阴阳两虚**　百会、曲池、太冲、合谷、三阴交,加关元、肾俞调补阴阳。
4. **痰湿壅盛**　百会、曲池、太冲、合谷、三阴交,加丰隆、足三里健脾化痰。

五、常用推拿手法

头面部行一指禅"小8字"和"大8字"推法,3~5遍;继之轻度指按、指揉印堂、攒竹、睛明、太阳、神庭,每穴约1分钟;抹前额3~5遍,从前额发际处拿至风池穴处,做五指拿法,反复3~5遍;轻推桥弓,每侧1~2分钟;指尖轻叩前额至头顶,3~6遍。患者俯卧位,于其腰部行㨰法,重点治疗心俞、厥阴俞、肝俞、胆俞、肾俞、命门;自上而下捏脊3~4遍;自上而下掌推背部督脉,3~4遍。肝火亢盛者,在上述基本治法的基础上,重拿风池穴2~3分钟,掐太冲、行间,取泻法;摩揉肝俞、肾俞、涌泉,透热为度,以补之。肝肾阴虚者,在上述基本治法的基础上,轻按揉肝俞、肾俞、三阴交,透热为度,补之。阴阳两虚者,在上述基本治法的基础上,按揉肝俞、命门、关元、肾俞,以透热为度,行补法。痰湿壅盛者,在上述基本治法的基础上,指按、指揉丰隆、解溪,取泻法;推、擦足三里,摩中脘,取补法。

六、护理

1. 治疗前评估

(1) 高血压的病程、血压水平、服药情况以及治疗结果和副反应。

(2) 患者家族史,患者个人工作环境、心理、环境因素、教育背景等。

(3) 患者既往史,包括糖尿病、肾病、冠心病、脑血管病、血脂异常以及用药情况。

(4) 认真评估饮食中脂肪、钠和酒精的摄取,吸烟量、体力活动量以及成年以后体重增加等情况。

(5) 详细询问近期有无使用促红细胞生成素、环孢素或类固醇,以及口服避孕药、非甾体抗炎药、甘草、可卡因和苯丙胺等可导致血压升高的药物。

(6) 了解曾经接受针灸推拿治疗情况,并评估患者当前的精神心理状况。

2. 治疗中护理

(1) 病情观察:①血压及症状观察。定时测量血压,了解高血压的程度,评估头痛的部位、性质、程度,是否伴随头晕、耳鸣、恶心、呕吐等症状。②严密观察并发症征象。观察患者有无血压急剧升高、剧烈头痛、呕吐、视物模糊等。

(2) 心理护理:①经常巡视病房,与患者交谈,给予安慰和必要的解释;介绍治疗成功的病例,解除患者的紧张情绪,减少顾虑及担忧,以增强战胜疾病的信心。②针对患者性格特征及有关社会心理因素进行心理疏导;对易激动的患者,要调节紧张情绪,避免过度兴奋,教会其训练自我控制能力,消除紧张和压抑的心理。

3. 治疗后护理

(1) 生活起居护理:①治疗室环境应安静、舒适,阳光充足,空气新鲜流通,避免对流风。病室避免潮湿,注意保持干爽。②注意休息,生活规律,保证足够的睡眠,防止便秘。③注意劳逸结合,避免重体力活动,可安排适量的运动。高血压初期不需限制一般的体力活动,血压较高、症状较多或有并发症时需卧床休息,嘱患者起床不宜太快,动作不可过猛。

(2) 饮食护理:给予低盐、低脂饮食,肥胖者应减少热量摄入,控制体重,多食新鲜蔬菜、水果,保持排便通畅,戒烟酒。

(3) 健康教育:①帮助患者保持良好的心理状态,消除紧张和压抑的心理。②适当休息,保证睡眠,

Note:

安排合适的运动。如症状较多或有并发症的患者应嘱其卧床休息,并协助生活照顾。③对易激动的患者,做好其家属工作,减少不良刺激,保证安静舒适的环境。④外出活动和检查时应有人陪同,以防晕倒受伤。⑤告知患者应遵医嘱坚持服药,不能随意加减药物剂量,提醒患者注意药物的不良反应,降压不宜过快过低,防止直立性低血压,教会患者自我观察及护理,出现不适症状立即就诊。⑥坚持针灸推拿治疗。

第二节　失　　眠

失眠又称"不得眠""不得卧"。是以经常不能获得正常睡眠为特征的疾病。主要表现为睡眠时间、深度和恢复体力的不足。经常不能入睡,或睡而易醒,醒后不能再睡,或睡而不酣,容易惊醒,甚至彻夜不寐。本病可单独出现,也可以与头痛、眩晕、健忘等同时出现。

一、病因病机

本病常由于情志失调、饮食内伤、病后、年迈、禀赋不足、心虚胆怯等病因,导致气血不足引起心神失养或心神不安,从而发生。

二、证候分类

1. **心脾两虚**　失眠多梦,夜间易醒,伴心悸气短,神疲乏力,纳少,二便调,舌质淡,苔白,脉沉细。

2. **气阴两虚**　失眠多梦,夜间易醒,醒后难以入睡,伴心悸气短,神疲乏力,心烦口干,纳少,二便调,舌质嫩红,少苔,脉细数。

3. **肝脾不和**　夜寐不安,每遇情志不遂则加重,伴胸胁胀满,善太息,女子则月经不调,乳房胀痛,舌质略红,脉弦或弦细。

4. **心肾不交**　失眠多梦,夜间易醒,大便秘结,小便短赤,舌红苔黄,脉弦数。

5. **痰湿中阻**　睡眠不安,心烦懊恼,胸闷脘痞,口苦多痰,头晕目眩,舌红苔黄腻,脉滑数。

三、症状与体征

1. **症状**　轻者仅表现为入睡困难,或睡眠不深,时睡时醒,醒后不能再睡,严重者则可通宵不睡。常伴有心烦、多梦、畏光、怕声等,白天常有头晕、乏力、精神不振、记忆力减退等全身症状。发病时间可长可短,短者数天后逐渐好转,长者经年累月持续难愈。

2. **体征**

(1) 失眠的主观标准:主诉睡眠生理功能障碍,白天疲乏无力、头胀、头昏等症状系由睡眠障碍干扰所致。仅有睡眠量减少,而无白日不适不视为失眠。

(2) 失眠的客观标准:根据多导睡眠图结果来判断的,睡眠潜伏期延长(长于30分钟);实际睡眠时间减少(每天不到6小时);觉醒时间增多(每天超过30分钟)。

四、常用针灸推拿穴位

1. **心脾两虚**　心俞、脾俞、三阴交、神庭、本神、四神聪、隐白、百会。

2. **气阴两虚**　心俞、阳陵泉、丘墟、命门、涌泉。

3. **肝脾不和**　肝俞、脾俞、太冲、阳陵泉、期门、风池、章门。

4. **心肾不交**　心俞、肾俞、涌泉、桥弓。

5. **痰湿中阻**　内关、足三里、神门、丰隆。

五、常用推拿手法

以擦、按、揉、点压心俞、脾俞、三阴交、神庭、本神、四神聪。弹拨、扳、擦法等手法在肝俞、脾俞、心俞、肾俞、太冲、阳陵泉、期门、风池、章门治疗。可采取多种手法如指按法（以患者得气为度）、揉背法、拨筋法、擦法，患者取俯卧位，术者站立在患者患侧面，从患者头部从上至下逐步施行以上手法，以达到疏通经络、调整阴阳的作用。如心脾两虚者，采用按揉法、振法、擦法、揉法；气阴两虚者，采用揉法、横擦法、点按法、搓法；肝脾不和者，采用按揉法、一指禅推法、搓法、擦法；心肾不交者，采用按揉法、点按法、振法、捏法；痰湿中阻者，采用按揉法、揉法、摩法。

六、护理

1. 治疗前评估

（1）询问既往史、当前主要症状，查看操作部位的皮肤情况。

（2）了解患者的年龄、文化层次、当前心理状态、失眠的程度及对疾病的认识。

（3）评估患者的体质、精神状态，了解患者对此项操作技术的认知。

（4）评估患者是否存在针灸和推拿治疗的禁忌证。

2. 治疗中护理

（1）观察：①观察患者的睡眠状况，针刺过程中主要观察神志，避免发生意外；②如加灸法，应注意避免烫伤患者或烧坏衣被。

（2）心理护理：①引导其能够妥善处理生活和工作中的矛盾。理解睡眠是一种自然的生理过程，消除对失眠的焦虑和恐惧。②帮助患者尽快熟悉适应环境，保持最佳精神状态，以利疾病的康复。

3. 治疗后护理

（1）生活起居护理：①创造静谧、舒适的睡眠环境，注意居室安静，不要大声喧哗，应做到说话轻、走路轻、关门轻等；②指导患者建立有规律的作息制度，养成良好的睡眠习惯；③解除或缓解患者的病痛，如身有痛楚影响睡眠时，可根据不同情况采用局部按摩、针灸等方法。

（2）饮食护理：晚餐不宜过饥或过饱，少食油煎厚味及不易消化的食物，少喝咖啡或浓茶等兴奋性饮料。心脾两虚者可服用百合莲心红枣汤；阴虚火旺者宜多食蔬菜、瓜果，忌油煎、烙烤食品。

（3）健康教育：①注重精神调摄，避免过度紧张、兴奋、焦虑等。做到喜怒有节，保持情绪稳定。②睡前热水泡脚或揉搓劳宫、涌泉穴。③告知患者长期服用安眠药的副作用，帮助其减少对安眠药的依赖。④坚持针灸推拿治疗。

第三节　中风后遗症

中风后遗症是指各种血管性原因引起的非外伤性脑局部血液循环障碍导致的局灶性中枢神经损伤的患者，经过半年救治后遗留的轻重不等的半身不遂或偏身麻木、言语謇涩或失语、精神障碍、口眼㖞斜等一系列症状的总称。

一、病因病机

本病多由于年老体弱，或久病气血亏损，气虚则运血无力，正气不足，络脉空虚，血行不利，卫外不密，风邪乘虚入中于络脉，使气血瘀阻，筋脉失于濡养；又或阴血亏虚，则阴不制阳，内风动越，携痰浊、瘀血上扰清窍，突发本病。

二、证候分类

1. 痰瘀阻络　半身不遂或口眼㖞斜，头痛眩晕，胸脘痞闷。兼症：咳吐痰涎或喉中痰鸣，语言謇

Note:

涩。或有癫痫发作。舌质暗淡苔白腻,脉弦滑。

2. **气虚血瘀** 半身不遂,口舌㖞斜,言语謇涩或不语,偏身麻木。兼症:面色㿠白或萎黄,气短乏力,口流涎,自汗出,心悸,便溏,手足肿胀。舌质暗淡或有瘀点。

3. **肾气不足** 半身不遂,或肢体软弱,或音喑失语。兼症:腰膝酸软,头晕,耳鸣,心悸,气短。舌淡苔白或薄白,脉沉弱。

4. **肝肾阴虚** 语言謇涩,肢体瘫痪挛急、屈伸不利。兼症:腰膝酸软,头晕,耳鸣,肉削肤燥。或有癫痫发作。舌淡苔白或舌红无苔,脉细弱或细弦数。

三、症状与体征

1. 症状

(1) 以半身不遂,口舌㖞斜,舌强言謇,偏身麻木,甚则神志恍惚、迷蒙、神昏、昏愦为主症。

(2) 发病急骤,有渐进发展过程。病前多有头晕头痛、肢体麻木等先兆。

(3) 常有年老体衰,劳倦内伤,嗜好烟酒,膏粱厚味等因素。每因恼怒、劳累、酗酒、感寒等诱发。

2. 体征 巴宾斯基征、踝阵挛等病理反射阳性。

3. 影像学检查

(1) 颅脑 CT:脑梗死的血管供血区出现低密度阴影。

(2) 颅脑 MRI 和脑磁共振功能成像(fMRI):可协助诊断。

四、常用针灸推拿穴位

1. 半身不遂 上肢:肩髃、曲池、手三里、外关、合谷;下肢:环跳、阳陵泉、足三里、解溪、昆仑。随证加减:肝肾阴虚,风阳上亢加太冲、太溪、太阳;络脉空虚,风邪入中加风池、大椎、合谷。

2. 言语不利 哑门、通里、廉泉、金津、玉液。随证加减:肝风内盛者加太冲、百会、四神聪、曲池、听宫。

3. 口眼㖞斜 取手足阳明经穴为主:地仓、颊车、翳风、合谷、内庭、太冲、迎香。

4. 其他后遗症

(1) 咽下麻痹:加廉泉、翳风、风池。

(2) 智力减退:加百会、人中、印堂、巨阙。

(3) 手足浮肿:外关、曲池、足三里、丰隆。

(4) 手足挛急:加合谷、阳陵泉、绝骨、太冲。

(5) 流涎:加承浆、廉泉、地仓、金津、玉液。

(6) 牙关紧闭:加地仓、颊车、翳风、合谷。

五、常用推拿手法

中风后遗症常用推拿手法有按揉法、拿法、点按法、摩法、擦法等。如半身不遂可在曲池、手三里、外关、合谷施按揉法、拿法、点按法,在环跳、阳陵泉、足三里、解溪、昆仑施拿法、点按法等。

六、护理

1. 治疗前评估

(1) 询问既往史、当前主要症状,查看操作部位的皮肤情况。

(2) 了解患者的年龄、文化层次、当前心理状态、二便情况及对疾病的认识。

(3) 评估患者的体质、精神状态及了解患者对此项操作技术的认知。

(4) 评估患者是否存在不宜进行针灸和推拿治疗的禁忌证。

2. 治疗中护理

(1) 病情观察:①严密观察病情,及时发现病情变化;②注意患者生活护理,如口腔、皮肤、二便、饮食等。

(2) 心理护理：加强与患者的情感交流，消除其孤独感及自卑感；向患者介绍一些治愈的例子，增强其战胜疾病的信心；并向其讲明保持良好心境的必要性，使之保持乐观的情绪。由于恢复期时间较长，患者易产生急躁情绪，护理者要耐心细致、热情周到，切忌在言行上刺激患者，同时应设法丰富和充实患者的精神文化生活，解除其内心烦恼。

3. 治疗后护理

(1) 生活起居护理：①治疗室环境应安静、舒适，阳光充足，空气新鲜流通，避免对流风。②严防并发症。卧床患者用的床铺要平整、柔软、干燥，衣服、被褥经常在日光下曝晒，定时帮助患者翻身、擦洗，预防褥疮。根据天气变化，及时增减衣服，保持室内环境的温度、湿度适宜，室内通风良好，预防呼吸道感染。保持患者大小便通畅，必要时在医生指导下服用通便药物，以预防便秘。③肢体功能锻炼：根据患者的病情、年龄、体质的不同，安排适当的体育锻炼，每日被动或主动活动。不能下床者，可在床上练习患肢的屈、伸、抬举及手指活动等动作；病情轻者，可酌情进行散步、体操、太极拳、气功等体育锻炼。④语言、智力训练：采用听、写、看、读、说等方式训练患者的语言表达能力，每日训练时间不少于1小时。可以通过看电视、读报、听收音机等途径教患者发音，反复练习，循序渐进。护理者与患者交谈时，讲话要慢，句子要短，内容要简单。对记忆力差的患者，多与其交流感兴趣的事情，并反复强化，启发其记忆。

(2) 饮食护理：①注意戒烟酒，进食量要适宜。饮食宜清淡，避免进食高脂肪、高胆固醇类食物，宜多食水果、新鲜蔬菜类、蛋白质类食物。食物不宜太咸，食盐摄入量以每日3~5g为宜。②给予易吞咽、易消化食物。对生活不能自理的患者，在喂饭时要警惕食物梗阻造成窒息。

(3) 健康教育：①注意防寒保暖，注意避免诱发因素，如保持居住环境安静、家庭和睦等。患者心情要愉快，要避免情绪激动，不宜做超量运动。②保持大便通畅，便秘者每3日通便一次。同时，注意血压平稳，防治高血压，改善低血压，血压控制在(90~140)/(60~90)mmHg较为合适。③注意巩固原有基础疾病疗效，做到定期复查、定时服药。

第四节　面　　瘫

面瘫是指茎乳突孔内面神经的急性非化脓性炎症所致的急性周围性面瘫，又称口僻、吊线风，俗称歪嘴巴。本病可发生于任何年龄、任何季节，多发生于青壮年。本病相当于西医学的周围性面神经麻痹，最常见的是特发性面神经麻痹。

一、病因病机

本病多由络脉空虚，风寒风热之邪乘虚侵入阳明、少阳之脉，以致气血阻滞，面部经筋失养，肌肉弛缓不收而发病。

二、证候分类

1. **风寒袭络**　口眼㖞斜，小便短赤，可伴恶风、头痛，舌淡、苔薄白，脉浮紧。
2. **风热袭络**　视物模糊，大便秘结，舌吐不出，舌红、苔薄黄，脉浮数。
3. **气血不足**　口眼㖞斜，肢体倦怠，乏力，面色淡白，头晕，脉细数。

三、症状与体征

1. **症状**　起病突然，多在睡眠醒来时，发现一侧面部板滞、麻木和肌肉瘫痪。
2. **体征**　露睛流泪，不能皱眉，不能做鼓颊、吹口哨等动作，嚼食障碍，严重者患侧舌前2/3味觉减退或消失，听觉障碍。

3. 辅助检查

(1) 实验室检查：血象多正常，或淋巴细胞比例增高。

(2) 肌电图检查：发病时检查面部肌电图有病理电位和运动电位减少。

四、常用针灸推拿穴位

1. **风寒袭络** 合谷、风池、阳白、翳风、四白、印堂。
2. **风热袭络** 风池、睛明、翳风、地仓、颊车、曲池、太冲、牵正。
3. **气血不足** 合谷、风池、地仓、颊车、足三里。

五、常用推拿手法

治疗面瘫的推拿手法以点按法、推法、摩法为主，不适合采用抖动类手法。如风寒袭络，可采用一指禅推法、抹法、按揉法；风热袭络，采用按揉法、拿法、揉法、擦法；气血不足，采用拿法、推法、按揉法。

六、护理

1. 治疗前评估

(1) 询问既往史、当前主要症状，查看操作部位的皮肤情况。

(2) 评估患者的心理状态及面瘫的程度。

(3) 评估患者的体质、精神状态，了解患者对此项操作技术的认知。

(4) 评估患者是否存在针灸和推拿治疗的禁忌证。

2. 治疗中护理

(1) 观察：密切观察患者的神志、面色、血压、脉搏及汗出等情况，判断患者是否出现针刺意外情况，一旦发生，立即配合医生进行抢救。

(2) 心理护理：患者大多在清晨醒来或受寒后突然发病，故情绪易紧张、焦虑。应向患者耐心解释病情，告知其经过一段时间的治疗即可恢复、无后遗症，以解除患者的顾虑及焦虑，促进疾病的恢复。

3. 治疗后护理

(1) 生活起居护理：①病室环境安静，保持适宜的温度、湿度，保持空气流通，但应避免对流风；②急性期后可加强身体锻炼，以增强抵抗力。

(2) 饮食护理：因本病使味觉与咀嚼功能减退、影响食欲，所以要尽量鼓励患者进食，给予适合患者口味且富有营养、清淡、易消化的半流质或软质饮食，忌辛辣生冷刺激之品。患者因为面神经受累，出现唾液分泌减少和味觉减退。护士应指导患者缓慢进食，饮食不宜过热或过凉，避免用力咀嚼。

(3) 健康教育：①嘱咐患者面部不要受凉，外出勿受凉感冒；②夏季避免头部位于风口窗隙处睡眠，冬季注意面部和耳后保暖；③预防眼部感染，可戴眼罩或配合滴眼液及涂眼膏；④坚持针灸推拿治疗。

第五节 头 痛

头痛是指以头部疼痛为主要临床表现的病证，也是一个常见症状，常见于西医学的血管神经性头痛、紧张性头痛、三叉神经痛、外伤后疼痛等。

一、病因病机

头痛病因病机为风寒湿热之邪外袭，或痰浊、瘀血阻滞，致使经气逆上；或肝阳上扰清窍；或气虚清阳不升；或血虚脑髓失荣等。此外，外伤跌仆、络脉瘀阻，不通则痛，亦可发生头痛。

Note：

二、证候分类

1. **外感头痛** 一般发病较急,痛势较剧,多属实证。外感风寒者,头痛多连项背,恶风寒,口不渴,苔薄白,脉浮紧;外感风热者,头胀痛,甚则头痛如裂,恶风发热,面赤口干,舌苔薄黄,脉浮数;外感风湿者,头痛如裹,肢体沉重,苔白腻,脉濡。

2. **内伤头痛**

(1) 肝阳头痛:头痛而眩,时作筋掣,两额为重,心烦易怒,口干口苦,或兼胁痛,舌红,苔薄,脉弦或弦细带数。

(2) 肾虚头痛:头痛头晕,伴腰膝酸软,遗精带下,耳鸣失眠,舌红少苔,脉细无力。

(3) 气血亏虚头痛:头痛绵绵,遇劳则甚,神疲乏力,心悸怔忡,食欲不振,面色不华,舌淡苔白,脉细无力。

(4) 痰浊头痛:头痛如蒙,胸脘满闷,呕恶痰涎,舌苔白腻,脉滑。

(5) 瘀血头痛:头痛如刺,经久不愈,痛有定处不移,舌质紫暗,脉细涩。

三、症状与体征

1. **症状** 以头痛为主,或突然发作,其痛如破而无休止;或反复发作,久治不愈,时痛时止。

2. **体征** 外感头痛一般发病急骤,多为掣痛、胀痛;内伤头痛,起病缓慢,多为隐痛、昏痛、刺痛,或头晕目眩,或头痛如裹。

3. **辅助检查**

(1) 脑脊液检查:对中枢神经系统感染、颅内压降低等疾病的诊断有重要意义。

(2) 头颅 CT 和 MRI:对颅内肿瘤、脑卒中、颅内感染等疾病的诊断有重要意义,必要时做 PET/CT 检查。

四、常用针灸推拿穴位

1. **外感头痛** 风池、百会、太阳、合谷、后溪、列缺、大椎。

2. **内伤头痛**

(1) 肝阳头痛:风池、颔厌、太冲、侠溪、三阴交、章门。

(2) 肾虚头痛:百会、肾俞、绝骨、太溪。

(3) 气血亏虚头痛:气海、脾俞、足三里、三阴交。

(4) 痰浊头痛:头维、太阳、中脘、丰隆、合谷。

(5) 瘀血头痛:合谷、三阴交、膈俞。

五、常用推拿手法

头痛常用手法包括点按法、揉法、扫散法、掌摩法等。手法注意力度适中,在同一穴位为了保持良好刺激也要轻重交替。如外感头痛,采用点按法、揉法、一指禅推法、拿法;肝阳头痛,采用点按法、推法、扫散法;肾虚头痛,采用按揉法、拿法、直擦法;气血亏虚头痛,采用按揉法、掌摩法;痰浊头痛,采用点按法、掌摩法、揉法、捏拿法;瘀血头痛,采用推法、揉法、点按法。

六、护理

1. **治疗前评估**

(1) 询问患者既往史、当前主要症状,查看操作部位的皮肤情况。

(2) 评估患者疼痛的时间、程度及部位。

(3) 评估患者的体质、精神状态,了解患者对此项操作技术的认知。

（4）评估患者是否存在针灸和推拿治疗的禁忌证。

2. 治疗中护理

（1）观察：①密切观察疼痛的部位、性质及伴随症状等；②针灸过程中，密切观察患者的神志、血压等情况，以免发生意外；③推拿过程中，询问患者力度是否合适，避免损伤患者皮肤等。

（2）心理护理：避免精神刺激，耐心做好解释劝导工作，使患者了解情绪对病情的影响并解除顾虑，保持轻松的心态，积极配合治疗。

3. 治疗后护理

（1）生活起居护理：①注意病室环境的调整，减少声、光的刺激，限制探访。②头痛重时，应卧床休息，待头痛缓解后下床活动；平时保证有充足的睡眠，避免过度用脑，不宜长时间看书学习等，生活起居要有规律，劳逸结合。

（2）饮食护理：定时定量进餐，细嚼慢咽，荤素搭配，以素为主，五味不偏嗜，少吃盐。要求以七八成饱为度。饮食宜选择祛风化痰通络的食物，如黑豆、藕、香菇、桃、梨、葱白、粳米等，忌羊肉、牛肉、狗肉及辛辣刺激食品。

（3）健康教育：①避免过度劳累，应劳逸结合，适度运动；②保持心情舒畅，避免不良精神刺激；③注意饮食营养，避免进食诱发或加重头痛的食物；④积极治疗头痛的原发病，坚持针灸推拿治疗。

第六节　便　秘

便秘是指大便秘结，排便周期或时间延长；或周期不长，但粪质干结，排便艰涩；或便质不硬，虽有便意，但便之不畅的病证。可见于多种急、慢性疾病。西医学的功能性便秘、肠易激综合征、直肠及肛门疾病所致便秘、药物性便秘、内分泌及代谢性疾病的便秘，以及肌力减退所致的便秘等，均可参照本节治疗及护理。

一、病因病机

便秘多因饮食劳倦、素体虚弱、久病产后，或过食生冷、苦寒攻伐，致气虚阳衰，气虚则大肠传导无力，阳虚则肠道失于温煦，阴寒内结，便下无力，使排便时间延长，形成便秘；又或失血夺汗、年高体弱、过食辛香燥热等导致阴亏血少，血虚则大肠不荣，阴亏则大肠干涩，肠道失润，大便干结，便下困难，而成便秘。

二、证候分类

1. 胃肠积热　大便干结，腹胀腹痛，面红身热，口干口臭，心烦不安，小便短赤，舌红，苔黄腻，脉滑数。

2. 气机郁滞　大便秘结，欲便不出，胸胁胀满或疼痛，嗳气频作，食少，舌红，苔薄黄，脉弦。

3. 气虚不运　欲便难出，临厕努挣乏力，气短，大便并不干结，便后疲惫，舌质淡，脉虚弱。

4. 血虚肠燥　大便干结，排出困难，面色无华，心悸气短，健忘，口唇色淡，脉滑。

5. 阳虚寒凝　大便艰涩，排便困难，腹中冷痛，肢冷怯寒，或腰膝酸冷，舌淡，苔白，脉沉迟。

三、症状与体征

1. 症状　本病主要特征是粪质干硬，排出困难，排便时间、排便间隔时间延长，大便次数减少，常五六日或七八日一行，甚至更长时间。常伴有腹胀腹痛，头晕头胀，嗳气食少，心烦失眠等；或粪质干硬，排出困难，排便时间延长，常由于排便努挣而导致肛裂、出血等；或粪质并不干硬，虽有便意，但便出无力，常需努挣，排便时间延长，多伴有汗出、气短乏力、头晕心悸等。

2. 体征　在痉挛性便秘时，往往可以扪到痉挛收缩的肠段，应与腹腔内器质性病变的肿块鉴别。

Note:

发生便秘时,在左下腹常可触及粪块。

3. 辅助检查

(1) X 线下消化道造影:可了解病变部位、占位情况等。

(2) 肛门直肠测压:有助于评估肛门括约肌和直肠有无动力和感觉功能障碍。

四、常用针灸推拿穴位

1. **胃肠积热** 天枢、大肠俞、大横、内庭。
2. **气机郁滞** 天枢、大肠俞、大横、内庭、合谷、曲池。
3. **气虚不运** 以肺俞、脾俞、气海为主,配以腹结、天枢、足三里。
4. **血虚肠燥** 以脾俞、膈俞、天枢、支沟、足三里为主,若血虚有热、口干心烦者,加内关、三阴交。
5. **阳虚寒凝** 大肠俞、列缺、上巨虚、照海、承山。

五、常用推拿手法

常用推拿手法有摩腹揉脐法、点按法、震颤法等,以刺激大肠蠕动,加快大便排出。胃肠积热者,可采用一指禅推法、摩法、按法、揉法、振法、四指推法;气机郁滞者,可采用按法、揉法、推法、擦法;气虚不运者,可采用揉法、擦法、按法;血虚肠燥者,可采用揉法、擦法、按法;阳虚寒凝者,可采用擦法、揉法等。

六、护理

1. 治疗前评估

(1) 询问患者既往史、当前主要症状,查看操作部位的皮肤情况。

(2) 了解患者的年龄、文化层次、当前心理状态、二便情况及对疾病的认识。

(3) 评估患者的体质、精神状态,了解患者对此项操作技术的认知。

(4) 评估患者是否存在针灸和推拿治疗的禁忌证。

2. 治疗中护理

(1) 观察:①针灸过程中,密切观察患者的神志、血压等情况,以免发生意外;②如加电应注意观察电流强度是否适宜,并及时调整;③观察每日大便的时间、次数、性质,以及腹胀、腹痛的情况。

(2) 心理护理:①经常巡视病房,与患者交谈,给予安慰和必要的解释,介绍治疗成功的病例,解除患者的紧张情绪,减少顾虑及担忧,以增强战胜疾病的信心;②帮助患者尽快熟悉适应环境,保持最佳精神状态,以利疾病的康复。

3. 治疗后护理

(1) 生活起居护理:①提供舒适隐蔽的排便环境,如需在床上排便,注意保护患者的自尊,用屏风遮挡,请出异性随员。指导和协助患者床上翻身、起坐等活动,增强大肠传导功能。②指导患者养成定时排便的习惯,克服忍便的不良做法。

(2) 饮食护理:饮食调整是预防便秘的基础。多食用含纤维素丰富的食物,少食刺激性辛辣食物;多饮水,每天清晨坚持饮 1 杯温开水或空腹饮用蜂蜜水润肠,每天饮水量在 1 500~2 000ml。

(3) 健康教育:①宜食用芹菜、韭菜、水果等含纤维素多的食物,食用核桃、蜂蜜等具有润肠作用的食物,常食玉米面粥、窝头等粗粮,多饮水,少饮浓茶等含咖啡因的饮料。②建立良好的排便习惯,固定时间排便,有便意时应及时排便,防止有意识抑制便意。③提供良好排便环境,满足老人私人空间需求,在两人以上房间,可设置屏或窗帘,避免他人干扰;照顾老人排泄时,只协助其无力完成部分,不要一直守候在身旁,更不要催促,以免老人心理紧张而影响排便。④根据患者的体质情况,选择适宜的运动项目进行锻炼。⑤坚持按揉足三里、摩腹治疗。

第七节　呃　逆

呃逆是以气逆上冲咽喉,致喉间呃呃连声,声短而频,不能自控,甚则妨碍谈话、咀嚼、呼吸和睡眠等为主症的一种疾患。有的呃逆为偶然发作,其症轻微,持续数分钟至数小时,可不治自愈;若继发于其他急、慢性疾病,持续不断或间歇发作,须治疗才能渐平者,属中医学呃逆病范畴。

一、病因病机

呃逆的发生,主要是胃气上逆所致。胃处中焦,上贯胸膈,以通降为顺。若饮食不节,过食生冷或服寒凉药物,寒气蕴蓄胃中,胃阳被遏;或过食辛热或温燥之剂,燥热内盛,阳明腑实;或情志郁怒,郁而化火,肝火犯胃;或久病脾胃衰惫,痰浊中阻;或热病胃阴被灼,虚火上逆等,均可导致胃气不降,上逆胸膈,气机逆乱而为呃逆。

二、证候分类

1. **胃中寒冷**　呃声沉缓,得热则减,得寒愈甚,胃脘不舒,饮食减少,口不渴,苔白,脉迟缓。
2. **胃火上逆**　呃声洪亮有力,面赤,口臭,烦渴,大便秘结,小便短赤,苔黄,脉滑数。
3. **气滞痰阻**　呃逆连声,胸胁胀闷,抑郁恼怒则甚,情志舒畅则缓,时有饮食不下,头昏目眩,苔薄白或黄,脉弦有力。
4. **脾胃阳虚**　呃声低沉无力,气不得续。面色苍白,手足欠温,食少乏力,泛吐清水,或见腰膝无力,便溏久泻,舌质淡或淡胖,边有齿痕,苔白润,脉沉细弱。

三、症状与体征

1. **症状**　以呃逆为主,呃声频频,呈持续状态而不能自控,可伴呕吐、情绪紧张、胸膈脘腹疼痛,或有嗳气、纳呆,甚则厌食、不寐等症状。
2. **体征**　无特殊体征,要判别是生理性还是器质性疾病引起的,需做相关检查。
3. **辅助检查**
(1) 胃肠钡剂X线透视及内镜检查:有助于诊断胃肠神经症、胃炎、胃扩张、胃癌等疾病。
(2) 肝、肾功能及B超、CT等检查:有利于肝硬化、尿毒症、脑血管病以及胸腹腔肿瘤等疾病的诊断。

四、常用针灸推拿穴位

1. **胃中寒冷**　中脘、足三里、内关、膈俞、气海。
2. **胃火上逆**　合谷、曲池、内庭、足三里、膈俞、照海、脾俞。
3. **气滞痰阻**　肝俞、肺俞、足三里、膈俞、中府、期门、云门。
4. **脾胃阳虚**　中脘、气海、脾俞、膈俞、胃俞、足三里。

五、常用推拿手法

常用推拿手法包括摩法、按揉法、擦法、捏脊法等,以促进脾胃和降。胃中寒冷者,可采用指摩法、横擦法、按揉法;胃火上逆者,可采用横擦法、下推擦法、按揉法;气滞痰阻者,可采用按揉法、横擦法、斜擦法;脾胃阳虚者,可采用摩法、擦法、按揉法、捏脊法。

六、护理

1. **治疗前评估**
(1) 询问既往史、当前主要症状,查看操作部位的皮肤情况。

(2) 评估患者的体质、精神状态,了解患者对此项操作技术的认知。

(3) 评估患者是否存在不宜进行针灸和推拿治疗的禁忌证。

2. 治疗中护理

(1) 观察:①针灸过程中密切观察患者的神志、面色、血压及吞咽等情况,判断患者是否出现呼吸道分泌物梗阻,一旦发生应及时处理;②如加电应注意观察电流强度是否适宜,并及时调整;③如加灸则应注意避免烫伤患者或烧坏衣被。

(2) 心理护理:①关心患者,向患者讲解发生呃逆的常见原因,如饮食过快、过饱,心情不畅等;②安慰患者,帮助其消除紧张心理、配合治疗;③与患者共同分析引起呃逆的原因,以便采取预防措施。

3. 治疗后护理

(1) 生活起居护理:①治疗室环境应安静、舒适,阳光充足,空气新鲜流通,同时避免对流风;②注意休息,适当活动,呃逆严重者要避免活动过久。

(2) 饮食护理:①指导患者多饮热水,深呼吸,以缓解呃逆症状。②持续不缓解者,胃气必有损伤,不宜进食,适当补液,缓解后再给以清淡流质或半流质饮食;忌食干燥食物,以免因呃逆气上将干粉食物吸入气道引起窒息。③姜汁加红糖汤热饮,或用食醋 10~20ml 服下,以缓解症状。

(3) 健康教育:①出院后继续治疗原发病,避免诱发呃逆发生;②饮食宜清淡、易消化,忌肥甘厚味、生冷瓜果等;③饮食速度宜慢,避免干燥食物。

学 习 小 结

1. 学习内容

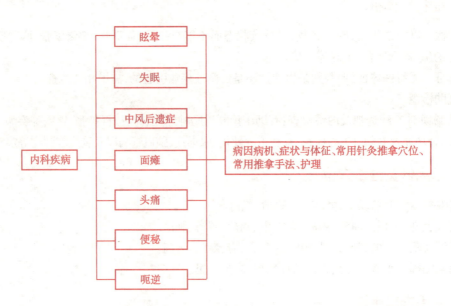

2. 学习方法　本章主要论述内科疾病的针灸推拿护理。学习时应注重理论结合临床,中西医结合双向把握。在掌握临床病证概述及中医辨证分型的基础上,结合以往的针灸推拿知识,综合运用于临床的学习,结合护理特点掌握各病证的临床护理措施。

(雷丽芳)

思 考 题

Note:

1. 肝火亢盛型高血压患者常用针灸推拿穴位有哪些?

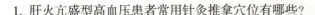

2. 论述失眠的辨证分型及相应主穴。
3. 治疗中风后遗症患者伴有上肢半身不遂时，常用的针灸推拿穴位有哪些？
4. 治疗风寒袭络型面瘫患者时，常用针灸推拿穴位有哪些？
5. 治疗肝阳头痛患者时，常用的针灸推拿穴位有哪些？
6. 治疗胃肠积热型便秘患者时，常用的推拿手法有哪些？
7. 治疗脾胃阳虚型呃逆患者时，常用的针灸推拿穴位有哪些？

常见妇、儿、五官科病证

11章　数字内容

学习目标

● 知识目标：

1. 掌握常见妇、儿、五官科病证各项护理措施。

2. 熟悉常见妇、儿、五官科病证针灸推拿方法。

3. 了解常见妇、儿、五官科病证病因病机和症状体征。

● 能力目标：

1. 能够将常见妇、儿、五官科病证的常用推拿手法及护理措施熟练地应用于临床。

2. 根据常见妇、儿、五官科相关知识，培养初步的科学研究能力。

● 素质目标：

1. 热爱祖国，拥护党的领导，适应社会主义现代化建设和医药卫生事业发展需要。

2. 德智体美全面发展，具备良好人文学科素养。

第一节　痛　经

痛经是女性行经期间或行经前后出现的周期性小腹或腰骶部疼痛,甚至剧痛昏厥为主要表现的月经病。多由情志不畅、起居不慎,或素体亏虚、久病失养、气血不足所致。

现代医学将痛经分为原发性和继发性两种。前者多见于青年妇女,与自主神经功能紊乱、子宫痉挛收缩或子宫发育不良等影响经血畅行有关,无可证明的生殖器官病损;后者多见于生育后及中年妇女,因盆腔炎症、子宫内膜异位症或肿瘤等器质性疾病引起,盆腔检查及其他辅助检查常有异常发现。

一、病因病机

本病的发生与冲任、胞宫的周期性生理变化密切相关。分为实证和虚证。实证多因情志不畅或起居不慎,导致气机郁滞或邪气内伏,经脉凝滞,血行不畅,不通而痛。虚证多因素体亏虚,久病失养,气血不足,胞脉失于濡养,不荣而痛。

二、证候分类

1. 实证
(1) 气滞血瘀:小腹胀痛、拒按,经量少,经行不畅,血色紫暗有血块。
(2) 寒湿凝滞:小腹冷痛,牵连腰脊,按之痛甚,经行量少,常伴有畏寒身痛。
(3) 湿热痹阻:小腹灼热胀痛,经来疼痛加剧,时有低热起伏,小便短黄,平时带下色黄,味臭秽。

2. 虚证
(1) 气血虚弱:小腹隐痛,喜揉喜按,量少色淡,质清稀,伴神疲乏力,面色淡而无华。
(2) 肝肾亏损:小腹隐痛坠胀,经来量少,色淡质稀。多伴有腰酸、耳鸣、头晕、眼花。

三、症状与体征

1. 实证　痛在经前、经期,疼痛剧烈、拒按。得热痛减,经水色暗,常伴血块,苔白,脉沉紧者,为寒湿凝滞;经行不畅,常伴血块,兼见胸胁、乳房胀痛,舌暗苔白,脉弦者,为肝郁气滞。

2. 虚证　痛在经期或经后,隐隐作痛,按之痛减。月经色淡,量少,质清稀,伴有少气乏力,面色苍白或腰膝酸软,头晕耳鸣。

四、常用针灸推拿穴位

1. 实证　中极、次髎、地机。随证加减:寒湿凝滞者加灸,肝郁气滞者加行间、阳陵泉。
2. 虚证　关元、命门、肝俞、肾俞、足三里、三阴交。

五、常用推拿手法

患者取仰卧位,用摩法按顺时针方向在小腹进行治疗,一指禅推法或揉法在气海、关元穴施治,并根据患者不同证型按揉中极、地机、行间、阳陵泉、足三里、三阴交等穴位。患者取俯卧位,以一指禅推法或擦法在患者腰部脊柱两侧及骶部施术,施按于肾俞、八髎穴使之有酸胀感,擦八髎穴使之有温热感,依据患者不同证型按揉肝俞、肾俞、命门、八髎等穴位。

六、护理

1. 治疗前评估
(1) 评估患者发病前是否有情绪不畅或坐卧湿地、感受寒湿,或先天禀赋不足、久病体虚等。
(2) 评估患者痛经症状明显是在经前、经后、经期哪个阶段;有无烦躁易怒、痛时喜温喜按、全身乏

Note:

力、腰膝酸软等症状。

(3) 评估患者有无遗传病及家族史,了解本病的诊治过程。

(4) 评估患者有无腹部、腰骶部手术等病史及相关诊治过程。

(5) 评估患者的精神心理状态和患者对此项操作技术的认知情况。

(6) 评估患者疼痛程度以及对疼痛的耐受程度。

(7) 评估患者是否存在针灸和推拿治疗的禁忌证。

(8) 查看本次操作所涉及腧穴及部位的皮肤情况。

(9) 中医临床辨证,评估患者舌苔脉象及情志状态。

2. 治疗中护理

(1) 观察:①观察患者疼痛是否缓解,有无针刺意外发生;②加灸时询问患者反应,以温热为宜,防止烫伤;③推拿过程中询问并观察患者反应,防止手法过重造成损伤。

(2) 心理护理:关心体贴患者,尊重患者对疼痛的反应,做好解释工作,及时了解患者的心理变化,解除其思想顾虑。必要时通过心理量表测评了解患者情绪状态,教会患者缓解痛经的放松方法,可听舒缓音乐或进行动作舒缓的瑜伽运动,以保持心情愉悦;也可给予行为自我控制训练,以分散其对疼痛的关注力;避免不良情绪刺激,注意生活方式调节等。

(3) 治疗过程中注意保暖,必要时备屏风。

3. 治疗后护理

(1) 生活起居护理:①加强体质锻炼,养成健康作息习惯;②注意保暖和经期卫生,经期避免冒雨涉水、剧烈运动或过劳;③经前和经期应保持心情愉快,避免情绪刺激;④痛经发作期,应卧床休息,避免过多活动刺激子宫收缩而加重痛经。

(2) 饮食护理:经期饮食宜温热,勿过食生冷瓜果、冷饮和酸辣等刺激性食物。

(3) 健康教育:①向患者介绍痛经的发病原因及自我保健的知识,解除其对月经的焦虑恐惧心理;②介绍针灸推拿后的生活起居及饮食注意事项;③坚持针灸或推拿治疗,经期腹部不宜用手法治疗,避免热敷八髎穴致月经过多;④保持稳定情绪及良好睡眠,避免精神刺激;⑤继发性痛经者积极治疗原发病;⑥疼痛所致的反射性晕厥、大汗后血压下降及休克者应及时就诊。

第二节 月 经 不 调

月经不调是指以月经周期、经量、经色等发生异常为主症的月经病,其病因复杂。临床从月经周期异常角度分为月经先期、月经后期和月经先后不定期。古代文献中又称"经早""经迟""经乱"。西医学多见于排卵性功能失调性子宫出血、生殖器炎症或肿瘤等疾病。

月经先期是月经周期提前 7 日以上,甚或 1 个月 2 次,连续 3 个月经周期以上的月经病,亦称经期超前、经行先期、经早、经水不及期等。

月经后期是月经延后 7 日以上,甚或 40~50 日 1 行,连续 3 个月经周期以上的月经病,亦称经行后期、经期错后、经水过期、经迟。

月经先后无定期是月经周期提前或延后 7 日以上,或先后无定期,连续 3 个月经周期以上的月经病,亦称经水无定、月经愆期、经乱等。

本病主要由肝郁、肾虚,致气血失调,瘀血阻滞,或冲任损伤而引起。

一、病因病机

1. 月经先期 多因肝郁化热,热扰血海;或素体阳盛,过食辛辣,过服暖宫药物,致热伏冲任;或久病阴亏,阴虚内热,致血热妄行;或劳倦思虑伤脾,致脾气虚、统摄无权;或久病伤肾,肾气虚弱,冲任不固,而出现月经先期而下。

2. **月经后期**　寒客胞宫,或素体阳虚,胞失温煦,导致经迟;久病或失血,血海空虚,无血以行,而致经迟;情志不舒,气滞血郁,胞血不运,亦发经迟;素体肥胖,痰湿内生,壅滞胞脉,遂致行经错后。

3. **月经先后无定期**　情志不遂,恼怒伤肝,致肝气逆乱,血海蓄溢无常,则经来无定期;素体肾气不足,或房事不节,或孕育过多,损伤冲任,致肾失闭藏,开阖不利,亦可出现月经先后无定期。

二、证候分类

1. **月经先期**　月经超前而行。阳盛血热者色深红或紫红,伴有喜凉饮,小便短黄,大便燥结,舌质红,苔黄,脉数。肝郁血热者多伴小腹胀痛,胸闷胁胀,乳房胀痛。阴虚血热者月经量少或可见量多,伴两颧潮红,手足心热,舌红苔少,脉细数。气虚者经量较多,色淡,质稀,或伴小腹空坠。

2. **月经后期**　月经延后而行。实寒者量少有血块,小腹冷痛,得热可减,畏寒肢冷。虚寒者经量少,小腹隐痛,喜热喜按,腰酸无力,小便清长。血虚者量少,色淡红,少腹痛,头晕眼花,心悸少寐,面色苍白。气滞者量少,色暗红,或有小血块,小腹作胀,或胸腹、两胁、乳房胀痛。

3. **月经先后无定期**　月经或提前或推后。肝郁者伴有胸胁乳房胀痛。肾虚者量少质稀,腰膝酸软,周身乏力,头晕耳鸣,舌淡,苔少,脉细弱。

三、症状与体征

1. **月经先期**　经量多,经色深或紫,伴烦热口渴,舌红苔黄,脉数,为实热证;伴烦躁易怒,胸胁胀满,口苦,脉弦,为郁热;伴潮热盗汗,舌红少苔,脉细数,为虚热证。若经色淡,神疲乏力,食少纳呆,舌淡,苔薄,脉虚无力,为气虚。

2. **月经后期**　经量少,色暗有血块,小腹冷痛拒按,得热痛减,脉沉紧,为实寒。量少,色淡暗,质清稀,小腹冷痛,喜暖喜按,舌淡苔白,脉沉迟,为虚寒。量少,色淡,质稀薄,舌淡苔白,脉沉细,为血虚。量少或正常,色暗红或有小块,小腹胀满而痛,烦躁不安,脉弦,属气滞。量少,脘闷呕恶,腹满便溏,带下多,舌淡胖,苔白腻,脉滑,属痰湿。

3. **月经先后无定期**　经量或多或少,色紫红有块,经行不畅,胸胁、乳房胀痛,时太息,苔薄白或薄黄,脉弦,为肝郁。月经周期不定,量少,色淡质稀,神疲乏力,腰膝酸痛,头晕耳鸣,舌淡,苔少,脉细弱,为肾虚。

四、常用针灸推拿穴位

1. **月经先期**　关元、血海。随证加减:实热加大椎点刺放血;郁热加行间,针刺用泻法;虚热加三阴交、太溪,针刺用补法;气虚加足三里、脾俞、气海。

2. **月经后期**　气海、三阴交。随证加减:寒证加关元、归来;血虚加膈俞、血海、足三里;气滞加行间、太冲。

3. **月经先后无定期**　关元、三阴交、归来、肝俞、肾俞。随证加减:肝郁加太冲、阳陵泉、蠡沟,针刺用泻法;肾虚加太溪、命门。

五、常用推拿手法

常用推拿手法有按法、揉法、摩法、滚法、擦法。

患者取仰卧位,依据病证证型按揉相关腹部穴位,再摩揉小腹和少腹部,实证用泻法,虚证用补法;最后按揉上下肢穴位。血瘀者加擦两侧少腹部,肝郁者加擦两胁。

患者取俯卧位,滚背部两侧膀胱经,并配合按揉相关背俞穴,擦八髎穴。气虚者加掌擦背部督脉;肾虚者加擦背部督脉和涌泉;血虚者加掌擦背部两侧膀胱经,自肺俞到胃俞;寒凝者加擦两侧少腹部和背部督脉;实热者加推背部督脉,自大椎到尾椎。

六、护理

1. 治疗前评估

（1）评估患者发病前有无情志不遂、坐卧湿地、饮食偏嗜、忧思劳倦、素体偏盛或偏虚及久病等情况。

（2）评估患者月经提前、延后、或先后无定期；有无烦躁易怒、胸胁胀痛，有无畏寒肢冷或怕热口渴，有无全身乏力、面色苍白，或腰膝酸软、头晕耳鸣等症状。

（3）评估患者有无遗传病及家族史，了解本病的诊治过程。

（4）评估患者有无腹部、腰骶部手术等病史及相关诊治过程。

（5）评估患者的心理精神状态和患者对此项操作技术的认知情况。

（6）评估患者是否存在针灸和推拿治疗的禁忌证。

（7）查看本次操作所涉及腧穴及部位的皮肤情况。

（8）中医临床辨证，评估舌苔脉象及情志状态。

2. 治疗中护理

（1）观察：①观察患者治疗反应，注意有无针刺意外发生；②加灸时询问患者反应，以温热为宜，防止烫伤；③推拿过程中询问并观察患者反应，防止手法过重造成损伤。

（2）心理护理：关心体贴患者，鼓励患者积极表达内心感受，及时了解患者的心理变化，帮助澄清错误认知，解除其思想顾虑以缓解焦虑。教会患者避免或减轻不良的情绪刺激，可介绍减轻压力的方法，如韵律呼吸法、音乐调节情绪、整理凌乱物品、伸展脸部肌肉及肌肉放松训练等，注意日常生活调节等。

（3）治疗过程中注意保暖，必要时备屏风。

3. 治疗后护理

（1）生活起居护理：①加强体质锻炼，养成健康作息习惯；②注意经期休息，经期避免冒雨涉水和剧烈运动；③经前和经期应保持心情愉快，避免情绪刺激。

（2）饮食护理：经期饮食宜清淡，勿过食生冷瓜果、冷饮和酸辣等刺激性食物。日常饮食依据不同证型选择合适的食物，如肝郁可多食佛手、木瓜等；肾虚可多食黑芝麻、板栗等；热证多食清淡偏凉饮食；寒证多食葱、姜、韭菜、茴香、虾、鸡肉、羊肉等热性食物；血虚多食大枣、动物血制品等。

（3）健康教育：①向患者介绍本病的发病原因及自我保健的知识。②介绍针灸推拿后的生活起居及饮食注意事项。③坚持针灸或推拿治疗。对于生殖系统器质性病变引起月经不调者，应积极治疗原发病，并及时给予对症治疗。④如伴有崩漏或月经长期淋漓不尽，应及时就诊复查。

第三节　胎位不正

胎位不正是指妊娠28周后，产检时发现胎儿在子宫内的位置异常。多见于经产妇或腹壁松弛的孕妇，是导致难产的主要原因之一，其发生常与先天禀赋不足、情志失调、形体肥胖、负重劳作等因素有关。

西医学称为"胎位异常"，常见有斜位、横位、臀位、足位等异常胎位。

一、病因病机

久病体虚或素体虚弱，气血虚弱，不能维系胞宫，致胎位不正；过食肥甘，胎体过大，或情志不畅，忧思气结，气机郁滞，胎体不能应时转位而致胎位不正。

二、证候分类

1. **气血虚弱**　胎位不正，以横位或臀位多见，气短乏力，精神萎靡不振，面色不华。

Note:

2. **肝郁气滞**　胎位不正,胸胁、乳房胀痛,气短懒言,四肢无力,腹胀痛下坠。

三、症状与体征

1. **气血虚弱**　面色㿠白,神疲懒言,心悸气短,舌淡,苔薄白,脉滑无力。
2. **肝郁气滞**　精神抑郁,烦躁易怒,胸胁胀满,嗳气,苔薄白,脉弦滑。

四、常用针灸推拿穴位

1. **气血虚弱**　至阴、足三里、肾俞、太溪、三阴交。
2. **肝郁气滞**　至阴、太冲、肝俞。

五、常用推拿手法

患者取仰卧位,医者立于患者右侧,依据患者证型,按揉足三里或太冲;随后更换为侧卧位或膝胸位,依据患者证型按揉肾俞、肝俞,最后按揉至阴。按揉时手法应轻柔。

六、护理

1. **治疗前评估**

(1) 评估患者有无素体虚弱或情绪不畅等情况。

(2) 评估患者面色㿠白、神疲懒言、心悸气短或精神抑郁、烦躁易怒、胸胁胀满等症状。

(3) 评估患者有无遗传病及家族史,了解本病的诊治过程。

(4) 评估患者有无腹部、腰骶部手术等病史及相关诊治过程。

(5) 评估患者的心理精神状态和患者对此项操作技术的认知情况。

(6) 评估患者是否存在针灸和推拿治疗的禁忌证。

(7) 查看本次操作所涉及腧穴及部位的皮肤情况。

(8) 中医临床辨证,评估舌苔脉象及情志状态。

2. **治疗中护理**

(1) 观察:①观察患者反应,防止针刺意外发生;②灸治过程中询问患者反应,以温热为宜,防止烫伤;③推拿过程中询问并观察患者反应,防止手法过重造成损伤。

(2) 心理护理:关心体贴患者,做好疾病知识讲解,耐心听取患者的主诉,及时了解患者心理变化,减轻或消除其思想顾虑及焦虑紧张的情绪,尽量避免外在环境因素对其心理隐患的影响,可给予舒适环境进行冥想,使其呼吸放松,做好睡眠管理。

(3) 治疗过程中注意保暖,必要时备屏风。

3. **治疗后护理**

(1) 生活起居护理:①注意适当休息,避免剧烈运动;②认真观察和记录每天的胎动次数、强度,以便观察疗效并防止意外发生。

(2) 饮食护理:患者饮食宜丰富,注意色彩和口味的调节,增加食欲。气血虚弱者宜多食用补气养血之品,如大枣、乌鸡等,少用花椒之类芳香走窜的调味品;肝郁气滞者可适当食用佛手、木瓜等,少进食易产气作胀和收涩的食物。

(3) 健康教育:①向患者介绍本病的发病原因及自我保健知识。②介绍针灸推拿后的生活起居及饮食注意事项。③定期产检,以便及时诊断出胎位不正,及时纠正。如未能转为头位,则先选择好分娩方式,提前住院待产,预防分娩时胎位不正及避免因胎位不正造成的严重后果。④针灸治疗后,可指导患者保持膝胸卧位 10~15 分钟,以配合治疗。⑤如为骨盆狭窄、子宫畸形、肿瘤或胎儿本身因素等引起的胎位不正,则不宜针灸治疗。⑥适当运动,不宜营养过度及卧床过多。⑦如有阴道出血或腹痛不适,应及时就诊。

第四节 小 儿 发 热

发热是指致热原作用于体温调节中枢或体温中枢功能紊乱等各种原因所引起的产热过多、散热减少,导致体温升高超过正常范围的情形。小儿发热是指由多种原因引起小儿体温异常升高,是小儿常见的一种临床症状,多由外感、食积、阴虚导致。

一、病因病机

1. **外感发热** 因小儿体弱,加之冷热不知调节,家人护理不当,易为外邪侵袭,卫阳被遏,郁而发热。

2. **阴虚内热** 小儿素体虚弱,先天不足或后天失养,或久病伤阴,致肺肾不足,阴虚生内热。

3. **肺胃实热** 外感误治或乳食内伤,致肺胃壅实,郁而化热。

4. **气虚发热** 患儿素体脾胃虚弱,久病气虚,阳浮于外而发热。

二、证候分类

1. **外感发热** 风寒为主者,恶寒发热,无汗,头痛,肢体酸楚,鼻塞涕清,咽痒咳嗽,咯痰清稀,咽不红,口不渴,舌苔薄白,脉浮或浮紧,指纹浮红。风热为主者,发热有汗,微恶风寒,头痛鼻塞,口干,咽喉红肿疼痛,咳嗽,咳痰黄稠而黏,舌边尖红,苔薄白或微黄,脉浮数,指纹浮露红赤。

2. **阴虚内热** 身热,微恶风寒,无汗或微汗或盗汗,干咳少痰,头昏,心烦,口干,甚则口渴,舌红少苔,脉细数。

3. **肺胃实热** 高热伴有寒战,口渴汗出,或伴有咳嗽咳痰,不欲饮食,大便干结,舌红苔黄燥,脉数而实。

4. **气虚发热** 以低热为主,面色白,倦怠无力,食少便溏,面色萎黄无华,舌淡苔白,脉细或虚大。

三、症状与体征

1. **外感发热** 发热,微汗出,浊涕,面红目赤,咽痛口干,苔薄黄,脉浮数,指纹浮露红赤,为风热证;恶寒发热,无汗,头痛,鼻塞,流清涕,手足不温,苔薄白,指纹浮红,为风寒证。

2. **阴虚内热** 午后或入夜发热,手足心热,形体消瘦,盗汗纳差,烦躁不安,舌红少苔或无苔,脉细数,指纹淡紫。

3. **肺胃实热** 高热,面红,气促,汗出,不思饮食,口渴引饮,烦躁不安,腹胀便秘,舌红苔黄燥,脉数而实,指纹深紫。

4. **气虚发热** 劳累后发热,低热,语声低微,懒言乏力,动则自汗,食欲不振,形体消瘦,或食后即泻,舌质淡,苔薄白,脉虚弱或沉细无力,指纹色淡。

四、常用针灸推拿穴位

1. **外感发热** 攒竹、坎宫、太阳、肺经、天河水。风寒加三关、二扇门、风池。随证加减:兼咳嗽、痰鸣气急者,加膻中、肺俞、内八卦;兼腹胀纳差、嗳腐吞酸者,加中脘、板门、腹阴阳、天柱骨;兼烦躁不安、睡卧不宁者,加肝经、小天心。

2. **阴虚内热** 脾经、肺经、天河水、涌泉、足三里、内劳宫。随证加减:兼烦躁不眠者加肝经、心经、百会;兼自汗、盗汗者加肾经。

3. **肺胃实热** 肺经、胃经、大肠、天河水、六腑、天枢。随证加减:兼见纳差者加板门、内八卦。

4. **气虚发热** 脾经、肺经、内八卦、手阴阳、足三里、脾俞、肺俞、天河水。随证加减:兼腹胀纳呆者,加板门、腹阴阳、中脘;兼大便稀溏者,加七节骨、大肠、板门;兼恶心呕吐者,加天柱骨、中脘、板门、右端正。

五、常用推拿手法

1. **外感发热** 推攒竹、推坎宫、揉太阳、清肺经、清天河水。风寒加推三关、掐揉二扇门、拿风池；风热者加推脊。随证加减：兼咳嗽、痰鸣气急者，加推揉膻中、揉肺俞、运内八卦；兼腹胀纳差、嗳腐吞酸者，加揉中脘、推揉板门、分腹阴阳、推天柱骨；兼烦躁不安、睡卧不宁者，加清肝经、掐揉小天心。

2. **阴虚内热** 补脾经、补肺经、清天河水、推涌泉、按揉足三里、运内劳宫。随证加减：兼烦躁不眠者，加清肝经、清心经、按揉百会；兼自汗盗汗者，加补肾经。

3. **肺胃实热** 清肺经、清胃经、清大肠、清天河水、退六腑、揉天枢。随证加减：兼见纳差者加揉板门、运内八卦。

4. **气虚发热** 补脾经、补肺经、运内八卦、摩腹、分手阴阳、揉足三里、揉脾俞、揉肺俞、清天河水、清大肠、捏脊。随证加减：兼腹胀纳呆者，加运板门、分推腹阴阳、摩中脘；兼大便稀薄、夹有不消化食物残渣者，加逆时针摩腹、推上七节骨、补大肠、板门推向横纹；兼恶心呕吐者，加推天柱骨、推中脘、横纹推向板门、揉右端正。

六、护理

1. **治疗前评估**

(1) 评估患儿有无素体虚弱、外感邪气或喂养失当等情况。

(2) 评估患儿发热伴随症状、热势特点、鼻涕清浊、有无汗出，以及神志、食欲情况。

(3) 评估患儿本病的诊治过程。

(4) 评估患儿是否存在针灸推拿治疗的禁忌证。

(5) 查看本次操作所涉及腧穴与部位的皮肤情况。

(6) 中医临床辨证，评估舌苔脉象及情志状态。

2. **治疗中护理**

(1) 观察：①观察患儿发热有无改善、患儿对推拿治疗的反应；②密切观察患儿的神志、面色、汗出、肢温等情况，慎防针刺意外的发生。

(2) 心理护理：关心体贴患儿，增强患儿的信任感和安全感，针对不同年龄段发热的患儿采取不同心理护理。对家属做好专业知识讲解，解除其思想顾虑，增强家属对抗疾病的信心，从而对患儿的心理产生积极影响。及时了解患儿的情绪变化，减少不良刺激，温情沟通，多与患儿保持眼神和表情的交流。

(3) 接触患儿的手宜温暖，操作时及时涂抹粉状介质，防止损伤患儿皮肤；治疗过程中注意保暖，必要时备屏风。

3. **治疗后护理**

(1) 生活起居护理：①外感发热患儿居处宜保持空气清新。风热者居室温度宜偏凉，避免温燥之气；风寒者居室宜偏暖，避风寒；阴虚内热者居处宜偏凉，避免喧闹；肺胃实热者居处宜偏凉。②阴虚内热者注意适当休息，减少活动；肺胃实热者宜适当运动，避免久坐久卧。

(2) 饮食护理：发热患儿饮食宜清淡。外感风寒者宜进食姜枣等温热发汗之品；外感风热者宜进食绿豆汤之类清热解暑之品；阴虚内热者宜进食如百合、枸杞子之类的滋阴清热之品；肺胃实热者应服用如山楂、梨等消食退热之品，并适当减少食物的摄入。

(3) 健康教育：①向患儿家属介绍本病的发病原因、预后及相关的家庭喂养知识；②介绍小儿针灸推拿后的生活起居及饮食注意事项，饮食宜清淡易消化，忌辛辣肥甘厚味之品，鼓励患儿多饮水；③鼓励孩子多参加体育锻炼，增强其抗病能力；④嘱患儿家属给患儿适时添减衣物，以免外感六淫之邪；⑤传染病流行季节，小儿不到或少到人群聚集场所；⑥如有高热不退所致惊厥或神昏者应及时就诊。

Note：

第五节 小 儿 腹 泻

小儿腹泻是指小儿大便次数增多,粪质稀薄或如水样为特征的一种消化道疾病。本病为婴幼儿时期的常见病证。以夏、秋两季为多见,发病年龄多在 2 岁以下。多为感受外邪、喂养不当或先天不足所致。

一、病因病机

1. **寒湿泻** 感受寒湿之邪,或过食生冷,脾阳受困,运化失健,水谷精微不得正常输布,合寒湿之气并下,遂成腹泻。

2. **湿热泻** 感受湿热之邪,或恣食肥甘油腻,损伤脾胃,致湿热内生,湿热之邪随水谷精微排出,而成腹泻。

3. **伤食泻** 喂养不当,饥饱无度,小儿摄食过度,损伤脾胃,运化失职,水反为湿、谷反为滞,导致腹泻。

4. **脾虚泻** 先天禀赋不足,后天失养,脾胃虚弱,运化无力,水谷精微不得正常输布,湿邪内生,水谷不分,合污并下而成泄泻。

5. **惊泻** 肝有余而脾不足,小儿猝受惊恐,则易致肝气横逆、传克于脾,脾土既衰,则乳食不化,水道不调,故成泄泻。

6. **脾肾阳虚泻** 脾肾阳气不足,均可导致脾胃虚弱或命门火衰,不能腐熟水谷、运化水湿,湿滞内生,遂成泄泻。

二、证候分类

1. **寒湿泻** 泄泻清稀,甚则如水样,脘闷食少,腹痛肠鸣,或兼恶寒,发热,头痛,肢体酸痛。
2. **湿热泻** 泄泻腹痛,泻下急迫,或泻而不爽,粪色黄褐臭秽,肛门灼热,烦热口渴,小便短黄。
3. **伤食泻** 腹痛肠鸣,泻下粪便臭如败卵,泻后痛减,脘腹胀满,嗳腐酸臭,不思饮食。
4. **脾虚泻** 大便时溏时泻,迁延反复,伴食少纳呆,脘闷不舒,面色萎黄,倦怠乏力。
5. **惊泻** 大便泻下青稠不化有沫,水分较多,平素胆怯易惊,寐时多汗,胃纳欠振。
6. **脾肾阳虚泻** 肠鸣即泻,泻后痛减,完谷不化,腹部喜暖喜按,形寒肢冷,腰膝酸软。

三、症状与体征

1. **寒湿泻** 大便稀薄多沫,色淡无臭,肠鸣腹痛,面色淡白,口不渴,小便清长,苔白腻,脉濡,指纹色红。

2. **湿热泻** 腹痛即泻,急迫暴注,便色深味臭,身有微热,口渴,尿少色黄,苔黄腻,脉滑数,指纹色紫。

3. **伤食泻** 腹胀腹痛,泻前哭闹,泻后缓解,大便量多酸臭,多矢气,常伴有呕吐酸馊,口臭纳呆,不思乳食,苔厚或垢腻,脉滑,指纹色滞。

4. **脾虚泻** 久泻不愈,或反复发作,大便稀溏,色淡不臭,夹有奶块或食物残渣,或餐后即泻,食欲不振,面黄肌瘦,神疲乏力,纳呆腹胀,喜温喜按,舌淡苔白,脉弱无力,指纹淡红。

5. **惊泻** 大便质稠如胶,或稀溏,色青如苔,便前哭闹,烦躁不安,紧偎母怀,睡中惊醒,啼哭不止,面唇色青,舌边红苔薄白,脉弦,指纹青滞。

6. **脾肾阳虚泻** 久泻不止,食入即泻,粪质清稀,完谷不化,或见脱肛,形寒肢冷,面色㿠白,精神萎靡,睡时露睛,舌淡苔白,脉沉细,指纹色淡。

四、常用针灸推拿穴位

1. **寒湿泄**　脾经、大肠、三关、外劳宫、脐、腹、龟尾、上七节骨。随证加减：兼肠鸣腹胀者，加天枢；体虚者加捏脊；兼惊惕不安者，加掐揉五指节、清肝经、开天门等。

2. **湿热泄**　脾经、大肠、六腑、腹、天枢、龟尾。随证加减：兼表证发热者，加天门、坎宫、太阳、风池。

3. **伤食泄**　板门、脾经、胃经、大肠、内八卦、四横纹、腹、龟尾、下七节骨。随证加减：兼腹胀者，加脐、天枢。

4. **脾虚泄**　脾经、大肠、板门、腹、脐、龟尾、上七节骨。随证加减：脾肾阳虚者，加肾水、三关、百会、命门。

5. **惊泻**　脾经、肝经、心经、五指节、内八卦、腹、龟尾、上七节骨、囟门、小天心、肝俞。随证加减：脾虚者加脐、大肠。

6. **脾肾阳虚泻**　脾经、肾经、三关、大肠、内八卦、外劳宫、百会、腹、脐、脊、上七节骨。随证加减：体虚者加捏脊、灸腹。

五、常用推拿手法

1. **寒湿泄**　补脾经、补大肠、推三关、揉外劳宫、揉脐、顺时针摩腹、揉龟尾、推上七节骨。随证加减：肠鸣腹胀加揉天枢。

2. **湿热泄**　补脾经、清大肠、退六腑、顺时针摩腹、揉天枢、揉龟尾。随证加减：兼表证发热者加开天门、推坎宫、运太阳、拿揉风池。

3. **伤食泄**　揉板门、补脾经、清胃经、清大肠、运内八卦、推四横纹、逆时针摩腹、揉龟尾、推下七节骨。随证加减：腹胀者加揉脐、天枢。

4. **脾虚泄**　补脾经、补大肠、揉板门、逆时针摩腹、揉脐、捏脊、揉龟尾、推上七节骨。随证加减：脾肾阳虚加补肾水、推三关、按揉百会、擦命门。

5. **惊泻**　补脾经、清肝经、清心经、掐揉五指节、顺运内八卦、分手阴阳、逆时针摩腹、揉龟尾、推上七节骨，摩囟门、掐揉小天心，按揉肝俞。

6. **脾肾阳虚泻**　补脾经、补肾经、推三关、补大肠、运内八卦、揉外劳宫、按揉百会、逆时针摩腹、揉脐、推上七节骨、捏脊。

六、护理

1. 治疗前评估

(1) 评估患儿有无感受外邪、喂养不当或素体偏弱等情况。

(2) 评估患儿大便量、质、味、色，情绪与排便的关系，食欲、面色及病程长短等情况。

(3) 评估患儿有无遗传病及家族史，以及本病的诊治过程。

(4) 评估患儿家属对此项操作技术的认知情况。

(5) 评估患儿是否存在针灸推拿治疗的禁忌证。

(6) 查看本次操作所涉及腧穴与部位的皮肤情况。

(7) 中医临床辨证，评估舌苔脉象及情志状态。

2. 治疗中护理

(1) 观察：①观察患儿情绪改变和操作局部皮肤情况，防止手法过重造成损伤；②针灸者注意有无针刺意外发生，灸治过程中询问患儿反应，防止烫伤。

(2) 心理护理：针对不同年龄段患儿采取不同的心理护理，运用沟通技巧关心体贴患儿，增加患儿的安全感，同时鼓励患儿充分表达其情绪反应。做好对患儿及家属的解释工作，讲解相关治疗与护理的必要性及方式,及时了解患儿的情绪变化,分析虚实病情的不同及严重腹泻可能造成的后果以及如何防止严重后果的发生,解除思想顾虑。

(3) 治疗过程中注意保暖,必要时备屏风。

3. 治疗后护理

(1) 生活起居护理:①寒湿泻、脾虚泻患儿居处宜温暖干燥,慎避外邪;湿热泻患儿居处宜清凉干燥,避免喧闹和情绪激动。②脾虚泻患儿应注意多休息,减少玩闹;伤食泻患儿宜适当增加运动,避免久坐久卧。

(2) 饮食护理:寒湿泻患儿宜多食温燥之品,少用生冷,避免寒凉食物;湿热泻患儿宜多食清热祛湿之品,避免酸涩食物的摄入;脾虚泻患儿宜多食健脾益气之品,如牛肉、大枣、鸡肉、鸡蛋、山药等,避免生冷之物;伤食泻患儿应减少食物的摄入,饮食宜选择清淡助消化之品。

(3) 健康教育:①向患儿家属介绍本病的发病原因及自我保健的知识。②介绍针灸推拿后的生活起居及饮食注意事项。③注意合理喂养,哺乳或喂食尽可能做到定时定量,添加辅食不宜太快,品种不宜太多。④注意气候变化,及时增减衣服;注意饮食卫生,预防肠道疾病。⑤患儿每次便后须用温水洗净肛门,并涂擦护臀霜保护,勤换尿布,保持局部皮肤清洁干燥。⑥进行液体疗法时应注意观察病情变化,严格记录 24 小时液体出入量,如有腹泻所致脱水者应及时就诊复查。

第六节　小儿肌性斜颈

小儿肌性斜颈是以头向患侧斜、前倾,颜面旋向健侧,或伴颜面变形为特征的一种疾病。临床上,斜颈除极个别为脊柱畸形引起的骨性斜颈,或视力障碍的代偿姿势性斜颈和颈部肌肉麻痹导致的神经性斜颈外,一般均指一侧胸锁乳突肌挛缩造成的肌性斜颈。病因不明,多考虑与肌肉缺血有关。

临床治疗多以推拿治疗为主。

一、病因病机

先天异常或胎内头位长期偏向一侧,或产程中损伤,致颈部一侧肌肉因供血不足,日久挛缩。

二、症状与体征

出生后,一侧颈部发现有菱形肿物,以后患侧胸锁乳突肌逐渐挛缩紧张,突出如条索状(多见于患侧胸锁乳突肌中下段),患儿头部向患侧倾斜,颜面旋向健侧,颈部活动受限,尤其以向患侧旋转和向健侧侧屈时更明显。若不及时治疗,患侧面部会相对萎缩,患侧颜面明显小于健侧,甚者会伴有代偿性的颈椎或上胸椎固定性脊柱侧弯。

三、常用针灸推拿穴位

常用穴位处方:阿是穴、患侧胸锁乳突肌及颈侧部。

四、常用推拿手法

对患侧的胸锁乳突肌施以指揉法,继而用拿法、弹拨法,并以肿块处为重点。

医生用一手扶住患儿患侧的肩部,另一手扶住患侧头部颞侧,两手向相反方向用力,使患儿头部渐渐向健侧肩部倾斜;逐渐拉长患侧胸锁乳突肌,反复数次,再放松胸锁乳突肌;在患侧胸锁乳突肌进行推揉。

五、护理

1. 治疗前评估

(1) 评估患儿有无产程损伤。

（2）评估患儿颈部向哪侧偏斜，颈部有无条索状物，颜面有无改变，脊柱有无变形，有无视力异常或骨性异常，及其与斜颈的关系。

（3）评估患儿本病的诊治过程。

（4）评估患儿是否存在推拿治疗的禁忌证。

（5）查看本次操作所涉及腧穴及部位的皮肤情况。

2. 治疗中护理

（1）观察：观察患儿对推拿治疗的反应。观察患儿情绪改变和操作局部皮肤情况，防止手法过重造成损伤。

（2）热敷：使用单层毛巾包裹热沙袋，在患儿睡眠时将头置于矫正位，热沙袋置于患处，温度不宜过高，以免烫伤皮肤。可配合蜡疗以矫正姿势。

（3）日常体位矫正：患儿卧床时，应使其健侧靠近墙壁，吸引患儿转向患侧；喂奶时采用健侧着枕、转向患侧的姿势以矫正。

（4）心理护理：关心体贴患儿，对家属做好解释工作，解除其思想顾虑；及时了解患儿的情绪变化，面带微笑，表扬与鼓励患儿，多与患儿保持眼神和表情的交流。

3. 治疗后护理

（1）生活起居护理：①起居适宜，注意锻炼，增强体质；②家长协助医生每日做患侧胸锁乳突肌的被动牵拉伸展运动；③患儿睡眠时，可在头部两侧，各放置一个沙袋，以纠正头部姿势；④在日常生活中采用与头颈畸形相反方向的动作加以矫正，如喂奶、睡眠加枕垫或用玩具吸引患儿的注意力，以帮助其纠正斜颈。

（2）饮食护理：斜颈患儿饮食以营养丰富、易于吸收为宜。

（3）健康教育：①向患儿家属介绍本病的发病原因及相关的日常辅助纠正知识；②介绍小儿推拿后的生活起居注意事项；③鼓励孩子多参加体育锻炼，增强体质；④告知患儿家属，对斜颈的治疗是愈早愈好，若保守治疗6个月以上无明显改善者，应考虑手术矫形。

第七节　小儿脑性瘫痪

小儿脑性瘫痪简称"小儿脑瘫"，是指小儿出生前到出生后1个月内由多种原因引起的脑损伤，造成脑实质损害，出现的以肢体瘫痪、手足不自主徐动、智力差、语言不清为主要临床症状的一种病证，是非进行性中枢性运动功能障碍而导致的瘫痪，可归属于中医的"五迟""五软""痿证"等范畴。

本病相当于西医学的脑发育不全、脑性瘫痪、智力低下等。

一、病因病机

由父母体虚，胎禀不足，致肝肾不充，气血虚衰，精不能生，气不能长，脑髓失充，五脏六腑不得先天之精之充养，导致出现肢体瘫痪、筋脉拘急、屈伸不利、智迟等症状。

后天失养，或病后失调，致使气血不足，五脏六腑、筋骨肌肉、四肢百骸尽失其养，形成亏损之证。导致智迟、语迟、四肢无力、反应迟钝、时流涎水、手软不能握持、足软不能站立等症状。或感受热毒，损伤脑络，继之耗气伤阴，脑髓及四肢百骸、筋肉失养，导致本病。

二、症状与体征

1. 肝肾不足　肢体瘫痪，智力低下，牙齿发育迟缓，面色不华，疲倦喜卧，或筋脉拘急，屈伸不利，急躁易怒或多动秽语，舌淡嫩，脉细弱。

2. 脾胃虚弱　肢体瘫痪，咀嚼乏力，口开不合，舌伸外出，时流涎水，面色萎黄，神情呆滞，智力低下，少气懒言，肌肉消瘦，四肢不温，舌淡，脉沉细。

Note:

三、常用针灸推拿穴位

1. **肝肾不足** 百会、四神聪、肝俞、肾俞、关元、足三里、太溪。随证加减：上肢瘫者，加曲池、外关、合谷、后溪；下肢瘫者，加环跳、阳陵泉、太冲。

2. **脾胃虚弱** 百会、四神聪、曲池、外关、合谷、中脘、足三里、三阴交。随证加减：咀嚼乏力者，加颊车、地仓；涎流不禁者，加承浆；舌伸外出者，加廉泉。

四、常用推拿手法

按揉头部百会、四神聪等穴位（小儿囟门未闭注意避开）；按、揉、拿患肢并依据辨证重点按揉相关穴位；捏脊。主动、被动活动患肢关节，抖患肢。

五、护理

1. **治疗前评估**

（1）评估患儿有无胎禀不足、后天失养，或病后失调，或感受热毒等情况。

（2）评估患儿肢体不用是表现为痉挛，还是以痿软无力为主。

（3）评估患儿病程长短、五软五迟是否并见。

（4）评估患儿有无遗传病及家族史，以及本病的诊治过程。

（5）评估患儿家属对针灸推拿的认知情况。

（6）评估患儿是否存在针灸和推拿治疗的禁忌证。

（7）查看本次操作所涉及腧穴及部位的皮肤情况。

2. **治疗中护理**

（1）观察：①观察患儿肢体瘫痪等症状有无缓解，以及患儿对针灸推拿治疗的反应；②按揉头部穴位时注意力度和位置，小儿囟门未闭注意避开，防止对患儿造成损伤；③观察是否有针刺意外的发生。

（2）心理护理：关心体贴患儿，对家属做好解释工作，鼓励其积极配合治疗，并告知其他康复患儿的状况等积极信息，树立其治疗信心。及时了解患儿病情好转情况，表扬并鼓励患儿及家属，以利于提高疗效。肝肾不足患儿应避免惊恐、愤怒等不良情绪的刺激；脾胃虚弱者应避免思虑过度。

（3）坚持功能训练：脑瘫患儿的神经功能缺陷是可以通过后天的功能训练来恢复的，如早期不进行功能训练，患儿的异常姿势和运动模式就会形成固定模式，同时会造成肌肉挛缩、骨骼和关节畸形，进而加重智力障碍。婴幼儿脑组织的可塑性强，代偿能力强，尽早进行适当的康复训练课可获得最佳效果。因此，当患儿一经确诊，应立即开始功能训练，对瘫痪的肢体进行被动或主动运动，促进肌肉和关节的运动，改善肌力和肌张力。肢体畸形较严重的患儿5岁后可考虑手术矫正。

3. **治疗后护理**

（1）生活起居护理：①患儿居处宜空气清新、温暖舒适、湿度适宜，多接触阳光。②患儿日常应注意训练行走，由家属扶持或双杠内扶持行走，到扶持或拄拐靠墙站稳，再到单手扶持或拄拐行走，最后再独立行走。不但要训练行走，还要注意纠正步态。肝肾不足患儿睡觉时要用托板、支架等矫正肢体的位置，纠正患儿的异常姿势。③患儿的智力可通过训练得到提高，训练要结合患儿的年龄，针对患儿的缺陷，如集中注意力、记忆力、听觉、知觉、语言、阅读、时间和空间概念等方面的障碍，来进行相应的训练。④病情较严重和不能保持坐位的患儿，往往会长时间卧床，护理人员要帮助患儿勤翻身，日间尽量减少卧床的时间，及时清理大小便，保持患儿皮肤清洁，防止发生褥疮或其他感染。

（2）饮食护理：患儿的饮食应营养丰富、清淡易消化，忌肥甘厚味、辛辣之品。饮食应定时，一般早、午、晚各进食一次，需要时可在上下午各增加点心一次。独立进食困难的患儿，应进行饮食训练，喂食时需注意避免患儿头后仰，忌在患儿牙齿紧闭不配合时强行喂食，以免造成患儿牙齿损伤。家长应耐心地教会孩子独立饮食，尽早脱离他人喂食。

（3）健康教育：①向患儿家属介绍本病的发病原因及家庭康复与保健的知识；②介绍针灸推拿后的生活起居及饮食注意事项；③婴儿应以母乳喂养为主，并及时添加辅食，保证营养，积极治疗各种急性或慢性疾病；④坚持家庭康复训练，增加说话和活动的量，语言训练交谈时要与患儿眼睛的高度保持一致，位置过高会使患儿身体过伸不利于发音，也可通过做游戏与患儿一起已经进行呼吸和发声训练，寓教于乐，引起患儿对训练的兴趣；⑤家属应多表扬和鼓励患儿发声的积极性，当患儿发声时要立即回应，多启发他表达想说的话，千万不要批评和指责患儿；⑥教育要持之以恒，对患儿不过分保护，不怜悯、不放弃，不与其他孩子比较，多鼓励患儿参加游戏和活动，应对患儿进行一些特殊的教育以及职业训练，树立患儿克服困难的信心，尽可能培养患儿自理能力，提升生活质量，实现人生理想。

（4）坚持针灸推拿康复治疗。

第八节　小儿多动症

小儿多动症即儿童多动综合征，是指儿童智力正常或基本正常，在临床上表现为与其智力水平不相称的活动过度，注意力涣散，情绪不稳定和任性、冲动，以及不同程度的学习困难，言语、记忆、运动控制等轻微失调的行为异常综合征。常因先天不足、喂养不当、外伤或其他因素导致。

一、病因病机

1. 先天禀赋不足　因孕妇妊娠期有宫内窒息史等因素，影响了胎儿的正常发育；或者父母精神神经系统健康欠佳，致使患儿素体虚弱，阴阳失调。

2. 饮食因素　饮食偏嗜，或过食生冷，损伤脾胃，致气血亏虚，心神失养；过食肥甘厚味，内生湿热痰浊，阻滞气机，扰乱心神。

3. 外伤和其他因素　产伤以及其他外伤，致使儿童气血瘀滞，经脉不畅，以及心神失养而致神魂不安；或由于其他疾病之后，虽原发病痊愈，但已造成气血不足或气血逆乱，使心神失养以致神不安藏。

二、症状与体征

1. 肝肾不足　神思涣散，烦躁多动，冲动任性，难以自控，智低善忘，睡卧不安，五心烦热，形体消瘦，颧红盗汗，大便干结，舌红少津，苔少，脉细弱。

2. 痰火内扰　神思涣散，任性多动，多语哭闹，胸闷脘痞，喉中痰鸣，夜卧不安，目赤口苦，小便黄赤，大便秘结，舌质红，苔黄腻，脉滑数。

3. 心脾两虚　神思涣散，多动不安，行动笨拙，情绪不稳，头晕健忘，反应迟钝，少寐多梦，神疲乏力，面色萎黄，食欲不振，大便溏泻，舌淡苔白，脉细弱。

三、常用针灸推拿穴位

常用针灸推拿处方：百会、内关、神门、太冲、大椎、曲池。

随证加减：肝肾不足者加肝俞、肾俞、太溪；痰火内扰者加足三里、丰隆、三阴交；心脾两虚者加心俞、脾俞、中脘、足三里。

四、常用推拿手法

1. 肝肾不足　清肝经、补肾经、推三关。随证加减：五心烦热者加揉二马；睡卧不安者加掐揉五指节。

2. 痰火内扰　运内八卦、补脾经、清心经、捣揉小天心。随证加减：胸闷脘痞、喉中痰鸣者加退六腑；小便黄赤者加清天河水。

3. 心脾两虚　补脾经、补心经、运板门、清补大肠。随证加减：食欲不振、大便溏泻者加运内八卦、揉脐。

五、护理

1. 治疗前评估

（1）评估患儿是否有先天不足、喂养不当或外伤等其他致病因素。

（2）评估患儿是否伴有注意力不集中，情绪不稳定，兴趣多变，做事有头无尾，容易发怒，常不能自控或遗尿、腰酸等症状，评估患儿舌苔、脉象。

（3）评估患儿本病的诊治过程。

（4）评估患儿是否存在推拿治疗的禁忌证。

（5）查看本次操作所涉及腧穴及部位的皮肤情况。

2. 治疗中护理

（1）观察：①观察患儿对针灸推拿治疗的反应；②注意操作力度与方法，防止损伤患儿皮肤。

（2）心理护理：①关爱患儿，对患儿与家属做好解释工作，告知患儿家长一定热爱孩子、信任孩子，耐心教导孩子。儿童心理发育不成熟，如在此期间家庭关系不和睦，易导致抽动或多动等行为异常的现象。②注意保持患儿情绪舒畅，肝肾不足证患儿应避免惊恐、愤怒等不良情绪的刺激；心脾两虚证患儿不宜思虑过度。及时了解患儿的情绪变化，对患儿的进步应及时表扬；如遇有急躁情绪时要给予正确指导，不要激怒患儿；在条件允许的情况下，让其独立做完一件事，并给予奖励。③指导患儿和家长采用专业的行为矫正治疗，可以通过角色扮演、自我监督、自我表扬、自我强化等，矫正患儿的多动和冲动行为，提高患儿的学习能力和社会交往能力。

3. 治疗后护理

（1）生活起居护理：①患儿居处宜保持空气清新。肝肾不足证患儿居处宜清爽；痰火内扰证患儿居处温度宜偏凉；心脾两虚证患儿居处宜偏温，慎避风寒。②肝肾不足证、心脾两虚证患儿注意适当休息，避免过度劳累；痰火内扰证患儿宜适当增加运动，避免久坐久卧。③安排躯体训练项目，如健美操、游泳、棋类等活动，培养孩子的耐性，增强其自我控制能力，提升自信心。④为患儿制定简单易行的生活制度，如吃饭时不看电视、做作业时不玩玩具等，循序渐进地培养患儿的注意力和自控力。⑤针对患儿的特点合理安排课程和学习计划，改进学习方法，提升学习成绩。

（2）饮食护理：小儿多动症患儿饮食宜清淡，多食富含铁的食物，如适当食红肉及动物肝脏，以增加铁元素的摄入；多食用各种鱼类以及富含卵磷脂和 B 族维生素的食物，如豆制品等。

（3）用药护理：对需药物治疗的患儿应指导用药方法，嘱家长注意药物疗效并监测副作用。用药从小剂量开始，注意 6 岁以下患者原则上不用药，因为治疗小儿多动症的药物可能会引起患儿情绪淡漠、刻板动作、食欲减退、发育不良等不良反应。

（4）健康教育：①向患儿及家长讲解本病的病因、特点、治疗原则等相关知识，使其对本病有正确认识；解释药物治疗同时配合教育及心理健康护理的重要性。②避免轻微脑组织损害：有些多动症患儿是因为神经递质传递信息失调所导致的，因此在做好小儿多动症的预防工作时，要避免妊娠时病毒感染、服药、早产、过期产、脑缺氧、剖宫产等所引起的感染以及外伤等。③合理喂养，避免维生素和微量元素缺乏、食物过敏、糖代谢障碍、环境污染或中毒。④对学习困难的患儿采取特殊训练方法，并进行必要的职业咨询和训练，使其充分发掘自己的潜能，从而提高学习成绩。⑤同情、关心、爱护患儿，培养患儿社会适应能力，让患儿多与具有同情心的儿童接触，体验正常儿童的情感体验，提高社会交往技能，纠正其不良行为，家庭、学校、社会应协调一致，共同教育，以取得最佳的教育效果。⑥培养患儿集中注意力，给他们创造一个安静宽松的环境，正确引导；或采用进行手工训练、画图画、角色扮演、自我表扬等方法，改善和矫正患儿行为问题。⑦对于患儿的一些攻击性行为和破坏性行为不可袒护，要严加制止，但应注意方式方法需得当。

（5）坚持针灸推拿治疗。

第九节　咽　喉　肿　痛

咽喉肿痛是口咽部和喉咽部病变的一个主要病证。乳蛾、喉痹、喉喑均可发生咽喉肿痛,且在病因病机等方面有相同之处,故均可参照本节治疗。

一、病因病机

咽喉为肺胃所属,咽接食管,通于胃;喉接气管,通于肺。外感风热,肺胃实热,肺肾阴虚,皆可引起咽喉肿痛。

二、症状与体征

1. **风热外袭**　咽喉红肿疼痛,有干燥灼热感,吞咽不利,当吞咽或咳嗽时加剧,伴恶寒发热、头痛,舌红,苔薄,脉浮数。

2. **肺胃实热**　咽喉赤肿疼痛,痛连耳根和颌下,颌下有硬核,压痛明显,伴高热头痛、烦渴、咽干口臭、咯痰黄稠、腹胀便秘、小便黄赤,舌红,苔黄,脉洪数。

3. **肺肾阴虚**　咽喉稍见红肿,色暗红,疼痛较轻,伴口干舌燥、颧颊红赤、手足心热、入夜症状加重,或有虚烦失眠、耳鸣,舌红,苔少,脉细数。

三、常用针灸推拿穴位

1. **风热外袭证**　以天容、列缺、照海、合谷为主穴,加尺泽、外关、少商疏风清热。
2. **肺胃实热证**　以天容、列缺、照海、合谷为主穴,加内庭、曲池清泄热邪。
3. **肺肾阴虚证**　以天容、列缺、照海、合谷为主穴,加太溪、涌泉、三阴交滋阴降火。

四、常用推拿手法

1. **实证**　以一指禅推法、拿法、揉法、掐法等作用于人迎、水突、天容、天鼎、扶突、曲池、合谷、风池、风府、少商、关冲、陷谷等穴治疗。

2. **虚证**　以一指禅推法、拿法、按法、揉法等作用于太溪、照海、三阴交、鱼际等穴治疗。

五、护理

1. **治疗前评估**

(1) 评估患者的生活方式、工作环境,询问患者有无咽炎、扁桃体炎、扁桃体周围脓肿、喉炎、咽喉肿瘤、咽喉外伤及手术史。

(2) 评估患者当前主要症状。

(3) 查看本次操作所涉及腧穴部位的皮肤情况。

(4) 评估患者当前的心理精神状态,了解患者曾经接受针灸推拿治疗情况。

(5) 评估患者是否存在针灸和推拿治疗的禁忌证。

2. **治疗中护理**

(1) 观察:①注意观察患者咽痛的程度、吞咽情况及有无呼吸困难,慎防因针刺误伤喉部神经;②密切观察体温的变化及有无局部和全身的并发症;③如采取放血疗法,应注意无菌操作,避免交叉感染,并注意观察患者的耐受情况;④针刺采取泻法,需用强刺激,故应密切观察患者的神志、面色、血压、呼吸等情况,慎防针刺意外情况的发生。

(2) 心理护理:详细耐心地向患者介绍本病的发病原因、治疗、预后等情况,安抚患者的情绪,消除焦虑。

3. 治疗后护理

（1）生活起居护理：①居室及工作的环境应保持安静清洁、空气流通，温度、湿度适宜，避免刺激性气味；②患者应保证充足的睡眠，伴高热者应卧床休息；③接受针灸推拿治疗的当天应避免洗凉水浴。

（2）饮食护理：多进食新鲜的蔬菜、水果，多饮水，保持大便通畅，以流质、半流质的食物为宜，忌辛辣、烟酒、咖啡等刺激性食物及肥甘厚味之品。

（3）健康教育：①慎起居，劳逸结合，加强锻炼，增强体质；②培养良好的生活和饮食习惯，戒除烟酒等不良嗜好；③避免外伤及误吞异物，积极治疗咽部邻近器官疾病；④针灸推拿治疗后如有不适，应来医院接受诊查。

第十节 牙 痛

牙痛是口腔疾患中最常见的症状，牙齿及周围组织的疾病、牙邻近组织的牵涉痛及全身疾病等均可引起牙痛。本症有虚、实之分。

一、病因病机

手、足阳明经分别入于上、下齿，肠胃积热、风邪外袭、肾阴不足等皆可引起牙痛。

二、症状与体征

1. 风火牙痛　牙痛剧烈，齿龈肿胀，兼形寒身热，苔薄白，脉浮数。

2. 实火牙痛　牙痛甚剧，牙龈红肿，兼有口臭、口渴、便秘，或有牙宣肿胀，连及腮颊，出血、出脓等，苔黄，脉洪。

3. 虚火牙痛　牙痛隐隐，时作时止，常在夜晚加重，或呈慢性轻微疼痛，齿龈微肿微红，齿根松动，咀嚼无力，口不臭，可兼头晕耳鸣、腰酸等症，舌红，脉细或细数。

三、常用针灸推拿穴位

1. 风火牙痛　以面颊局部和手、足阳明经穴颊车、下关、合谷、二间、内庭为主，加翳风、风池疏风清热。

2. 实火牙痛　以面颊局部和手、足阳明经穴颊车、下关、合谷、二间、内庭为主，加厉兑、曲池泻火止痛。

3. 虚火牙痛　以面颊局部和手、足阳明经穴颊车、下关、合谷、二间、内庭为主，加太溪、照海滋养肾阴，降火止痛。

四、常用推拿手法

基本治法：以一指禅推法、按法、揉法、拿法等作用于颊车、下关、合谷、内庭、太溪、阿是穴、牙痛穴（手掌面第3、4掌骨距掌横纹1寸处）等处治疗。

1. 风火牙痛　基本治法加大拇指按揉风池、曲池；一指禅推法作用于太阳。发热者，按压翳风、天宗。

2. 实火牙痛　基本治法加按揉双侧足三里、解溪。

3. 虚火牙痛　基本治法加按揉上关；掐揉肾俞、行间、太冲等穴。

五、护理

1. 治疗前评估

（1）询问患者有无各种牙体、牙周疾病，有无急性化脓性上颌窦炎、上颌窦肿瘤、神经衰弱等病史，评估患者发病时间、当前的主要症状及诊治过程。

（2）查看本次操作所涉及腧穴部位的皮肤情况。

（3）评估患者的目前心理精神状态，了解患者对针灸推拿的认知。

（4）评估患者是否存在针灸和推拿治疗的禁忌证。

2. 治疗中护理

（1）观察：①观察牙痛的程度、时间及牙龈肿胀情况；②观察针刺的刺激强度是否适宜，并及时调整；③如加灸则应注意避免烫伤患者或烧坏衣被，并注意室内空气的流通，慎防晕灸的发生；④进行推拿、按摩时，手法宜轻柔缓和，注意观察患者的反应和局部变化情况，要防止手法粗重引起的意外，随时询问患者对推拿力度的感觉并及时调整；⑤针灸时，应注意观察患者的神志、面色、血压、呼吸等情况，慎防针刺意外情况的发生。

（2）心理护理：患者可因剧烈疼痛而产生焦虑、紧张、烦躁心理，医务人员应理解患者，主动关心患者，可以通过听音乐、看电视、看书等措施分散患者的注意力来减轻不良情绪。

3. 治疗后护理

（1）生活起居护理：①居室环境安静舒适，避免各种刺激干扰；②指导患者叩齿，每日早晚各 1 次，每次 300 下；③急性期宜卧床休息，保持大便通畅。

（2）饮食护理：①宜进食清淡，忌辛辣刺激、煎炸香燥及肥甘厚味之品。风热牙痛者宜食具有清热解毒作用的食物；风火牙痛者宜食具有清热除火作用的食物，多食水果蔬菜；虚火牙痛者宜进食清淡、滋阴生津之品，如银耳、百合、莲子等。②建立合理的饮食习惯，饮食有节。

（3）健康教育：①保持口腔清洁，养成饭后漱口、早晚刷牙的习惯，减少牙菌斑及食物残渣在口腔中的残留时间；②少吃零食，限制糖的摄入；③保护牙齿，不用牙齿咬坚硬带壳的食物及开启酒瓶盖，避免牙齿不必要的损伤，定期进行口腔检查，及时治疗牙病；④向患者介绍牙痛的发病原因、治疗方法及目的，以及早期治疗牙病的重要性。

学 习 小 结

---

1. 学习内容

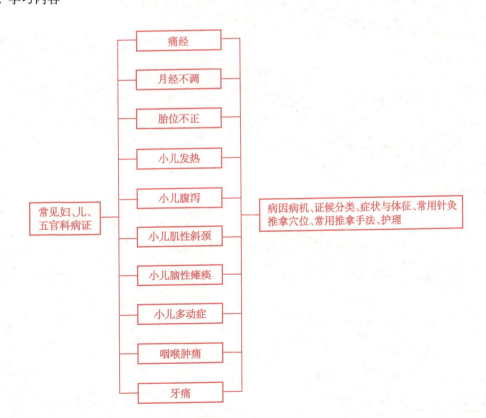

2. 学习方法 本章的学习应注重理论与实践紧密结合,中医与西医结合双向把握,人文关怀与专业实践有机融汇。通过学习妇、儿、五官科疾病的相关知识,熟悉患者临床表现特点及疾病所在部位解剖特点,了解常见病证的病因病机、症状体征,进一步加深对常见病证针灸推拿方法的理解,从而掌握常见病证各项护理措施。

(陈 可 胡婷婷)

思 考 题

1. 原发性痛经的辨证针刺的常用穴位有哪些?
2. 简述月经先后不定期常用针灸推拿穴位及手法。
3. 简述胎位不正的中医证候分类。
4. 简述小儿外感发热常用推拿手法及穴位。
5. 临床中如何进行小儿腹泻的辨证饮食护理?
6. 小儿肌性斜颈、小儿脑性瘫痪、小儿多动症的治疗后护理各有哪些特点?
7. 咽喉肿痛、牙痛应如何护理?
8. 小儿脑性瘫痪、小儿多动症的不同证型的表现特点各有什么不同?
9. 如何理解小儿脑性瘫痪、小儿多动症、小儿肌性斜颈的病因病机?
10. 咽喉肿痛、牙痛的常用针灸推拿穴位和推拿手法有哪些?

参考文献

［1］范炳华.推拿治疗学［M］.北京:中国中医药出版社,2019.

［2］王启才.针灸治疗学［M］.2版.北京:中国中医药出版社,2017.

［3］徐恒泽.针灸学［M］.北京:人民卫生出版社,2002.

［4］严隽陶.推拿学［M］.2版.北京:中国中医药出版社,2009.

［5］刘明军.针灸推拿与护理(中医特色)［M］.北京:人民卫生出版社,2017.

［6］陆静波.骨伤科护理学［M］.北京:中国中医药出版社,2012.

［7］陈丹,谢强,黄冰林.谢强醒聩灌顶针灸法治疗耳鼻咽喉虚火证经验［J］.中国针灸,2014,34(1):77-79.